陕西省中医管理局医史文献重点学科项目

医案名著校释丛书

主审　朱世增

主编　焦振廉

# 问 斋 医 案

原著　（清）蒋宝素

校释　焦振廉　谢晓丽　赵　坚　王　耿
　　　徐　伟　杨成虎

U0323695

上海浦江教育出版社

（原上海中医药大学出版社）

**图书在版编目(CIP)数据**

问斋医案 /(清)蒋宝素撰;焦振廉等注释. —上
海:上海浦江教育出版社有限公司,2013.3
(医案名著校释丛书 / 焦振廉主编)
ISBN 978-7-81121-259-4

Ⅰ.①问⋯ Ⅱ.①蒋⋯②焦⋯ Ⅲ.①医案-汇编-
中国-清代 Ⅳ.①R249.49

中国版本图书馆 CIP 数据核字(2013)第 005011 号

上海浦江教育出版社(原上海中医药大学出版社)出版

社址:上海海港大道 1550 号上海海事大学校内 邮政编码:201306
分社:上海蔡伦路 1200 号上海中医药大学校内 邮政编码:201203
电话:(021)51322547(发行) 38284923(总编室) 38284916(传真)
E-mail:cbs@shmtu.edu.cn URL:http://www.pujiangpress.cn
上海市印刷十厂有限公司印装 上海浦江教育出版社发行
幅面尺寸:140 mm×203 mm 印张:9.625 字数:241 千字
2013 年 3 月第 1 版 2013 年 3 月第 1 次印刷
责任编辑:张忠礼 封面设计:李岩冰
定价:30.00 元

# 刘　序

数千年前，华夏民族创造了农耕文明，形成了敬畏天地、顺应自然、强调整体、关注人情、主张和谐的民族精神，并一直影响到今天。中医认为生命是自然的产物，人是天地之子，顺应自然是"尽终天年"的前提，而发生疾病是违背自然的恶果，强调阴阳气血的顺畅和脏腑功能的和谐，主张采用源于自然的草木鱼虫来恢复健康状态，主张从身心两个方面调整人体机能，正是这种民族性格的反映。因此，中医既具有实际的医疗价值，又具有精神与文化层面的价值，多角度、多层面、多形式地承载着华夏民族的认识方法、思维模式、价值取向、群体性格、审美情趣等，是华夏民族传统精神的载体，华夏民族对宇宙结构、自然现象、生命形成、人生价值的认识，在天文、地理、历法、音乐、绘画、语言文字等方面的成果也都在中医中得到体现。

正是如此，在华夏民族的发展历史上，中医始终扮演着重要的角色。从"神农尝百草"的传说到《本草纲目》的编撰，从《伤寒杂病论》的撰写到伤寒学派的形成，从"医经"与"经方"的流派分别到"金元四大家"的学术争鸣，中医不断地发展、丰富、补充、修正、完善和创新，不仅为中华民族的健康与繁衍做出了重要的贡献，而且自身也形成了一个由哲学指导、理论架构、临床方法和实用技术等簇拥而成的硕大系统。即使是在现代医学全面发展的今天，中医不仅仍在我国医疗卫生保健事业中发挥着巨大的作用，而且正在走向世界，逐渐成为被世界各国人民认可的疾病治疗手段和保健方法。

进入近代以来，由于现代医学的迅速发展和全面普及，中医遇到了从未遇到过的问题，关于中医发展前途的争论也日益增多。

中医是否要发展？该如何发展？发展成什么样子？时时引起人们的思考。不怀疑，不创新，一成不变地延续已有的理论和方法，不仅不现实，也是社会条件无法支持的；用现代科学技术"还原"中医的学术，将其中可与现代科学相容或能被现代科学解释的内容融入现代医学之中而丢弃其他，不仅不应该，也是不可能的。正确的态度是继承与创新并重。中医是传统医学，有丰厚的历史积淀，因而需要重视继承问题；中医要在现代科技和社会条件下继续发展，因而需要重视创新问题。毛泽东同志早在1958年就有"中国医药学是一个伟大的宝库，应当努力发掘，加以提高"的题词。

继承是发展中医学术的重要方面，也是创新中医学术的必然基础，不能很好地继承，就不能真正地创新。继承中医学术，可以是对现代名老中医学术经验的系统整理，可以是对包括单验方在内的民间医药的收集总结，也可以是对中医古典文献的专门研究。中医历史悠久，仅产生于1911年以前的中医古籍就达8 000种以上，用汗牛充栋形容并不为过。这些古籍是前人馈赠给今人不可再生的礼物，也是中医学术的渊薮和主干，因为今天的中医学术实际上是由此生发而来的。所以，重视并加强中医古典文献的整理研究，既是中医学术创新的出发点，也是中医学术发展的奠基石。从西汉刘向父子到清代乾嘉学派，文献和文献整理一直对中国学术发生着深刻的影响。中医古典文献的整理同样意义重大，如唐代王冰整理《黄帝内经素问》，影响了其后中医学术的发展，而我们今天看到的《伤寒论》《金匮要略》《备急千金要方》等中医名著，都是经过宋代校正医书局的整理校订而后流传下来的。

我曾在陕西省中医药研究院工作多年，对那里的情况比较熟悉。该院的中医文献专业始于米伯让先生的倡导与领导，在过去的三十多年里，这个学科的同志们做了不少工作，包括《黄帝内经》的电子计算机整理、《备急千金要方》和《千金翼方》整理研究，以及《中医专科专病医案》丛书的编纂等。目前，陕西省中医药研究院的中医文献学科已成为陕西省的"重点中医药基础学科",承担着多项省部级和厅局级课题的研究工作。古典文献的整理研究是一门专学,有严格的原则和专门的方法,需要专业的人员去做。通过对中医古典文献的系统整理,为临床工作者提供便于阅读理解的古籍文本,等于在古今之间搭建了一座桥梁,可以为中医学术发展提供有力的支撑,是很有意义的事业。

　　前段时间,陕西省中医药研究院的焦振廉研究员找到我,希望我能为他主编的《医案名著校释丛书》写序。这套丛书,除经过认真整理的原文外,还做了必要的校勘和大量详细的注释,我相信这对读者是很有帮助的。我与振廉有过不少接触,传统文化和历史知识根基扎实的他,挚爱自己的本职工作,一直坚守在文献整理和医史研究这样相对清苦的岗位上,于这一领域里取得的成就,得到了同行们的认可,因此欣然同意为这套丛书作序。同时也希望他和他的同事们继续努力,借助"陕西省重点中医药基础学科"的条件支撑,为陕西省中医药研究院和中医药事业做更多更好的工作。

陕西省卫生厅厅长

刘少明

二〇一一年十二月二十日

# 朱　序

　　焦君振廉，余友也，虽关山云水，不曾相聚，而神交已久。其以中医出身而好文史，寻章雕句于古书旧典，锲而不舍，心无旁骛，当可佩也。前日振廉以方就之《医案名著校释丛书》书稿见授，嘱余斧正，其言甚恳。余虽碌碌于临证，于旧典犹常参阅焉，遂展而览之，颇有感。医案者，以前修故事而为后人楷模，仓公以下夥矣。清人俞震作《古今医案按》云："成案甚多，医之法在是，法之巧亦在是，尽可揣摩。"王燕昌作《王氏医存》亦云："名医立案，各有心得，流传既久，嘉惠无穷，盖临证多则阅理精，练事深则处方稳，此前贤医案所以可贵也。"细读之，尤有感焉。其书凡九种八册，而案之所涉，则元之朱丹溪，明之江篁南、喻嘉言，清之徐灵胎、俞东扶、叶天士、缪宜庭、薛生白、吴鞠通、王孟英、蒋宝素等，诸君皆是那个时代中医佼佼者，医案是其临床经验、学术精华之所在。然时远代革，其中鲁鱼亥豕、僻词拗句比比皆是，今人阅读颇为不易，此其书之所由作也。

　　若喻嘉言者，以副榜贡生入国子监，上书言事，不纳，遂旷情山水，入空门，复还俗，与钱谦益交厚，且终卒于钱氏家中，颇传奇。振廉以为《寓意草》"或谆谆而谈，慷慨而论，委曲周至，情理交融，仁心慈肠跃然于纸上，或精辨妙析，通冥入微，通彻直达，非谙于禅理者不能如此。因此，喻嘉言既是牵肠于苍生的入世儒医，又是善能妙悟的医林释子。早年以国事维艰而上书言事，不见纳则徜徉山水而行医济世，喻嘉言的生平因此而增添了几分倜傥与神秘的色彩"，的是中肯之言。他若江篁南、王孟英，坎坷辛酸，振廉皆有所论，亦颇有可读。

　　若《洄溪医案》，振廉以为其"篇幅短小，选案精要，每病少则一案,多者不过数案。或为疑难之病,或用出奇之法,或发点睛之论,不仅诊疗过程足资参考,也在阐释一种治疗的理念与法则。其次,叙述清晰,文笔流畅,常将诊疗过程与分析议论很自然地糅合在一起,无程式化或生硬的痕迹,既保障了学术性,又增强了可读性。第三,用药不偏不倚,大多平和轻灵,慎用大寒大热峻猛之药。第四,注重经典著作对临床的指导意义,很多案例中引用《黄帝内经》的原文或观点"。可为阅者导读而提纲挈领。

其他,诸如文字之讹误校勘,文义之释疑解惑,令人读来怡然理顺,振廉用心良苦可知。

此外,《朱丹溪医案》之辑录与校释,尤为重彩。朱丹溪集刘李张之成而光大之,且"四方以病来迎者,遂辐辏于道,翁咸往赴之",其医案当是很可观的。旧传戴原礼辑《丹溪医按》,凡三百四十七则,终有阙,不能无憾。振廉检丹溪亲撰如《格致余论》,后学所辑如《丹溪心法》,医案类书如《名医类案》,及《古今医统大全》《医学纲目》诸书,并《丹溪医按》,得七百七十三则,《朱丹溪医案》得以问世。

由是观之,振廉友补苴罅漏,张皇幽眇之功,实是可圈可点!

阅稿之余,仍有未尽者,兹缀以为序。

朱世增

2012 年元旦于江城书斋

# 校 释 说 明

《问斋医案》,清代蒋宝素撰。

蒋宝素,丹徒(今属江苏镇江)人,一说京口(今属镇江)人,字帝书(一说"素书"),号问斋,生于清乾隆六十年(1795),卒于清同治十二年(1873),得年七十九岁。

蒋宝素出生于中医世家,其父蒋椿田有医名,撰有《椿田医话》。而蒋宝素从学于当时名医王九峰。王九峰,名之政,字献廷,号九峰,亦为丹徒人,今传《王九峰医案》二种,一种为赵筑农编,一种为蒋宝素编。

蒋宝素所撰除《问斋医案》外,尚有《医略十二篇》。

《问斋医案》五卷,成书当在《医略十三篇》之后,约在道光十年(1840)至道光二十年(1850)之间。《问斋医案》现存六种版本,分为五卷本和六卷本两种。五卷本系五脏各为一卷,其最早者为清道光二十年(1850)镇江快志堂刻本,此后尚有两种清代刻本和一种抄本。民国间,上海石竹山房和上海铸记书局分别于1916年和1923年出版石印本,皆为六卷。六卷本与五卷本内容并无不同,六卷本系将五卷本卷五"妇人杂病"题下内容另辟一卷,作为第六卷而成的。本书也是依据六卷本分卷。

《问斋医案》是一部有特色的医案专书,蒋宝素奉行乃父蒋椿田和其师王九峰的学术,并与自己的临床体悟有机参合,具有深厚的学术渊源和独到的个人特色,共载医案802首。《问斋医案》虽有版本多种,但总体流传不够广泛。因此,有必要采用传统文献学的原则与方法,对《问斋医案》进行校勘、注释。现将整理方法介绍如下:

1. 分段

分段基于对原文的阅读、理解和分析。

**2. 标点**

标点使用现代汉语标点符号，以逗号、句号和顿号为主，不用引号，慎用感叹号。

**3. 校勘**

《问斋医案》的校勘以清道光三十年(1850)镇江快志堂刻本为底本，以 1916 年上海石竹山房石印本为校本(简称"石竹山房本")，并参用他校方法。遵循校勘学的原则，凡出校，以版本、文义为依据。

**4. 注释**

(1)注释遵循训诂学的原则，凡需注释者必以训诂专书、古籍传注为依据。部分注释酌出书证。

(2)注释采用"页下注"方式。

(3)注释以古汉语语词为主，兼顾医学术语。

**5. 文字**

(1)凡原文中的异体字，改为相应的正体字。

(2)凡原文中的古体字，保留原字形，在其首见或适当位置以注释形式予以说明。

(3)凡原文中的通借字，保留原字形，在其首见或适当位置以注释形式予以说明。

**6. 其他**

凡原文中药名不规范者，酌予划一。药名如甘草稍统改为甘草梢，黄柏统改为黄檗，黄芪统改为黄耆，女真子统改为女贞子，元武板统改为玄武版，扁蓄统改为萹蓄，夜明沙统改为夜明砂，青箱子统改为青葙子，虎珀统改为琥珀，梹榔统改为槟榔等。

此外，《问斋医案》书名"案"字皆作"桉"，一并改为"案"。《问斋医案》原书各卷、各门起始皆有"《问斋医案》卷第某某部京口蒋宝素著长子小素校正瓜洲李永福参订"字样，今一并删去。《问斋医案》原书各卷皆有分卷目录，为省繁复，亦并删之。

　　陕西省中医管理局,于 2006 年 12 月将陕西省中医药研究院的医史文献列为省级重点学科,给予了很大的支持。古籍整理是医史文献学科的重要工作,也是最基础的工作之一。为此,我们将这套《医案名著校释丛书》作为学科建设的工作项目之一。在工作过程中,陕西省卫生厅、陕西省中医管理局、陕西省中医药研究院及文献信息研究所的领导和同志给予极大的关心和支持。此外,好友朱世增先生,乃沪上名医丁甘仁再传弟子,以医名享誉于东北大地,为本丛书审稿、作序,在此一并致以衷心的感谢。因本人水平所限,讹误及不妥之处当不能免,若蒙学人同道指正,则幸甚幸甚!

焦振廉

二〇一一年九月于西安

# 序

古治疗家各以所得著书垂后〔1〕,其余论病处方,言之详矣,而承学〔2〕之士,临证惝恍〔3〕,鲜所适从。所以然者,疑似同异之间,病情百变,其说虽存而治疗之迹不可得而覆按〔4〕也。旧惟刘禹锡《传信方》〔5〕、许叔微《本事方》〔6〕间具治疾原委〔7〕,览者心目豁然,遇证之偶相类者,用之无疑,效可立俟〔8〕。自是以后,丹溪〔9〕、濒湖〔10〕、立斋〔11〕诸家医案往往出矣。余友蒋君

---

〔1〕 垂后 谓流传后世。垂,流传。

〔2〕 承学 秉承前贤之学。

〔3〕 惝恍 音 chǎng huǎng,迷迷糊糊、不清楚的样子。

〔4〕 覆按 谓重复考究。覆,重复。

〔5〕 刘禹锡《传信方》 刘禹锡为中唐人,字梦得,彭城(今江苏徐州)人。唐德宗贞元间进士,任太子宾客,加检校礼部尚书。唐顺宗时参加王叔文变法,遭贬斥。擅诗文,有《刘宾客集》。通医学,有《传信方》二卷。

〔6〕 许叔微《本事方》 许叔微为南宋医家,字知可,号近泉,真州(今江苏仪征)人。宋高宗绍兴间进士,曾任地方府学教授及翰林学士,因而人称"许学士"。后以医自隐,尤擅伤寒,为宋代研究《伤寒论》名家之一,著有《伤寒百证歌》、《伤寒发微论》、《伤寒九十论》及《类证普济本事方》等。

〔7〕 间具治疾原委 谓间或说明治病的始末详情。原委,事之始末。

〔8〕 俟 等的意思。

〔9〕 丹溪 即朱丹溪,元代医家,名震亨,字彦修,从学者尊称为"丹溪翁",婺州义乌(今浙江义乌)人。初研理学,后攻医术,从学于罗知悌,撰有《格致余论》等。

〔10〕 濒湖 即李时珍,明代医家,字东璧,蕲州(今湖北蕲春)人。初攻科举,后转而学医。撰有《本草纲目》《濒湖脉学》《蘉所馆诗》等。

〔11〕 立斋 即薛己,明代医家,字新甫,号立斋,吴郡(今江苏苏州)人,明世宗嘉靖间官至太医院使,撰有《内科摘要》《外科发挥》等。

宝素，既〔1〕著《医略十三篇》〔2〕行世已〔3〕，又辑生平医案，分别部居，系于五藏，条〔4〕其细目，列四十三门，凡内外因诸证悉备矣。夫官府兴除成例〔5〕谓之案，事无钜细〔6〕，必稽〔7〕旧案，以其曾经斟酌，可以万全无弊也。于医何独不然？一切病情介在疑似〔8〕，稽之旧案，则以上工之斟酌救粗工之孟浪〔9〕，所全必多。且官府之案，当生者必不死，当死者必不生，法依乎情也；医之为案，其决人生死亦然，治符乎疾也。吴门前哲尝著医案，其书甫〔10〕出而方与案违，有授人以指摘〔11〕者，我知蒋君必无是〔12〕也，虽与丹溪、濒湖、立斋相代兴〔13〕可也。

同里愚弟李承霖拜序

〔1〕　既　已经。

〔2〕　《医略十三篇》　蒋宝素曾撰集《医略》八十七卷，刊行六十七卷，卷各一病，引录历代论述并酌参己见而成。其书之前十三卷为《医略十三篇》，有单行本行世。

〔3〕　已　犹言"矣"，语气词。

〔4〕　条　条列。

〔5〕　兴除成例　早先兴办或革除事项的例子。成，已有的。

〔6〕　钜细　巨细。钜，同"巨"。

〔7〕　稽　考察。

〔8〕　疑似　相似而有所疑。

〔9〕　孟浪　粗率。

〔10〕　甫　刚刚。

〔11〕　指摘　批评指责，此指被人批评指责的把柄。

〔12〕　无是　没有这样的情况。是，这。

〔13〕　代兴　更迭兴起。《吕氏春秋·仲春纪》："四时代兴，或暑或寒。"又，"兴"原作"与"，据文义改。

# 序

宝素先生，以医名世[1]者四十余年。余顷[2]遇于沙溪，先生出所著医案示余，曰：此平生所用以治人者。遭乱亡失过半，不忍尽弃，时辑以问世，子为我序[3]之。余素不知医，何足以言先生之蕴奥？然观先生活人之多，则其术之精焉可知矣。是书为先生已试之效，其非空言无补，又可信也。先生资禀绝人[4]，于诸子百家靡不通[5]，而于医学为尤邃。凡人精力所贯注，必有不可磨灭之处，是书必行于今而传于后，更无疑也，奚待余言哉？抑[6]余于先生重有感焉。方吾乡晏安[7]时，先君子[8]家居，与先生相过从[9]，至乐也。先君子而得危疾，皆赖先生治之获全。迄粤寇[10]西至，先生徙而北，先君子徙而南，音问阻隔。丙辰岁，寇氛益逼[11]，先君子复徙于金沙，悒悒[12]得疾。余时思迎先生一诊，而烽烟满目，道路乖分[13]，卒[14]不可得，而先君子之疾遂以不

---

〔1〕 名世　闻名于世。名，出名。
〔2〕 顷　不久前。
〔3〕 序　作序。
〔4〕 绝人　超乎常人。绝，超过。
〔5〕 靡不通　无所不通。靡，没有什么。
〔6〕 抑　或许。
〔7〕 晏安　和平安宁。
〔8〕 先君子　向别人称自己去世的父亲。
〔9〕 相过从　相为交好。
〔10〕 粤寇　指太平军。
〔11〕 寇氛益逼　贼寇作乱的形势益加紧张。逼，紧急。
〔12〕 悒悒　忧郁的样子。
〔13〕 乖分　阻隔。
〔14〕 卒　终究。

起。是以一见先生，既感且悲，而又深抱为人子不知医之憾，虽欲从游〔1〕，亦已晚矣。然则余于是书，即欲无言，乌能已乎？爰敬识〔2〕数语而归之〔3〕。

同里韩弼元顿首拜撰

---

〔1〕从游　跟他学习。游，外出求学。

〔2〕识　音 zhì，记的意思。

〔3〕归之　将写好的序文送给蒋宝素。

# 自　　序

医之原，始于黄帝，恣于六臣[1]。黄帝，玄极之神圣也；六臣，命世之鸿才也。然鬼臾区对黄帝之问，犹称臣斯十世[2]，言习医经十世于兹矣，医盖若此其难也。帝与六臣平素讲求问难，以拯元元[3]。所谓《内经》，《尚书》不载，儒者或不传，盖殷末周初良医述黄岐之论而《内经》出焉。《内经》以后五百余年而有扁鹊设《八十一难》，扁鹊没[4]，又五百余年而有仲景作《伤寒论》。仲景没后，《内经》大义日湮[5]。汉魏以降，唐宋以来，名家竞起[6]，方书充栋，求其与经旨全符者鲜[7]矣。如真风类风之错乱，阴暑阳暑之不经，湿热湿温之疏略，金燥火燥之混同，君火相火之无凭，六淫且昧其五，安问其余？此医案[8]所由作也。医案五卷，分心脾肺肾肝五部，合火土金水木五行，共四十三门，令百病各有所系，如日以系月，月以系年。先正其名[9]而后论治，类聚诸家之说，参以经史子集之言，别是非，定从违，必符经旨而后已。岂好辨哉！

---

〔1〕　恣于六臣　推演于六臣。恣，放纵，在此处是推演的意思。六臣，指《黄帝内经》中与黄帝讨论医学的岐伯、伯高、鬼臾区、雷公等六位臣子。

〔2〕　臣斯十世　《素问・天元纪大论》："臣斯十世，此之谓也。"唐代王冰注："传习斯文至鬼臾区，十世于兹，不敢失坠。"

〔3〕　元元　天下苍生。

〔4〕　没　音mò，同"殁"，去世。

〔5〕　湮　湮没。

〔6〕　竞起　竞相崛起。

〔7〕　鲜　少。

〔8〕　医案　指《问斋医案》。

〔9〕　正其名　论证其病名与证治，以使名实相符。《论语・子路》："名不正则言不顺，言不顺则事不成。"

为去前贤白璧之瑕，为明圣经垂训〔1〕之旨耳。值瓜洲淦堂李永福精于医，为余参订付梓〔2〕。

---

〔1〕 垂训　流传下来的教诲。垂，流传。
〔2〕 付梓　交付刊行。梓，木名，可刻版。

# 序

天不言医，生神圣以言之[1]；天不治病，生草木以治之。代天言医治病者，神农著《本草》，黄帝著《内经》，上穷天文，下极地理，中悉人事，辨药品之良毒[2]，论疾病之是非，阴阳五行之生克，四时六气之正邪，八方风土之殊治，脏腑气血之盈亏。当年不能究其文，累世不能通其意，学者各因其才以取之耳。故上医医国[3]，能医未病；其次医已病，并医百世之病。医一世之病，不能医百世之病，斯为下矣。扁鹊、秦和、秦缓医国，医未病之医者也；仲景医已病，医百世之医者也；仲景以后至于今，著书立说者盖二百余家矣，皆能医一世之病，不能医百世之病。离圣久远，仰参经旨，何异居九壤而测九天[4]！然有所得[5]，亦能取效一时。世转风移，成法翻为疑案，以偏救弊，鲜得其中[6]。偏弊相承，有乖[7]经义，以故二百余家所著之书均皆有病。此医案所以正名为主，名正则言顺治当，而无偏倚之弊。本《内经》之旨，聚诸家之说，证以经史子集[8]之言，令其是非自见，膏肓既针，废疾俱起，

---

〔1〕 "天不言医"句 谓上天有好生之德，虽不言语，却降生圣人来教人医学。

〔2〕 辨药品之良毒 汉代刘向《淮南子·修务训》："神农……尝百草之滋味，水泉之甘苦，令民知所避就。

〔3〕 上医医国 最高明的医生可以通过为国君诊病来劝谏国君，改进国政。《国语·晋语八》："上医医国，其次医疾，固医官也。"

〔4〕 九壤 九州，此指地面。

〔5〕 得 心得。

〔6〕 中 符合。

〔7〕 乖 违背。

〔8〕 经史子集 古时图书分类法以儒家著作为"经"，史学著作为"史"，诸子著作为"子"，文学著作为"集"。

然则吾祖乃医书病之医者[1]也。

长孙安吉谨识

---

[1]　吾祖乃医书病之医者　谓其祖父能治疗当今医书的病,与"二百余家所著之书均皆有病"句参看。

# 目　　录

# 卷第一 心部

## 暑 证

暑得君火而蒸,无蒸不病暑。暑为君火,炎蒸湿郁,阳淫热疾[1],身热恶热,气虚[2]脉虚。医话白虎生脉饮宜之。

生石膏、白知母、炙甘草、人参、大麦冬、五味子、粳米、青荷叶。

冒暑经营[3],乘风露卧,暑为凉抑,营卫俱伤,发热恶寒,头身俱痛,脉来虚数少神。医话樋荫汤加减主治。

广藿香、紫苏梗、川厚朴、赤茯苓、白扁豆、醋炒制半夏、薏苡仁、炙甘草、枇杷叶。

风暑外袭,瓜果内停,苔白巅疼[4],憎寒身热,心烦喜呕,腹痛溲频,汗不透,脉虚弦。不转疟痢为妙。

广藿香、紫苏叶、赤茯苓、炙甘草、川厚朴、醋炒制半夏、新会皮[5]、大砂仁、焦白术、蓼花根。

---

〔1〕 阳淫热疾 谓阳气太过则会导致热性疾患。《左传·昭公元年》有"阴淫寒疾,阳淫热疾,风淫末疾,雨淫腹疾,晦淫惑疾,明淫心疾"语,可参阅。
〔2〕 气虚 谓气息微弱。
〔3〕 经营 经理谋划。
〔4〕 巅疼 头顶疼。巅,山顶,此指头顶。
〔5〕 新会皮 广东新会出产的陈皮。

　　暑从口鼻而入,伤于心胞之络,烦则喘喝,静则多言[1],身热而烦,消渴引饮,巅疼无汗,六脉浮空。火烁金伤[2],不能平木,有风生发痉之虑。清心利小便为宜。

　　香薷、黄芩、醋炒制半夏、川黄连、知母、赤茯苓、猪苓、福泽泻[3]、冬白术、飞滑石、生甘草、蓼花根。

　　仲景有言,君子固密,则不伤于寒[4],然则君子静定[5]则不伤于暑,不可拘静而得之为阴暑之说。安居大厦,因热贪凉,头疼发热,恶寒无汗,身形拘急,肢节烦疼,乃夏令感寒之症,犹冬温之理。正气散加减主之。

　　紫苏叶、广藿香、赤茯苓、炙甘草、陈橘皮、醋炒制半夏、川厚朴、小川芎、生姜皮。

　　长夏炎蒸,湿郁阳明,胃土先伤,土贯四旁,四肢萎弱,气高而喘,身热而烦,便泻溲频,饮食少进。暑既伤气,湿复伤脾,二气素亏,正不敌邪,堪虑。

　　人参、嫩黄耆、大麦冬、冬白术、赤茯苓、醋炒制半夏、炙甘草、煨甘葛、川黄连、甜杏仁泥、枇杷叶。

---

〔1〕 "烦则喘喝"句　《素问·生气通天论》有"因于暑,汗,烦则喘喝,静则多言"语,可参阅。喝,音 hè,喘息声。
〔2〕 火烁金伤　谓火邪灼伤肺脏。烁,通"铄",熔炼金属,引申为消损的意思。
〔3〕 福泽泻　福建出产的泽泻,亦称建泽泻。
〔4〕 "君子固密"句　谓君子能固护阳气而使之密藏不泄,则不会被寒邪感伤。《伤寒论·伤寒例》有"冬时严寒,万类深藏,君子固密,则不伤于寒"语,可参阅。
〔5〕 静定　澄心静气。《素问·五常政大论》有"卑监之纪……其气散,其用静定"语,唐代王冰注:"虽不能专政于时物,然或举用,则终归土德而静定。"可参阅。

头痛如破,身热如燔,自汗如浴,但[1]背恶寒,形神倦怠,口渴心烦。白虎为主,生脉相参。

人参、生石膏、白知母、炙甘草、大麦冬、黄芩、五味子、荷蒂、粳米。

经以[2]气虚身热,得之伤暑。

藿香梗、白扁豆、川厚朴、川黄连、桂心、醋炒制半夏、赤茯苓、炙甘草、生姜。

风暑湿食互结,身热便泻溲频。

广藿香、老苏梗、赤茯苓、炙甘草、川厚朴、醋炒制半夏、焦白术、白扁豆、生姜皮。

寒暑食湿互结,腹痛如刺,便泻不爽。不至肢冷脉伏为顺。

广藿香、老苏梗、川厚朴、广木香、尖槟榔、草果仁、赤茯苓、炙甘草、醋炒制半夏、大砂仁、鬼箭羽。

伏暑为已凉之气所抑,苔白溲频,身热汗少,脉数。阴分本亏,正不敌邪,为可虑耳。

广藿香、紫苏叶、赤茯苓、炙甘草、焦白术、大腹皮、川厚朴、陈橘皮、醋炒制半夏、生姜皮。

暑湿内伏,秋凉外感,苔白不腐,汗少溲频,寒热不甚分明,腹痛便泻不爽,脉来弦数少神。不致转痢作疟为妙。

广藿香、紫苏梗、云茯苓、炙甘草、川厚朴、海南槟榔、枳壳、制

----

[1]　但　仅仅、只的意思。
[2]　以　认为。

苍术、陈橘皮、醋炒制半夏、生姜、茶叶。

暑伤气，火烁金，金不平木，热极生风，卒口噤，背反张，神志沉迷，四肢瘛疭。俗名暑风，归心[1]不治。

香薷、白扁豆、醋炒制半夏、云茯苓、宣木瓜[2]、炙甘草、人参、蓼花根。

体若燔炭，汗如霖雨[3]，消渴引饮，六脉洪长，乃中暍[4]危疴。勉拟人参白虎加味挽之，迟则变生无及。

人参、生石膏、白知母、炙甘草、云茯苓、醋炒制半夏、粳米、新荷叶。

蓼花根煎水，代茶饮。

暑有八症：脉虚身热，面垢背寒，烦渴自汗，体重肢冷。八症悉具，犹云非暑何耶？

制苍术、桂枝、生石膏、人参、白知母、炙甘草、粳米、生姜、茶叶。

经以冬伤于寒，夏必病暑[5]，又言后夏至日为病暑[6]，乃伏

---

〔1〕　归心　入心。此指暑毒入心。

〔2〕　宣木瓜　安徽宣城出产的木瓜。

〔3〕　霖雨　久雨。

〔4〕　中暍　夏季伤暑。《金匮要略·痓湿暍病脉证并治》："太阳中暍，发热恶寒，身重而疼痛，其脉弦细芤迟。"暍，音 yē。

〔5〕　"冬伤于寒"句　《素问·生气通天论》有"冬伤于寒，春必病温"语，可参阅。

〔6〕　后夏至日为病暑　《素问·热论》有"凡病伤寒而成温者，先夏至日者为病温，后夏至日者为病暑"语，可参阅。

邪因暑而发，小便必赤，中暑无伏邪，小便必清，以此为别。见在〔1〕小便清澄，身热憎寒，有汗，肢尖时冷，此中暑，非伏邪可比。医话樾荫汤加减主之。

广藿香、老苏梗、赤茯苓、炙甘草、焦白术、白扁豆、薏仁米、川厚朴、制半夏（醋炒）。

风暑伤卫，身热有汗，寒从背起，洒淅〔2〕散于四肢。
广藿香、老苏梗、赤茯苓、炙甘草、陈皮、制半夏（醋炒）、川厚朴、焦白术、福泽泻、肥桔梗、生姜、茶叶。

外受风暑，内动七情。暑善归心，神昏如醉；风淫末疾〔3〕，肢冷动摇；暑为凉抑，苔白不化。脉来虚数少神，病势危如朝露〔4〕。勉拟樾荫汤加减挽之。
紫苏叶、广藿香、赤茯苓、白扁豆、宣木瓜、制半夏、炙甘草、焦白术、福泽泻、生姜、新荷蒂、茶叶。

身热有汗，烦渴溲频，脉数。
白茯苓、白知母、炙甘草、白菊花、大麦冬、元参、滑石、粳米、生姜皮、茶叶。

巅疼足软，身热神倦，食减。俗传注夏症，属脾虚。

〔1〕　见在　即现在。见，同"现"。
〔2〕　洒淅　寒栗的样子。洒，音 xiǎn。
〔3〕　风淫末疾　谓风气太过则会导致四肢疾患。淫，过度。末，指四肢。《左传·昭公元年》有"阴淫寒疾，阳淫热疾，风淫末疾，雨淫腹疾，晦淫惑疾，明淫心疾"语，可参阅。
〔4〕　朝露　清晨的露水，日出即干，因喻时间短暂，在此处有命在旦夕的意思。曹操《短歌行》有"对酒当歌，人生几何？譬如朝露，去日苦多"句，可参阅。

人参、云茯苓、冬白术、炙甘草、当归身、陈皮、银柴胡、绿升麻、大麦冬、五味子、生姜、大枣。

# 火　证

相火得明而烁[1]，无烁不病火。火炎水耗，阴枯液涸，宜壮水之主。

大生地、粉丹皮、建泽泻、怀山药、山萸肉、云茯苓、白知母、川黄檗、元武版。

五行各一，火独有二。君火以明，如日光明；相火以位，如物有质，焚之则火见。以人言之，心为君火，心不受病，火症皆守位之相火。火炎水耗，阳亢阴亏，明淫心疾，胞络受邪，烦惑莫能自主，即煎厥[2]之属。医话灵犀解毒汤主之。

灵犀角、川黄连、川黄檗、黄芩、黑山栀、秋梨汁。

郁怒，火起于肝；烦劳，火起心胞；思虑，火起于脾；悲哀，火起于肺；恐惧，火起于肾。五志过极，皆从火化。火炎水耗，饥嘈求食，自觉烟焰上腾，贯膈冲咽，口糜起泡，火乘阴位，腰下蒸热，值半产去血过多，又复因惊气乱，肝失荣养，血燥化风，头眩如载舟车，时觉憎寒，火极似水。病起客夏[3]，延今一载。见在饥嘈求食，反欲淡素，肌肤反觉充盈，血色不华，又非浮肿。盖胃火炽甚，饮食

---

[1] 相火得明而烁　思虑繁多而暗耗阴精，以致相火偏亢。明，指白天思虑操持之事。

[2] 煎厥　《素问·生气通天论》："阳气者，烦劳则张，精绝，辟积于夏，使人煎厥。"

[3] 客夏　去年夏天。客，过去、以往。清代毛奇龄《除夕作》诗有"如何才听金鸡唱，便唤今宵是客年"句，可参阅。

倍常,肌肤漫长[1],不得其正,是以似肿非肿,腹中作胀,胸次[2]即舒,胸中作胀,或饥嘈,腹中即畅。此乃惊恐乱气所致,六脉弦数少神,暂以清和中胃,静养三阴[3],观其进退。

大生地、人参、川黄连、川黄檗、黄芩、云茯苓、炙甘草、制半夏、陈橘皮。

清和胃气,静养三阴,已服四剂,饥嘈较减,喉间烟焰渐平,夜来蒸热渐退,血色渐华,眩晕亦轻。水火既济[4]有机,小便觉热,火从下降,胸次郁闷,热蒸气腾,腰脊髀股憎寒,热极反兼寒化。六脉渐转洪长,乃夏令时脉,最是佳征。药合机宜,原方增损。

大生地、人参、川黄连、黄芩、川黄檗、陈橘皮、紫琥珀、淡竹沥、生姜汁。

原方增损,又服二剂。腹中微痛便泻,痛随泻减,腹内觉宽,此乃热泻,火从下降。心胸嘈杂较前虽减,一日尚有十余次,嘈时能食粥一碗。是症但能由重而轻,自能渐入佳境[5]。脉仍洪数而长,乃夏令本位之脉。服药前此共六剂,已获效机[6],依方进步可也。

大生地、人参、川黄连、川黄檗、黄芩、陈橘皮、赤茯苓、福泽泻、淡竹沥、生姜汁,金钗一股。

依方进步,又服二剂,血色渐华[7],饥嘈亦减,胸次仍然气闷。热蒸气腾,四肢麻涩不和;荣卫俱虚,二气源头不畅;唇色

---

〔1〕肌肤漫长　谓肌肤虽见充盈,但不合常度。漫,随意、胡乱。
〔2〕胸次　胸间。次,部位、位置。
〔3〕"以清和中胃"句　谓以清纯之品调和脾胃,以阴柔之药补养阴经。中胃,即脾胃。
〔4〕水火既济　指心肾相交。肾属水,心属火,既济为《周易》中卦名,卦形为水上火下,表示阴能上升,阳能下降,阴阳相交,故称"既济"。《周易·既济·象传》有"水在火上,既济"语,可参阅。
〔5〕渐入佳境　谓病情逐渐向愈。
〔6〕效机　谓取效之机。
〔7〕血色渐华　谓面色逐渐荣润。华,植物的花,引申为荣润的意思。

不红，脾虚不能化血；腹中隐痛，气机不利；食多便少，胃强脾弱；面目浮肿，湿热相乘。仍以两仪、三黄为主，加以清气化痰之品。

大生地、人参、川黄连、川黄檗、黄芩、黑山栀、制半夏、陈橘皮、冬白术、淡竹沥、生姜汁，金钗一股。

两仪、三黄为主，辅以清气化痰之品，共服十有二剂[1]，大火已平，余氛未靖[2]，其余别症自可徐徐调治。经以心为君主之官，神明出焉；肝为将军之官，谋虑出焉；胆为中正之官，决断出焉；胃为仓廪之官，五味出焉；脾为谏议之官，知周出焉[3]。烦劳伤心，抑郁伤肝，思虑伤脾，因嘈饮食不节则伤胃，因惊气乱则伤胆。情志不洽[4]，二气乖违[5]，致病之由本此，宜乎和喜怒，适寒温，省思虑，一精神，辅以药饵，何恙不已？

大熟地、人参、白茯神、当归身、冬白术、柏子仁、酸枣仁、远志肉、琥珀，水叠丸，早晚各服三钱，滚水下。

阴亏于下，火升于上，水不济火，阴不潜阳。怔忡，消谷善饥，惊悸，神烦少寐，眩晕时作，虚火间起，甚则心震[6]面热，目花耳鸣。常服壮水潜阳之剂，无效。当以介属[7]潜阳为主，爰[8]以

---

[1] 十有二剂　即十二剂。有，同"又"，表示整数后的零数。
[2] 余氛未靖　谓余邪未清。氛，古时以恶气、凶气为"氛"，在此处指邪气。
[3] "经以心为君主之官"句　"五味出焉"以上出《素问·灵兰秘典论》，"脾为谏议之官"句出《素问遗篇·刺法论》。
[4] 情志不洽　谓情志不能遂顺。洽，融洽。
[5] 乖违　错乱反常。乖，乖戾不正。
[6] 心震　心中悸动。震，震动，在此处指心中悸动。
[7] 介属　古时以倮虫、毛虫、羽虫、鳞虫、甲虫为"五虫"，介属即甲虫，如龟之类。
[8] 爰　于是。

医话介潜汤服三十剂再议。

　元武版〔1〕、九肋鳖甲、左顾牡蛎、白螺壳、九孔石决明、蛤蜊壳、蚌珠。


　　五志过极，皆从火化。心火暴盛，肾水虚衰，水不济火，阴不敛阳，内热燔蒸，寤不成寐〔2〕，甚至心烦虑乱，不知所从，良由百虑交积于心主之宫，厚味薰蒸于仓廪之府。纵难恬淡虚无，澄心息虑，亦当淡薄食味，以养冲和〔3〕。肉虽多，无使胜食气〔4〕，圣人之于味亦慎矣。传〔5〕曰：宾主终日百拜而酒三行〔6〕，言有节也。《孟子》曰饥者甘食，渴者甘饮，未得饮食之正味〔7〕，又况烹饪调和鲜肥杂进之味乎？天产作阳〔8〕，厚味发热，肾水何由而生？心火何由而降？《内经》曰阴之所生，本在五味，乃天赋淡薄疏通之味也。又曰阴之五宫，伤在五味，乃人工造作烹调偏厚之味也。故丹溪曰：安于冲和之味者，心之收，火之降也〔9〕。然则淡薄食味亦良药也，幸〔10〕留意焉。

　　大生地、元武版、九肋鳖甲、生牡蛎、酸枣仁、柏子仁、川黄檗、

---

〔1〕　元武版　龟版。
〔2〕　寤不成寐　不能入眠。寤，睡醒。寐，睡着。
〔3〕　冲和　和谐条畅的真元之气。《老子·四十二章》："万物负阴而抱阳，冲气以为和。"
〔4〕　"肉虽多"句　典出《论语·乡党》。谓虽能食肉，亦不可过量。胜，超过。食气，人体消化饮食的气，即消化能力。
〔5〕　传　儒家经典的一种注解形式。
〔6〕　宾主终日百拜而酒三行　谓行礼多而饮酒少。汉代扬雄《法言·修身卷》："宾主百拜而酒三行，不已华乎？"
〔7〕　"饥者甘食"句　语出《孟子·尽心上》。甘，认为……甘美。
〔8〕　天产作阳　谓肉食能助长鼓动阳气。天产，畜类。《周礼·春官·大宗伯》郑玄注："天产者动物，谓六牲之属。"
〔9〕　"安于冲和之味者"句　语出元代朱丹溪《格致余论·茹淡论》。
〔10〕　幸　希望，表示祈使。

白知母。

龙雷之火[1]上升，心震面热，溃溃[2]莫能自主，渴不思饮，小便清澄，脉来浮大无伦。阴盛格阳已著，速宜益火之本，以消阴霾[3]。

大熟地、怀山药[4]、山萸肉、云茯苓、制附子、上肉桂、当归身、枸杞子。

火症侵扰于衰年[5]，如夕阳西下，阳光尚振，最是寿征[6]。宜服医话晚晴丸。

大熟地、怀山药、枸杞子、人参、鹿茸、菟丝子、冬白术、元武版，水叠丸，早晚各服二钱，淡盐汤下。

## 疟 症

经以夏伤于暑，秋为痎疟[7]。疟来热重寒轻，有汗，苔黄溲赤，神烦不寐，间[8]有谵语，脉来弦数少神，兼有伏邪横连膜原则一[9]。小柴、达原加减主之。

---

〔1〕 龙雷之火　肝肾阴虚所致之虚火。
〔2〕 溃溃　神志昏乱的样子。
〔3〕 "益火之本"句　语出《素问·至真要大论》。王冰注有"益火之原，以消阴翳；壮水之主，以制阳光"语，可参阅。阴霾，阴云，此处指过亢的阴寒之气。
〔4〕 怀山药　怀庆府(今河南焦作一带)出产的山药，品质优良。
〔5〕 衰年　衰老之年。
〔6〕 寿征　长寿的征象。老年而患热证，为气血尚足的征象，故称"寿征"。
〔7〕 "夏伤于暑"句　本《素问·阴阳应象大论》，惟原文"为"作"必"，可参阅。
〔8〕 间　间或。
〔9〕 一　一致、相同。

柴胡根、黄芩、炙甘草、制半夏、鸡心槟榔[1]、川厚朴、草果仁、赤芍、生姜。

昨服小柴、达原加减，诸症未见退机。第伏邪与疟相持，疟胜则寒热两协其平[2]，为顺，伏邪胜则热不退，为逆。仍以小柴、达原加减主之。

柴胡根、黄芩、炙甘草、制半夏、陈橘皮、海南槟榔、草果仁、知母、赤芍药、川厚朴、生姜。

昨服小柴、达原加减，疟势已正[3]，寒热相等，夜寐渐安，黄苔渐腐，浑赤之溲亦淡，弦数之脉亦缓，都是佳征。宜从小柴加减论治。

柴胡根、黄芩、赤茯苓、炙甘草、制半夏、陈橘皮、赤芍、生姜、大枣。


伏暑，秋凉作疟，寒热俱重，脉弦数，无汗。发汗为主。

羌活、柴胡根、黄芩、赤茯苓、炙甘草、制半夏、陈橘皮、青防风、生姜。


疟来寒热虽轻，脉象虚弦无力，多汗。扶正为先。

银柴胡、炙鳖甲、赤茯苓、炙甘草、法制半夏、化州橘红、当归身、赤芍药、生姜、大枣。


但热不寒，为瘅疟。非无寒也，以寒微，不觉其寒也。

生石膏、白知母、炙甘草、人参、大麦冬、鲜生地、荷叶、粳米。

---

〔1〕 鸡心槟榔　形似鸡心的槟榔。
〔2〕 疟胜则寒热两协其平　谓如若疟邪偏胜则寒热大致对等。协，和的意思。
〔3〕 疟势已正　谓伏邪已去，病势以疟为主。

但寒不热，为牝疟[1]。非无热也，以热微，不觉其热也。

常山苗、柴胡根、制附子、桂枝、赤芍、炙甘草、生姜、大枣。

间日转为连日，阴出于阳，佳兆。

柴胡根、黄芩、炙甘草、制半夏、陈橘皮、小青皮、赤茯苓、赤芍、生姜。

连作转为间作，阳入之[2]阴，重候。

柴胡根、赤茯苓、炙甘草、制半夏、草果仁、小青皮、海南槟榔、川厚朴、生姜。

久疟不已，暑湿痰涎，肝气互结，成疟母在左胁下，大如覆碗，即肝积肥气之属，极难奏效。爰以医话夜光丸加减，以渐图功。

成块朱砂、透明雄黄、海南槟榔、九肋鳖甲、夜明砂、醋炒常山、草果仁、广木香、银柴胡、制半夏、制南星、川厚朴，乌梅肉煎水叠丸，早晚各服三钱。

三疟[3]名痎，《说文解字》：痎，间二日一发疟也。乃暑湿痰滞盘踞三阴脾经，非阴疟也。非夜光丸加减，乌[4]能奏效？

夜明砂、醋煮常山、透明雄黄、大块朱砂、九肋鳖甲、银州柴胡、草果仁、乌梅肉，姜枣汤叠丸，早服三钱。

---

〔1〕 牝疟　疟疾之多寒者。牝，音pìn，雌性，后泛指阴性的事物。《金匮要略·疟病脉证并治》有"疟多寒者，名曰牝疟"宋代陈言《三因极一病症方论·疟》有"病者寒多，不热，但惨戚振栗，病以时作，此以阳虚阴盛，多感阴湿，阳不能制阴，名曰牝疟"语，并可参阅。

〔2〕 之　犹"于"，介词。

〔3〕 三疟　指寒疟、厥疟和脾疟。先寒后热者为寒疟，但寒不热而面色黑者为厥疟，寒多热少而面黄腹痛者为脾疟。

〔4〕 乌　怎么的意思。

间数日一发之疟，见于《内经·疟论》篇中，乃夏暑秋凉，痰滞互结深远，不能与卫气俱行，甚于痎疾。

柴胡根、黄芩、人参、制半夏、鸡心槟榔、草果仁、川厚朴、醋炒常山、九肋鳖甲、生姜、大枣。

疟之寒热轻重犹权衡，重日反轻，轻日反重，必得两协其平为正。

柴胡根、黄芩、人参、制半夏、炙甘草、大生地、当归身、生姜、大枣。

疟来七次，热忽不退，黄苔转黑起刺，烦躁不寐，妄语，溲浑赤，协热利[1]，脉数，汗不达下，疟转伏邪，危症。

柴胡根、黄芩、制半夏、尖槟榔、川厚朴、草果仁、枳实、赤芍药、炙甘草、生大黄、元明粉。

疟来寒不转热[2]，遂至肢冷脉伏，神昏不语。中阳内脱，不治，勉拟一方，冀其或免[3]。

大熟地、人参、制附子、当归身、冬白术、油肉桂、炮姜炭、炙甘草。

疟来，寒热不见于外而伏于内，神糊谵语，无汗脉代，退则神清，同于伏邪内陷。勉拟一方，尽其心力。

柴胡根、生大黄、人参、醋炒常山、草果仁、川厚朴、尖槟榔、生姜、大枣。

先热后寒，为温疟，溲赤而浑，苔黄有汗，脉来弦数，得之冬中

---

[1]　协热利　谓泄利挟有表热。《伤寒论·辨太阳病脉证并治》有"太阳病，外证未除而数下之，遂协热而利"语，可参阅。
[2]　寒不转热　谓只恶寒而不发热。
[3]　冀其或免　谓希望患者或许可以免于死亡。冀，希望。

于风。不至呃逆神糊为顺。

北柴胡、黄芩、白知母、海南槟榔、川厚朴、草果仁、赤芍、炙甘草、制半夏、生石膏、荷蒂、粳米。

伏邪转疟,寒热分明,有汗苔黄,溲赤脉数,心烦喜呕。从少阳经论治。

柴胡根、黄芩、赤芍、赤茯苓、炙甘草、制半夏、陈橘皮、青蒿梗、生姜、大枣。

疟鼓[1],见于《东医宝鉴》[2]。主以金甲散,参入医话夜光丸,然难奏效。

透明雄黄、穿山甲、九肋鳖甲、夜明砂、大块朱砂、醋炒常山、乌梅肉、生姜、大枣。

初次病疟,俗名胎疟,本是缠绵,延今三月有余,汗出太过,阴阳营卫俱伤,驯[3]致头眩怔忡不寐,脉来弦数少神。症本阴亏体质,法当扶正却邪[4]为主。

人参、银柴胡、当归身、白茯神、冬白术、炙甘草、制半夏、陈橘皮、醋炒常山、草果仁、乌梅肉、生姜、大枣。

昨服扶正却邪之剂,汗眩俱轻,怔忡较减。虚能受补,便是佳征,但得二气渐充,胎疟亦无足虑。药合机宜,依方进步[5]。

人参、鲜首乌、银州柴胡、当归身、白茯苓、冬白术、制半夏、陈

---

〔1〕　疟鼓　疟病日久而见腹胀如鼓。
〔2〕　《东医宝鉴》　医学类书,朝鲜许浚等选摘我国明以前医籍内容分类编纂而成,成书于明万历四十一年(1613)。
〔3〕　驯　逐渐地。
〔4〕　却邪　即祛邪。却,祛除。
〔5〕　依方进步　在原方基础上加减调整的意思。

橘皮、炙甘草、乌梅肉、生姜、大枣。

依方进步，服后疟来寒热如昨，巅疼时作时止，属血虚。见交霜降节令，宜加温暖之品。经言必先岁气，无伐天和〔1〕，此之谓也。

人参、冬白术、炙甘草、制半夏、陈橘皮、炮姜炭、赤茯苓、草果仁、白豆蔻、生姜、大枣、乌梅肉。

昨服原方加温暖之品，疟势似有如无，胃气亦开，弦数之脉亦缓，邪退正复佳征。第〔2〕天令暴冷，卫阳不固，宜慎风寒，节饮食，省思虑，一精神〔3〕，辅以药饵，何恙不已？

人参、云茯苓、冬白术、炙甘草、当归身、陈橘皮、远志肉、制半夏、酸枣仁、生姜、大枣、龙眼肉。


三阴胎疟，起自客秋〔4〕，今春未已，寒热虽轻，饮食少进，汗亦不透。《内经》：夏伤于暑，秋必痎疟。二疟即《内经》痎疟，《说文解字》痎乃间二日一发疟是也。医话夜光丸加减主之。

夜明砂、酒炒常山、乌梅肉、鲜首乌、人参、当归身、制半夏、草果仁、朱砂、明雄黄、生姜、大枣。


经以夏伤于暑，秋为痎疟。疟来寒热不甚分明，连日转为间日，汗不透，苔淡黄不腐，舌尖赤无津，心烦作呕，痰涎上泛，脉来弦数无神。素本阴亏血少，有疟乘虚陷之虑，法当扶阴化邪为主。

大生地、柴胡根、黄芩、当归身、赤芍、青蒿根、制半夏、炙甘草、九肋鳖甲、活水芦根。

---

〔1〕“必先岁气”句　《素问·五常政大论》有“必先岁气，无伐天和。无盛盛，无虚虚”语，可参阅。
〔2〕第　只是。
〔3〕一精神　谓精神专致内守，心无旁骛。
〔4〕客秋　去年秋天。

昨服扶阴化邪之剂，疟势欲作不作，引伸数欠[1]，热不外达，郁蒸于内，汗出齐腰而还，皮肤麻涩即是。恶寒，心神不敛，夜卧不安，终属正虚不能驱邪外达。然呕吐较减，胸次渐开，痰涎渐少，舌尖赤色渐淡，舌后黄苔渐腐，六脉浮中沉三取均皆和缓，都为佳兆。扶阴化邪，前贤[2]心法，况真阴素弱之人，尤当扶阴化邪为主，依方进步可也。

大生地、人参、银州柴胡、赤茯苓、炙甘草、九肋鳖甲、制半夏、黄芩、怀牛膝、生姜、大枣、活水芦根。

外因风暑，内因七情，饮食劳倦，不内外因。邪正交争，寒热更作，间日热重，热时有汗，舌强无津，间期似有寒热，脉来弦数少神。阴液受戕[3]，堪虑。

鲜生地、柴胡根、黄芩、白知母、赤茯苓、炙甘草、北沙参、当归身、活水芦根。

疟因伏暑而作，与温热因伏寒而发一体，所伏寒暑虽殊，横连膜原则一，故伏邪痃疟多有互转之症。盖由寒暑两伏于中，前次之疟轻而易解者，伏暑因秋风而作，风从大汗已散也，今次之疟寒热大作者，伏邪内动于伏暑，交并于少阳经也。苔白溲红，乃伏邪之据。然伏邪化疟，亦无足虑，爰以小柴、达原加减，一达膜原之邪，一开少阳之路，使伏邪速化，无得稽留而已。

柴胡根、黄芩、炙甘草、制半夏、尖槟榔、川厚朴、草果仁、赤芍药、生姜。

---

〔1〕 引伸数欠　伸展肢体，不时呵欠。
〔2〕 贤　原作"肾"，据文义改。
〔3〕 戕　音 qiāng，伤害。

# 痢　疾

经以肠澼便脓血即痢之赤白,乃暑湿君火为患。广肠生痈,与溃疡同法,故有身热、脉浮大、噤口不能食之忌,色如烂鱼肠、屋漏水之变。见在腹痛,里急后重,赤多白少,其色鲜明浓厚,能食,身凉脉小,无足虑也。宜医话香连顺气汤。

川黄连、广木香、鸡心槟榔、生大黄、当归身、赤芍药、枳实、黄芩。

痢疾挟表,宜先服人参败毒散。

人参、白茯苓、柴胡、羌活、独活、川芎、前胡、枳壳、桔梗、炙甘草。

昨服人参败毒散,得汗表解,痢益甚,腹痛后重赤多,不欲食。防成噤口,香连顺气汤加减主之。

赤芍、当归身、川黄连、生木香、尖槟榔、炙甘草、黄芩、生大黄、细滑石。

昨服香连顺气汤略为加减,痢之赤白畅行,腹痛、里急后重俱减,饮食亦进。再以东垣法,以善其后。

人参、黄耆、冬白术、炙甘草、当归身、陈橘皮、柴胡根、绿升麻、生木香、生姜、大枣。

泄泻转痢,乃脾传肾之逆候。

广藿香、广木香、赤茯苓、炙甘草、川厚朴、海南槟榔、制半夏、陈橘皮、生姜。

疟转痢为逆,乃暑毒湿热痰滞下注。不至噤口为妙,河间法挽之。

赤芍药、当归身、川黄连、广木香、尖槟榔、炙甘草、生大黄、黄芩、金银花。

白痢乃热伤气分,犹痈疽出白脓之理。

白丑末、白头翁、黄芩、金银花、生木香、尖槟榔、桂府滑石[1]、炙甘草。

赤痢,热伤血分,阴络受戕,甚于白痢。防成休息[2]。

赤芍、当归身、黄连、黑山栀、川黄檗、犀角片、大生地、制军。

痢成噤口,本是危疴,舌苔黄厚,胸腹胀满,为有痰滞。或可挽回,勉拟医话参连顺气汤,应手乃吉。

人参、川黄连、生大黄、川厚朴、枳实、元明粉、陈仓米、荷蒂。

痢下呕吐,不能进食,为噤口。勉拟丹溪法,尽心焉耳矣[3]。

人参、川黄连、湘莲肉、白扁豆、赤小豆、绿豆、真砂糖。

痢成休息,犹痈疽成漏之理,以故脓血下注,经年累月不瘳[4]。爰以医话赤松丸主之。

赤松皮、赤石脂、禹余粮、椿根皮、罂粟壳、五倍子、海桐皮、五味子、鸦胆子,水叠丸[5],早晚各服三钱。

---

〔1〕 桂府滑石　山东蓬莱桂府村出产的滑石。
〔2〕 休息　休息痢。
〔3〕 尽心焉耳矣　谓也只是尽心而已。尽心,竭尽心力。《孟子·梁惠王上》有"寡人之于国也,尽心焉耳矣"语,可参阅。
〔4〕 瘳　音 chōu,病愈。
〔5〕 水叠丸　将药物制为细粉,冷开水润湿粘合,制为小丸。

　　血痢、肠风、脏毒相类，即《内经》肠澼之属。由于暑毒湿热相火互伤，连络交经之处化为脓血，流注肠中，漂澼而下〔1〕。极难调治，非医话苦参丸，乌能奏效？

　　白苦参、胡黄连、地榆、鸦胆子、三七、刘寄奴、蒲黄、血余炭、乌梅肉、牛角炭、羊角炭，水叠丸，明雄黄为衣，早晚各服三钱，滚水下。

　　阳虚久痢，须假草零〔2〕。

　　五倍子、人参、冬白术、肉豆蔻、炙甘草、当归身、白芍药、罂粟壳、鸡子黄。

　　痢下脓血清冷，同于溃疡，里虚之候。宜十全汤加味主之。

　　大熟地、当归身、白茯苓、川芎、人参、白芍药、冬白术、炙甘草、上肉桂、生黄耆、制附子、炮姜。

# 狂　颠

　　五志不伸，七情不适，多从火化。火盛生痰，痰火扰乱阳明气分则狂，盘踞太阴血分则颠〔3〕。狂者猖狂〔4〕多怒，易愈；颠者颠沛〔5〕多喜，难已。故曰重阳者狂，重阴者颠，以痰火重叠在太阴阳明，非狂为阳症，颠为阴病？宜医话灵犀通圣丸为主，服一月再议。

　　灵犀角、桃花瓣、白苦参、天门冬、蚕退纸、牙皂角、生大黄、川黄连、元明粉、生石膏、白知母、龙胆草、芦荟、制南星、琥珀、枯矾、

---

〔1〕　漂澼而下　谓如水流激荡而下。漂，迅疾。

〔2〕　"阳虚久痢"句　出南朝刘宋雷教《雷公炮炙论》序。草零，即五倍子。

〔3〕　颠　通"癫"。

〔4〕　猖狂　纵恣狂妄。

〔5〕　颠沛　失魂落魄的样子。

青礞石、雷丸，为末，生铁落煎水，和竹沥叠丸，朱砂、雄黄为衣，早晚各服二钱，淡盐汤下。

脉来薄疾[1]，阴不胜阳，阳郁不伸，幻生痰火，上扰心胞，清狂不慧[2]。

灵犀角、鲜生地、粉丹皮、赤芍药、川黄连、制半夏、制南星、琥珀、芦荟、桃花蕊、淡竹沥、生铁落。

每早服医话灵犀通圣丸三钱。

经以诸躁狂越，皆属于火。火体外清内浊，动乱参差，故为病乖越礼法[3]，失其常度，脉流薄疾。定志安神为主。

大生地、白茯神、酸枣仁、远志肉、元参、琥珀、犀角、羚羊、生铁落。

每早服灵犀通圣丸三钱。

重阳者狂，狂荒猖獗[4]，妄言骂詈[5]，不避亲疏，乃痰火重叠在阳明所致。

生石膏、白知母、生甘草、粳米、淡竹沥、生铁落。

早服灵犀通圣丸三钱。

重阴者颠，颠沛留连[6]，沉迷渊默[7]，如痴如醉，乃痰火重叠在太阴所致。

---

〔1〕 薄疾　急促而有逼迫感。薄，迫。
〔2〕 清狂不慧　轻躁狂越，神志不明。清，当作"轻"，轻佻失据。
〔3〕 乖越礼法　谓违背常人的言行常规。乖，违背。越，逾越。
〔4〕 狂荒猖獗　狂越无忌而言行荒诞。荒，荒唐。
〔5〕 骂詈　胡乱漫骂。詈，音 lì，骂。
〔6〕 留连　癫证患者常迷失不能自返，因称"留连"。
〔7〕 沉迷渊默　神识昏糊而沉默不语。渊默，深沉静默。《庄子·在宥》："尸居而龙见，渊默而雷声。"

　　川黄连、制半夏、制南星、瓜蒌仁、琥珀、黄郁金、白枯矾、生铁落。

　　早服灵犀通圣丸三钱。


　　经以胎巅乃在母腹中时其母有所大惊，故令子发痴呆不慧，眩仆羊鸣，终身之累[1]矣。可服医话灵犀通圣丸三钱，用紫河车一钱，白檀香一钱，煎汤送下，不拘时，多多益善[2]。


　　惊怖为狂[3]，宜十味温胆汤。

　　大生地、人参、云茯苓、炙甘草、制半夏、陈橘皮、酸枣仁、远志肉、枳实、淡竹茹、生姜、大枣，长流水煎，送医话灵犀通圣丸三钱。


　　心违至愿[4]，志结幽怀[5]，动作云为[6]，异乎平素。

　　当归身、龙胆草、龙齿、芦荟、犀角、羚羊、黄郁金、白枯矾、红桃花、淡竹沥、生姜汁、生铁落。

　　早服灵犀通圣丸三钱。


　　人心如鉴，为痰所扰，照物模糊[7]，妄见妄言，是非颠倒，高贤贵倨[8]，意不存人[9]。自服商陆根，吐痰盈盆，无效。非大承

〔1〕　终身之累　终身的负累。累，负累。
〔2〕　多多益善　服用愈多于治疗愈有益。典出《史记·淮阴侯列传》。
〔3〕　惊怖为狂　因惊惧而罹患狂证。怖，惊惧。
〔4〕　至愿　至心之愿。宋代陆游《感遇》诗："我生有至愿，世世谢寸禄。"
〔5〕　幽怀　深心之想。唐代韩愈《幽怀》诗："幽怀不能写，行此春江浔。"
〔6〕　动作云为　行为举止语言。云，说。
〔7〕　照物模糊　对外物的感知与辨识错乱不清。
〔8〕　高贤贵倨　自以为高尚贤能尊贵而倨傲不逊。倨，傲慢。
〔9〕　意不存人　目中无人。《灵枢经·本神》："肺，喜乐无极则伤魄，魄伤则狂，狂者意不存人。"

气汤不可。

生大黄、枳实、芒硝、川厚朴,流水煎,送医话五行丹三钱(五行丹见肾部伏邪门)。

七进大承气送五行丹,大下黑粪瘀血汁沫共三十余次,诸症悉退,脉亦调平。但火起于妄,变幻不测[1],尚宜静补真阴,交心肾而行清肃之令,清痰之本,和智意,不容痰火上扰心君,更益以镇重之品,定其气血,各守其乡[2],庶[3]无反复之虑。

大熟地、元武版、川黄檗、白知母、犀角、羚羊、牛黄、蚌珠、慈石[4]、朱砂,为末,神曲糊丸,早晚各服三钱,淡盐汤下。

气有余便是火,湿凝渍则生痰。火炎痰扰,入心为笑,入肺为悲,入肝为怒,入脾为歌,入肾为恐。治当求本。

川黄连、黄芩、制半夏、全瓜蒌、牛胆制南星、炙甘草、淡竹沥、生铁落,煎,送医话五行丹三钱。

痰因火生,火由气郁,扰乱心神,语无伦次。乃东方实症[5],宜先服泻青之剂。

龙胆草、黄芩、黑山栀、细木通、泽泻、生铁落、芦荟、淡竹沥、当归身,煎,送医话灵犀通圣丸三钱。

肝为将军之官,谋虑出焉。屈无所伸,怒无所泄,驯致终宵不

---

[1] "火起于妄"句 元代朱丹溪《格致余论·相火论》:"火起于妄,变化莫测,无时不有,煎熬真阴,阴虚则病,阴绝则死"语,可参阅。

[2] "定其气血"句 语出《素问·阴阳应象大论》。谓平定气血,用药各司其属。乡,处所。

[3] 庶 希冀。

[4] 慈石 即磁石。磁石吸铁,如慈母之招子,因称磁石为"慈石"。晋代郭璞《慈石赞》:"慈石吸铁,母子相恋也"语,可参阅。

[5] 东方实症 即肝实证。五行配属以东方配肝,因称肝为"东方"。

寐，间有怏怏之言[1]，竟日[2]行吟，时作申申之詈[3]。情志中病，宜乎以理遣之，使情与境离，不为所转，心君泰定[4]，自然获愈。

大生地、白茯神、元武版、桃仁泥、犀角片、琥珀、制大黄、淡竹沥、生铁落，煎，送医话五行丹三钱。

失心狂症，已历多年，诸药不效。可服医话桃花散。

桃花瓣晒干，为末，每服二钱，清茶调下。

# 不　寐

心肾素亏，七情不适，卒加惊恐，惊则神伤，恐则精却，神因精却以无依，精为神伤而不化，以故神摇于上，精消于下，阴阳不交，终宵不寐。

大熟地、人参、白茯神、冬白术、炙甘草、当归身、酸枣仁、远志肉、制半夏、秫米、乌梅肉，甘澜水[5]煎。

忧思抑郁，最损心脾。心主藏神，脾司智意，意无所主，神无所归，以故神摇意乱，不知何由，无故多思，通宵不寐。

人参、白茯神、冬白术、炙甘草、当归身、酸枣仁、远志肉、绵黄耆[6]、龙眼肉。

--------

〔1〕　怏怏之言　牢骚不满的语言。怏怏，因不平或不满而郁郁不乐。
〔2〕　竟日　整日。竟，从头至尾的意思。
〔3〕　申申之詈　漫骂不休。申申，反复不休。
〔4〕　泰定　安静、镇定。泰，安定平和。
〔5〕　甘澜水　即劳水。将水盛于盆中，用瓢将水舀起，再倒入盆中，如此反复，至水面有无数水珠浮滚即是。
〔6〕　绵黄耆　山西绵山出产的黄耆，为黄耆中上品。

肾水下亏,心阳上亢,阳跷脉满,寤不成寐。

大熟地、牡丹皮、白茯神、大麦冬、酸枣仁、白知母、紫石英、乌梅肉、制半夏、黄小米,甘澜水煎。

经以胃不和则卧不安,阴虚则不寐。胃者卫之原,卫气独卫其外,行于阳,不得入于阴,则阳跷脉盛,故目不瞑。阳跷乃奇经八脉之一,不拘于十二经中,如天雨下降,沟渠满溢,莫之能御[1]。是以经旨有论无方,即诸家本草亦无专入奇经之品。独伯高用半夏、秫米,假道胃卫以入脾营,而达阳跷之络,复用流水轻扬,苇薪武火[2],寓升降交通之意,阴阳和,卧立至矣。

制半夏、黄粟米,用千里长流水,木杓扬万遍,炊以苇薪,饮一小杯,稍益[3],以知为度,覆杯则卧。

脉来弦数,时多疑虑,幻生惊恐,惊则伤胆,恐则伤肾,精无所倚,胆冷无眠。所服诸方,理路甚是,仍请一手调治,何必远涉就诊?

大熟地、人参、白茯神、琥珀、酸枣仁、柏子仁、炙甘草、远志肉、竹茹、陈橘皮、制半夏、枳实、秫米,甘澜水煎。

阴不敛阳,竟夜不寐。

大熟地、元武版、白知母、川黄檗、鳖甲、牡蛎、琥珀、制半夏、秫米,甘澜水煎。

---

〔1〕 莫之能御　谓没有什么能够抵挡。御,抵挡、阻止。《孟子·梁惠王上》有"保民而王,莫之能御也"语,可参阅。
〔2〕 "独伯高用半夏"句　即半夏秫米汤。《灵枢·邪客》:"伯高曰:其汤方以流水千里以外者八升,扬之万遍,取其清五升煮之,炊以苇薪火,沸,置秫米一升,治半夏五合,徐炊令竭为一升半,去其滓,饮汁一小杯,日三,稍益,以知为度"语,可参阅。
〔3〕 稍益　谓逐渐增加。益,增加。

形开则寤,魂交则寐[1]。

大熟地、牡丹皮、福泽泻、怀山药、云茯苓、人参、大麦冬、五味子、琥珀。

心与身仇,形为神役[2],婴姹不交[3],寤不能寐。

大熟地、柏子仁、丹参、琥珀、人参、天门冬、麦冬、灵犀角[4]、熟枣仁、五味子、元参、远志肉、白茯神、当归身。

胆冷魂清[5],无梦寐。

制半夏、秫米、人参、淡竹茹、川白蜜。

# 怔忡　惊悸

经以胃之大络名曰虚里,出于左乳下,其动应衣,脉宗气也[6]。动甚则为怔忡,令人惶惕不安,悽怆不乐[7],甚至心烦虑乱,不知所从,无故多思,寤不成寐,良由心劳肾损,有动乎中[8],

---

[1]　"形开则寤"句　谓人熟睡时魂魄相交会,醒来时肢体动而张,此处表示患者时见辗转反侧而不眠,时见心神昏昧而入睡。

[2]　"心与身仇"句　心中所念所思与实际处境不合,形体为欲念所奴役。仇,背离。

[3]　婴姹不交　阴阳不相交合。婴姹,婴儿与姹女,代指人体真阴真阳。

[4]　灵犀角　古时以犀牛为灵异之兽,因称"灵犀",此指品质优良的犀角。

[5]　胆冷魂清　胆气虚寒而精神怯弱。《中藏经·论胆虚实寒热生死逆顺脉证之法第二十三》有"胆热则多睡,胆冷则无眠"语,可参阅。

[6]　"胃之大络名曰虚里"句　语出《素问·平人气象论》。其动应衣,谓衣服随虚里之动而动。

[7]　悽怆不乐　凄楚悲伤。悽,同"凄"。

[8]　有动乎中　谓心有所动。中,指心中。宋代欧阳修《秋声赋》有"草木无情,有时飘零。人为动物,惟物之灵。百忧感其心,万事劳其形,有动乎中,必摇其精"语,可参阅。

宗气上浮,憾于胸臆。伐下者必枯其上,滋苗者必灌共根,上不安者必由于下,心气虚者必因于精。精也者,纯一无二之谓也。至圣〔1〕随遇而安,大贤〔2〕浩然之气〔3〕,《内经》恬惔虚无,南华自适〔4〕,其适皆专精之道,有一于此,病安从来? 昔韩魏公〔5〕病心疾怔忡,惊悸健忘,瘛疭恍惚,异状无不有,心药无不服,未能收效,后服十四友丸〔6〕,徐徐而愈。今宗其法,略为增损主之。

大熟地、人参、白茯神、绵黄耆、当归身、柏子仁、酸枣仁、远志肉、五味子、大麦冬、紫石英、龙齿、灵犀角、羚羊角,水叠丸,早晚各服三钱,滚水下。

阴亏,有火有痰,怔忡惊悸,如丧神守〔7〕。

大生地、大麦冬、川黄连、元参、远志肉、白知母、制半夏、制南星、犀角片、羚羊片、淡竹沥。

惊恐伤于心肾,肾藏精,恐则精却,心藏神,惊则神乱,心胸震动,莫能自主。

------

〔1〕 至圣　指孔子。

〔2〕 大贤　指孟子。

〔3〕 浩然之气　浩大正直之气。《孟子·公孙丑上》:"吾善养吾浩然之气。"

〔4〕 南华自适　谓庄子悠然自得其乐。南华,指庄子。《庄子·大宗师》:"是适人之适,而不自适其适者也。"

〔5〕 韩魏公　即韩琦,北宋大臣,字稚圭,相州安阳(今河南安阳)人,宋仁宗天圣间进士,官至右仆射,封魏国公,因称"韩魏公"。

〔6〕 十四友丸　出《太平惠民和剂局方》卷五,方药组成为熟地黄、白茯苓、白茯神、人参、酸枣仁、柏子仁、紫石英、肉桂、阿胶、当归、黄耆、远志、辰砂、龙齿,能补诸虚不足,益血,收敛心气,用治怔忡不宁,精神昏倦,睡卧不安等。

〔7〕 如丧神守　神志昏乱。《素问·至真要大论》:"诸禁鼓慄,如丧神守,皆属于火。"

大熟地、人参、白茯神、酸枣仁、犀角片、羚羊片、琥珀、象牙、龙齿、雷震木〔1〕、猪心血、透明朱砂。

怔忡，惊悸，汗眩，饥嘈，不寐，乃一体之症，直〔2〕以肾水不能承制心火，火极似水则善惊，反兼肾水之恐，肾虚求食，非消中可比。心液泄而为汗，与阳虚有间，上虚则眩，阴亏不寐。法当壮水之主，以镇阳光。

大生地、建泽泻、粉丹皮、怀山药、元武版、赤茯苓、犀角片、川黄连、白知母、川黄檗。

阴亏于下，火升于上，水不济火，阴不潜阳，心下怔忡，身脉皆动，脉来软数少神。固肾清心为主。

大生地、云茯神、当归身、柏子仁、酸枣仁、大麦冬、东洋参〔3〕、五味子、川黄连、紫石英。

怔忡惊悸，固属阴亏，然亦有阳虚之症，譬如夜行心胆自怯，日中则无恐惧，服补阴诸法无效。当以益火之原以消阴翳为主。

大熟地、抱木茯神〔4〕、怀山药、山萸肉、当归身、上肉桂、制附子、人参、鹿茸。

舌有黑斑，中有红巢，忧心憧憧〔5〕，虚里穴动。

---

〔1〕　雷震木　经雷劈过的树木。古时以为雷有灵异，因以雷劈之物治病。
〔2〕　直　仅仅。
〔3〕　东洋参　日本出产的人参。
〔4〕　抱木茯神　茯苓菌核中间天然抱有松根的白色部分，其间松根称"茯神木"。
〔5〕　憧憧　心神不定的样子。

大生地、粉丹皮、赤茯苓、川黄连、黄芩、川黄檗、酸枣仁、柏子仁、紫石英。

虚里穴动，为怔忡，动处为痰饮所阻，则脉动而中止，非代脉可比；足根作痛属肾虚，腰痛亦肾虚，兼湿热不化；惊悸眩晕，气血俱虚，有火有痰；小便澄如膏糊，阴消于下。良由过劳神思，暗耗肾阴，水不济火，又不涵木，土为木克，饮聚痰生，岂旦夕之故？所从来远矣。难期〔1〕速效，当以缓图。

大生地、白茯神、东洋参、绵黄耆、当归身、酸枣仁、柏子仁、紫石英、制半夏，水叠丸，早晚各服三钱。

宗气上浮，虚里穴动，怔忡不安，怆然〔2〕不乐。脾闭则舌苔不退，非积食可比；消谷善饥，阳明腑火有余；内热燔蒸，少阴脏水不足；形反充盈，精华外露中干〔3〕之象。脉来弦数少神。专补肾阴为主。

大熟地、元武版、川黄檗、白知母、赤茯苓、九肋鳖甲〔4〕、怀山药、山萸肉。

肝木犯中，幻生痰饮〔5〕，横扰胃之大络，致有怔忡之患，甚则惊悸，莫能自主。服培养心脾、条达肝木等剂，诸恙虽痊，形神未振。今远涉江汉〔6〕，志意多违，饮食起居，异乎故土。防微杜渐，

〔1〕　期　希望。
〔2〕　怆然　悲伤的样子。
〔3〕　中干　谓内里空虚。干，枯竭。《左传·僖公十五年》有"外强中干，进退不可，周旋不能"语，可参阅。
〔4〕　九肋鳖甲　背部有九对肋板的鳖甲，为鳖甲中上品。
〔5〕　幻生痰饮　谓阴阳失调而化生痰饮。幻，变化。
〔6〕　江汉　长江汉水一带。江，即长江。汉，即汉水，又名汉江。

恐有来复之虞〔1〕，安不忘危〔2〕，必以寡欲澄心〔3〕为主，水为物源，土为物母，水土平调，则木无犯中之弊。拟医话脾肾双补丸主之。

　　大熟地、粉丹皮、福泽泻、怀山药、山萸肉、赤茯苓、人参、绵黄耆、冬白术、炙甘草、当归身、酸枣仁、远志肉、广木香，龙眼肉煎水叠丸，早晚各服三钱，滚水下。


　　阴消于下，火炎于上，水不济火，阴不胜阳。缘昔年过服克伐之剂，心肾受戕，乃见怔忡惊悸等症。自服养心之剂，是理〔4〕，然治上当求其下，滋苗必灌其根，不必治心，宜专补肾。

　　大熟地、怀山药、山萸肉、牡丹皮、赤茯苓、建泽泻、枸杞子、菟丝子、元武版、人参、鹿茸、紫石英，水叠丸，早晚各服三钱。


　　阳亢阴亏，心震面热，莫能自主。

　　大生地、川黄连、当归身、川黄檗、黄芩、朱砂染麦冬、元参、远志肉。


　　因惊恐致病，主于肝胆；因病致生惊恐，属乎心肾。心为君主之官，垂拱无为〔5〕，相火代心行事；肾为作强之官〔6〕，技巧出焉，盖人之动作云为，皆赖肾中相火。症本忧思抑郁，致火不宣扬，不

〔1〕　恐有来复之虞　谓恐怕病情复发。虞，忧虑、担忧。
〔2〕　安不忘危　《周易·系辞下》有"是故君子安而不忘危，存而不忘亡"语，可参阅。
〔3〕　寡欲澄心　谓减少欲念，心境平和。澄心，内心清净。
〔4〕　是理　谓符合治病的道理。
〔5〕　垂拱无为　古时天子以无所作为顺其自然的方式统治天下，称"垂拱而治"。垂拱，垂衣拱手的意思。无为，顺应自然，不妄作为。
〔6〕　肾为作强之官　《素问·灵兰秘典论》有"肾者作强之官，伎巧出焉"语，可参阅。

能生土,土不胜湿,幻生痰饮,痰随气行,无处不到。下关于肾,肾志为恐,而蔽障于痰则悸,譬如水滴火中,则烟焰勃然而起,故气自脐下上腾,震动惶惧,莫能自主,旋觉攻冲两臂,痿瘐不收,逾时而已;横走于肝,肝主谋虑,胆附于肝,胆主决断,为痰所扰则怯。诸恙虽见于当前,而致病之由已萌于在昔[1]。人年至半百而衰,必少壮有恃强之弊,非一朝一夕之故。所从来渐矣[2],亦当以渐治之,大法补肝肾,运中枢,以杜[3]生痰之源,省思虑,一精神,以养冲和之气。愚见如是,明哲正之。

大熟地、怀山药、山萸肉、赤茯苓、当归身、人参、冬白术、炙甘草、制半夏、陈橘皮、酸枣仁、远志肉,水叠丸,早晚各服三钱。

# 三　消

消症有三:上消善渴,中消善饥,下消则小便如膏如糊。万物入火无不消,然有无火阴消之症。见在脉来细涩,食少化迟,肌肉瘦损,血色不华,形神不振,夜来小便倍常,澄澈清冷,乃命门真火虚衰,不能敷畅阳和之气,驯致水精不布,有降无升。乃无火阴消危症,速宜益火之本,以消阴霾。在经旨饮一溲二,不治[4]。

大熟地、牡丹皮、车前子、怀山药、山萸肉、建泽泻、制附子、上肉桂、赤茯苓、怀牛膝、人参、鹿茸。

经以消渴乃膏粱之疾。形逸心劳,君火暴甚,肥甘助热,肾水

---

〔1〕 在昔　过去。
〔2〕 所从来渐矣　谓其病是逐渐形成的。渐,逐渐发展的意思。
〔3〕 杜　杜绝。
〔4〕 "饮一溲二"句　《素问·气厥论》有"心移寒于肺,肺消。肺消者,饮一溲二,死不治"语,可参阅。

重伤，内水不足，欲得外水相救，故消渴引饮，如溪涧涸于炎晖，釜水耗于烈火[1]。谨防疽发于背，治之以兰[2]。

佩兰叶、天花粉、川黄连、北沙参、白知母、川贝母。

常服医话九汁饮解渴：秋梨汁、鲜藕汁、甘蔗汁、芦根汁、西瓜汁、淡竹沥、生姜汁、生地汁、银花汁，九汁和匀，重汤温服，代茶解渴。

五行之内，火独能消，燔木为炭，焚石为灰，锻锡为粉，煮海为盐，消为火症明矣。上消属肺，烦渴引饮，舌赤喉干，脉数。火烁金伤，清肃不行，法当清上。

生石膏、白知母、天花粉、大麦冬、佩兰叶。

医话九汁饮代茶解渴。

经以二阳结谓之消[3]，手足阳明胃与大肠俱病。胃为水谷之海，大肠为传道之官，二经热结，运纳倍常，传道失度，渴多消上，饥甚消中，介乎中上之间。白虎、三黄加减主治，不至外发痈疽为顺。

生石膏、白知母、川黄连、川黄檗、黄芩、细滑石、大麦冬、秋梨汁。

经以善食而瘦名食㑊[4]，即中消症也，乃火结阳明胃府。宜速下之，否则有发痈疽之变。

---

〔1〕 "溪涧涸于炎晖"句　山间溪水在炎阳照射之下干涸，锅里的水在烈火烹煮之下耗干，用喻内生的火热耗损阴液。炎晖，炎热的阳光。

〔2〕 治之以兰　《素问·奇病论》有"肥者令人内热，甘者令人中满，故其气上溢，转为消渴。治之以兰，除陈气也"语，可参阅。兰，佩兰。

〔3〕 二阳结谓之消　《素问·阴阳别论》有"二阳结谓之消，三阳结谓之隔"语，可参阅。

〔4〕 善食而瘦名食㑊　《素问·气厥论篇》有"大肠移热于胃，善食而瘦人，谓之食亦。胃移热于胆，亦曰食亦"语，唐代王冰注："食亦者，谓食入移易而过，不生肌肤也。亦，易也。"可参阅。

生大黄、元明粉、川黄连、川黄檗、细滑石、生甘草、天门冬、大麦冬、活水芦根。

小便如膏如油，为下消，乃左肾阴亏，水不济火，败精五液下注。危病，非右命火虚阴消，溲色澄清，饮一溲二可比，谨防发背脑烁[1]之变。

大生地、川黄檗、白知母、元武版、怀山药、山萸肉、左牡蛎、五味子、乌梅肉。

形乐志苦[2]，外强中干[3]，饥嘈欲食，食不能多。消中未著[4]。凡治消症，必先荡涤积热，然后补阴，拟先服泻心汤加减。

川黄连、黄芩、炙甘草、制半夏、北沙参、川黄檗、生姜、大枣。

消瘅渴饮，舌赤唇焦。火烁金伤，清肃不降，防痈窃发。

生石膏、白知母、生甘草、粳米。

常服医话九汁饮代茶解渴。

小便如膏，面色黧黑，耳轮干稿[5]，肌肉瘦削，六脉细数少神。病延一载之久，由烦劳火起于心，下应于肾，二火交炽，五液全消，损及肾脂，乃下消危症。勉拟六味滋肾挽之。

大生地、牡丹皮、福泽泻、怀山药、山萸肉、云茯苓、川黄檗、白

---

〔1〕 脑烁　生于脑后发际正中的痈疽。《灵枢·痈疽》有"阳留大发，消脑留项，名曰脑烁。其色不乐，项痛而如刺以针，烦心者，死不可治"语，可参阅。

〔2〕 形乐志苦　谓形体安逸，精神苦闷。《灵枢·九针论》有"形乐志苦，病生于脉，治之以灸刺"语，可参阅。

〔3〕 外强中干　谓外形有余，正气不足。

〔4〕 消中未著　谓消中之病的征象尚未显明。著，显著。

〔5〕 干稿　石竹山房本作"干槁"。稿，同"槁"。

知母、上肉桂。

病延八月之久，消谷善饥，好食肥美，形体日丰，精神日短，见在腹大如鼓，食入反胀，愈胀愈饥，愈食愈胀，胀不可当，痛不能忍，大解常带蛔虫。此乃虫消异疾，医话芫花散挽之。

芫花、朴硝、明雄黄、五灵脂、鸡肫皮、苦楝根、制大黄、制附子、乌梅肉等分，为末，每服一钱，清茶调下，虫从大便下尽为度。

溢饮之渴，除中之饥，皆非消症。上消水气不入肌肤，中消大便不泻，饥渴交加。中上俱病，三黄、白虎为宜。

川黄连、川黄檗、黄芩、生石膏、白知母、生甘草、粳米。

胃热则口淡，脾热则口甜口甘，转消渴，脾胃积热无疑。

佩兰叶、芦荟、胡黄连、川黄檗、黄芩、青竹沥。

# 诸　汗

素称善饮，连宵大醉，呕吐痰水盈盆，遂至汗出如浴，恶风少气，身热，不欲去衣。岐伯治酒风用泽泻、术与麋衔[1]，更益以解醒[2]之品。

福泽泻、冬白术、麋衔、葛花、人参、猪苓、云茯苓、制半夏、陈橘皮、生姜、大枣。

---

[1]　"岐伯治酒风用泽泻"句　《素问·病能论》有"帝曰：善。有病身热解惰，汗出如浴，恶风少气，此为何病？岐伯曰：病名曰酒风。帝曰：治之奈何？岐伯曰：以泽泻、术各十分，麋衔五分。合以三指撮为后饭"语，可参阅。麋衔，即薇衔、鹿衔草。

[2]　解醒　即解酒。醒，音 chéng，醉酒而神迷。

　　自汗多属阳虚,经以阳之汗犹天地之雨,淫雨不止,阴盛可知。脉细食减,身常清[1],由七情不适所致,有亡阳之虑。

　　人参、黄耆、冬白术、制附子、上肉桂、大白芍、炙甘草、炮姜炭、南枣肉。

　　盗汗多属阴虚,寐则出,寤则收,犹盗窃之意,如秋晴气暖,白露夜零[2],阳盛可据。由五志不伸皆从火化所致,宜当归六黄汤加味主之。

　　当归身、生地黄、熟地黄、黄耆、黄檗、黄连、黄芩、牡蛎粉、麻黄根。

　　自汗固属阳虚,然有阴亏之症。素昔多能少寐,近乃汗出沾衣,消谷善饥,数食甘美,脉来软数无神。症属阴亏,水不济火,法当壮水之主,以镇阳光。

　　大生地、牡丹皮、福泽泻、怀山药、赤茯苓、大麦冬、五味子、白知母、川黄檗、麻黄根、乌梅肉。

　　汗为心液外出之阳[3]。自汗频仍[4],诸药无效,当专服凉心之品。

　　大生地、胡黄连、赤茯苓、当归身、川黄连、犀角片、元参、丹参、

---

〔1〕　清　凉、冷的意思。

〔2〕　"如秋晴气暖"句　秋天晴日温暖,但到了夜间则有露水,用喻阳气蒸腾而汗出的机理。零,落的意思。《素问·六元正纪大论》有"金郁之发……夜零白露,林莽声凄,怵之兆也"语,可参阅。

〔3〕　汗为心液外出之阳　《素问·宣明五气篇》有"五藏化液:心为汗,肺为涕,肝为泪,脾为涎,肾为唾,是为五液"语,可参阅。之,到。阳,指体表。

〔4〕　频仍　频频。仍,频繁。

天门冬、大麦冬、酸枣仁、五味子、麻黄根。

　　在内为血，发外为汗。血从汗出，内外失守，阴阳表里气血交亏，五志七情之火互扰，乃肌䐃脉溢危痌，有转风痉之虑。
　　大熟地、人参、元武版、鹿茸、龙骨、牡蛎、犀角片、三七、血余、童便、藕汁。

　　脾虚湿热薰蒸，自汗频频不已，面戴阳色[1]，心下怔忡，经来不能应月盈亏[2]，饮食迟于运化。缘过劳神思，建中为主。
　　上肉桂、大白芍、炙甘草、饴糖、生姜、大枣。

　　阴湿自汗，犹山云之润柱础[3]，宜用风药胜之。
　　桂枝、炙甘草、大白芍、独活、汉防己、蔓荆子、川芎、藁本。

　　头汗常流，终年不已，饮食起居如故，乃气胜，如名山瀑布[4]，非病也。可服地黄丸。

# 呃　　逆

　　脉细如丝，体素羸弱，命火中阳不振，阴盛上走阳明，气从脐下款款[5]上行为呃。

---

〔1〕　面戴阳色　谓虚阳上浮而面色发赤。
〔2〕　经来不能应月盈亏　谓月经不能按月而至。
〔3〕　山云之润柱础　山云来则将雨，将雨则柱础湿润，比喻湿气蒸腾。础，柱子的基石。南朝江淹《张黄门协苦雨》诗有"水鹳巢层甍。山云润柱础"句，可参阅。
〔4〕　名山瀑布　"瀑"原作"暴"，据文义改。名山，大山，深山。
〔5〕　款款　缓缓的样子。

大熟地、怀山药、山萸肉、制附子、油肉桂、公丁香、川椒红、柿蒂、生姜汁。

呃逆即噫气,非哕。哕哯乃干呕之甚,嗳亦倒饱之属。噫呃吃吃[1]有声,自下逆冲于上,延今七年之久,时作时止,作时头眩食减,心慌神倦,夜卧不安,筋脉动惕,脉来弦数。由便血过多,伤于冲脉,极难调治。

人参、冬白术、云茯苓、炙甘草、制半夏、陈橘皮、旋覆花、代赭石、公丁香、柿蒂、生姜、大枣。

呃逆已历多年,甚则连珠不断,大便素来坚结,胸次窒塞不舒,六脉且大且数。阴亏气火上腾,如雨中之雷,水中之泪[2],经言诸逆冲上皆属于火是矣。丹溪谓宜大补阴丸,东垣主滋肾法,今宗二家之意合治之。

大生地、元武版、川黄檗、白知母、油肉桂、柿蒂、淡竹茹。

噫气上升,气味浑如败卵,胃中饮食壅塞馊腐所致。

广藿香、广木香、枳壳、川厚朴、炒麦芽、大砂仁、山楂肉、陈橘皮、生姜。

阴亏,木郁化火。噫气上腾,胸喉气哽,诸逆冲上属于火。厥阴肝脉绕于咽,少阴肾脉循于喉,阴液下亏,气火上僭[3],有转三阳内结之虑。

大生地、粉丹皮、福泽泻、赤茯苓、炙甘草、甜桔梗、柿蒂、淡

---

〔1〕 吃吃　象声词,描摹呃逆的声音。
〔2〕 泪　水流声。
〔3〕 上僭　不守其位而上窜升腾。僭,音 jiàn,越其本分。

竹茹。

　　大块噫气,其名为风。噫气上升,逾时而止,乃风振痰升之象。良由肾虚水不涵木,肝燥化风,土为木克,脾湿生痰。昔年精泄于频,气伤于渐[1],近日忧劳思虑,心脾交困,驯致噫气转增,胁肋且胀,胆汁不满则善惊,健运失常则食减,时有酸水上泛,或如盐汤。曲直作酸,润下作咸,脉来软数兼弦,法当静补肾阴为主,辅以条达肝木、畅和中土之意。

　　大生地、牡丹皮、建泽泻、当归身、大白芍、黄郁金、制半夏、陈橘皮、佩兰叶、柿蒂、淡竹茹。

　　肝胃不和,气逆为呃。

　　当归身、制香附、旋覆花、代赭石、公丁香、柿蒂、陈橘皮、淡竹茹。

　　外逐名场,内多眷慕[2],心神肾志俱伤。君子之近琴瑟,以仪节,非以慆心也[3],不节不时,惑以丧志[4],伤于冲脉,冲脉动则身脉皆动,故气从少腹上冲,呃逆连珠不断,振动百骸,甚则发痉,神情恍惚,语言谬误,此所谓女阳物而晦时、晦淫惑疾是也[5]。昔晋候病此,医和不能保全。所幸年当盛壮,二气源头甚

---

〔1〕　"精泄于频"句　谓房事频繁,时常劳碌。
〔2〕　"外逐名场"句　谓外逐名利,内多欲念。名场,逐名之场,多指官场。
〔3〕　"君子之近琴瑟"句　语出《左传·昭公元年》。琴瑟,喻女色。以仪节,用礼仪节制。慆心,使心志淫乱。
〔4〕　"不节不时"句　《左传·昭公元年》有"今君不节不时,能无及此乎"及"非鬼非食,惑以丧志"语,可参阅。
〔5〕　"女阳物而晦时"句　《左传·昭公元年》有"女,阳物而晦时,淫则生内热惑蛊之疾"及"晦淫惑疾"语,可参阅。

涌〔1〕,生生之气勃然,是乃生机,戒之在色。但草木功能难与性情争胜,宜读嵇康〔2〕《养生论》以解之。

　　大生地、人参、紫河车、元武版、川黄檗、白知母、旋覆花、代赭石、沉香、陈橘皮、淡竹茹。

---

〔1〕　涌　满溢。
〔2〕　嵇康　三国时魏国人,字叔夜,谯郡(今安徽宿州)人,其妻为曹操曾孙女,官中散大夫。文辞壮丽,好言老庄,为"竹林七贤"之一。后为司马昭所杀。撰有《养生论》《与山巨源绝交书》等。

# 卷第二　脾部

## 湿　　证

湿得土而侵，无侵不病湿。湿从土化，土无成位，湿无专主，遇伏邪化为湿温。身痛异常，溲更浑浊，多汗，苔黄不腐，竟夜神烦不寐，脉来软数少神。慎防呃逆神糊之变。

尖槟榔、川厚朴、草果仁、独活、青防风、川芎、西茵陈[1]、黑山栀、柴胡、黄芩、炙甘草、制半夏、生姜。

经以伤于湿者下先受之，然雾露之湿亦能伤上。雾伤皮腠，湿流关节，遍体烦疼，苔白厚，溲红浑，不能食，乃湿温之属，非风痹也。

羌活、防风、尖槟榔、草果仁、川厚朴、制苍术、川芎、威灵仙、生姜。

关节痛如锥刺，多汗，身重如山，竟夜神烦，溲浑苔厚。风湿与伏邪交并，热不外达，内陷危疴。勉拟一方，应手为顺。

羌活、独活、防己、防风、尖槟榔、川厚朴、草果仁、威灵仙、西茵陈、秦艽、藁本、生姜。

脉浮苔白，溲浑神烦，身痛不能转侧。湿温已著，热不外达，内传危证。

尖槟榔、川厚朴、草果仁、柴胡根、黄芩、制半夏、威灵仙、西茵

---

〔1〕　西茵陈　陕西出产的茵陈，为茵陈中上品。

陈、炙甘草、独活、秦艽、生姜。

　　东南卑湿[1]，湿多化热。地之湿气，感则害人皮肉筋骨，遍身浮肿，骨节烦疼，逢阴雨风霾益甚。宜医话化湿汤加风药以胜[2]之。

　　羌活、独活、防己、防风、赤茯苓、制苍术、白苦参、炙甘草、焦白术、制半夏、薏苡仁、煨木香。

　　西北高寒[3]，内湿潜侵[4]，渍之于脾，注之于肺，痰嗽面浮，食减。不至中满为顺，扶脾化湿主之。

　　东洋参、云茯苓、冬白术、制苍术、炙甘草、制半夏、陈橘皮、生木香、大砂仁、川厚朴、生姜、大枣。

　　雾伤皮腠，湿流关节，身痛异常，热不外达，夜烦，苔白溲浑，酿成湿温危症。

　　独活、秦艽、防风、藁本、尖槟榔、川厚朴、草果仁、炙甘草、生姜。

　　湿热盘踞日久，侵润之渐，难期速效。

　　制苍术、川厚朴、新会皮、炙甘草、赤茯苓、猪苓、福泽泻、川黄檗。

---

〔1〕　东南卑湿　谓东南地区地势低而气候潮湿。卑，低下。汉代刘安《淮南子·天文训》有"昔者共工与颛顼争为帝，怒而触不周之山。天柱折，地维绝。天倾西北，故日月星辰移焉；地不满东南，故水潦尘埃归焉"语，可参阅。
〔2〕　胜　克制的意思。
〔3〕　西北高寒　谓西北地区地势高而气候寒冷。
〔4〕　潜侵　不知不觉地侵入体中。潜，暗暗地。唐代杜甫《春夜喜雨》诗有"随风潜入夜，润物细无声"句，可参阅。

治湿之法,分利水道固是良模[1],然东垣谓分利太过,有降无升,恐戕生气。法当大升清气,佐以风药胜之。

云茯苓、冬白术、柴胡根、绿升麻[2]、羌活、青防风、制半夏、橘红、生姜、大枣肉。

诸痉项强,皆属于湿。

麻黄、桂枝尖、甘葛根、青防风、川芎、蔓荆子、藁本、炙甘草、生姜、大枣。

外湿伤下,足胫红肿,寒热类感,为脚气。晋永嘉南渡[3]人多此疾,感湿明矣。鸡鸣散主之。

鸡心槟榔、老苏梗、甜桔梗、青防风、赤茯苓、陈橘皮、宣木瓜、淡吴萸、川芎、藁本、生姜。

腹胀便溏,逢阴雨即发,雨淫腹疾[4]症也。

赤茯苓、猪苓、福泽泻、制苍术、川厚朴、陈橘皮、炙甘草、煨木香、大砂仁、车前子、生姜、大枣。

汗出当风,风湿潜侵腠理,身热烦疼,夕加夜甚。法当轻剂扬之。

桂枝、炙甘草、苦杏仁、薏苡仁、制苍术、陈橘皮、川厚朴、生姜。

----

〔1〕　良模　好的方法。模,方法。
〔2〕　绿升麻　升麻以断面淡绿者为上品,称"绿升麻"。
〔3〕　永嘉南渡　永嘉(公元307～311年)为晋怀帝司马炽年号。永嘉五年(311),匈奴首领刘曜率部众攻入洛阳,俘获晋怀帝,西晋亡,晋宗室司马睿南渡,后即位于建康(今江苏南京),建立东晋。永嘉间北方士族及百姓大批南迁,史称"永嘉南渡",亦称"衣冠南渡"。
〔4〕　雨淫腹疾　谓湿气太过则会导致腹中疾患。《左传·昭公元年》有"阴淫寒疾,阳淫热疾,风淫末疾,雨淫腹疾,晦淫心疾,明淫心疾"语,可参阅。

汗出如浴,身重如山,苔白滑,溲黄浑。风湿伏邪交并,外无热,内传堪虑。

汉防己、生黄耆、冬白术、炙甘草、尖槟榔、川厚朴、草果仁、生姜。

酒湿伤脾,便溏食减,面色黄如秋叶。解酲汤加减主之。

人参、冬白术、白茯苓、大砂仁、白蔻仁、小青皮、葛花、福泽泻、猪苓、陈橘皮、生姜、大枣。

肾主湿,脾化湿,水流湿,湿归于囊。服扶脾化湿之剂,不应。宜顺其势以导之。

赤茯苓、猪苓、福泽泻、冬白术、白通草、车前子、怀牛膝、滑石、生甘草梢。

经以因于湿,首如裹。宜风药胜之。

羌活、独活、防己、防风、川芎、白芷、蔓荆子、藁本、生姜。

《南华》[1]有言:民湿寝则腰脊偏废[2],其[3]是症之谓欤?

羌活、防风、藁本、制附子、土肉桂、陈牛胆星、乳香、没药、白颈蚯蚓。

鱼盐之地,海滨傍水[4],湿热潜侵,内伤于脾,胸腹时满,大便时泻,饮食减少,脉来沉涩少神。通调水道为主。

---

〔1〕 《南华》 即《庄子》。后世称庄子为"南华子",因称《庄子》为《南华经》。

〔2〕 民湿寝则腰脊偏废 语本《庄子·齐物论》。原文"废"作"死"。湿寝,睡卧于湿处。

〔3〕 其 大概。

〔4〕 "鱼盐之地"句 《素问·异法方宜论》有"鱼盐之地,海滨傍水,其民食鱼而嗜咸"语,可参阅。

赤茯苓、猪苓、福泽泻、生木香、蟾蜍皮、冬白术、大腹皮、川厚朴、大砂仁、新会皮、车前子、生姜。

心肺之火上升，肝肾之阴下耗，风湿乘虚而入，面赤游风如癣，久延有眉发苍陨[1]之变。

大生地、怀牛膝、白知母、大麦冬、黄芩、黑山栀、薄荷、制豨莶、三角胡麻[2]、制大黄、紫背浮萍。

湿热流注奇经八脉，入于督脉为龟背，入于任脉为鸡胸，注于膝膑为鹤膝。病在先天，发于后天。七节之旁，中有小心[3]。脊骨高起，六脉滑数，乃湿热生痰，注于督脉，转为龟背危疴。当请专科调治。

大熟地、鹿角胶、白芥子、油足肉桂[4]、陈胆星、制半夏、威灵仙、怀牛膝、山萸肉、西牛黄、怀山药、透明乳香。

脾虚湿热不化，肺伤易于召感，胸次作胀，饮食减少，六脉弦数少神。久延有中满之虑，爰以医话化湿汤加减主之。

东洋参、云茯苓、冬白术、炙甘草、制半夏、广皮、生木香、薏仁米、白苦参、大砂仁、蟾蜍皮、生姜。

脾主四肢，土贯四旁。湿蕴于脾，风淫末疾，髀股[5]膝膑四末相引而痛，难以屈伸。有湿痰流注之虑，速请专科调治要紧。

大熟地、东洋参、白芥子、当归身、鹿角胶、云茯苓、制附子、西

〔1〕　眉发苍陨　谓眉发色苍而脱落。苍，灰白色。陨，落的意思。
〔2〕　三角胡麻　即茺蔚子。
〔3〕　"七节之旁"句　《素问·刺禁论》有"鬲肓之上，中有父母，七节之傍，中有小心，从之有福，逆之有咎"语，可参阅。
〔4〕　油足肉桂　肉桂以肉厚油足者为上品。
〔5〕　髀股　大腿。髀，音bì，大腿。

茵陈、制半夏、西牛黄、北细辛、上肉桂、冬白术、炙甘草。

肾虚湿热不化，肺热清肃不行，足心蒸热无力，目黄面色不霁[1]，脉来软数少神。补阴化湿为主。

大生地、粉丹皮、福泽泻、怀山药、云茯苓、制苍术、川黄檗、西茵陈、黑山栀、车前子、怀牛膝、白知母。

脉来沉数而滑，湿郁化热生风，先是脚面麻涩痛疲，上延两手，右手食指跳动，肩井[2]、环跳二穴俱痒，入暮潮热往来。当理太阴阳明，化湿热，杜其风患。

制苍术、川黄檗、赤茯苓、大生地、车前子、生甘草、制豨莶、薏仁米。

进二妙加味，理太阴阳明，化湿热，杜其风患，共服十有七剂，手足痛疲麻瞀俱苏[3]，环跳、肩井瘙痒俱已，潮热亦除，沉数之脉亦起，惟右手无名指尚觉跳动。余波未靖[4]，以丸缓缓图痊可也。

大熟地、怀山药、山萸肉、云茯苓、粉丹皮、建泽泻、制豨莶、制苍术、川黄檗，为末，水叠丸，早晚各服三钱，滚水下。

地之湿气入通于脾，脾湿则腹胀，湿化热则薰蒸，神不安舍，中心如摇，三秋[5]感疟之后，遍身瘾疹渐变疮疡。总属阴伤，湿热不化，扶阴化湿主之。

---

〔1〕 面色不霁　谓面色黯而无泽。霁，音 jì，雨止天晴，在此处表示面色亮泽的意思。
〔2〕 肩井　原作"井肩"，据文义乙正。
〔3〕 手足痛疲麻瞀俱苏　谓手足疲痛发麻及头目昏眩的症状都有好转。瞀，音 mào，目昏眩。
〔4〕 靖　止息、平定。
〔5〕 三秋　即秋天。古时以七月为初秋，八月为仲秋，九月为季秋，合称"三秋"。

大生地、人参、冬白术、生甘草、当归身、怀牛膝、云茯苓、福泽泻、怀山药、新会皮、蟾蜍皮。

湿热化火伤阴，五心蒸热，中心尤甚，甚则心神烦惑，莫能自主。良〔1〕由思虑烦劳太过，驯致湿热挟五志之火内扰。补阴碍湿，利湿伤阴，调治不易，拟化阴中之湿，补中寓泄主之。

大生地、川黄檗、粉丹皮、制苍术、怀山药、云茯苓、炙甘草、建泽泻、薏仁米、生姜。

拟化阴中之湿，补中寓泄，共服三十剂，颇合机宜。依方进步，为丸缓缓图痊可也。

大生地、粉丹皮、福泽泻、怀山药、山萸肉、云茯苓、车前子、怀牛膝、川黄檗、茅苍术、制豨莶，为末，水叠丸，早晚各服三钱，开水下。

水湿寒凉交并中州〔2〕，泄泻，温中是理。延今月余，绕脐仍痛，痛则便泻，腹中气坠，湿郁化热之象。精通之年〔3〕，阴未和偕，泻久伤阴，殊为可虑，补阴益气主之。

大生地、云茯苓、冬白术、人参、陈橘皮、北柴胡根、炙甘草、煨木香、川黄连、绿升麻。

腰如束带重痛，如带五千钱，病名肾著〔4〕。

云茯苓、冬白术、炙甘草、炮姜炭、建泽泻、桂枝木、制附子、羌活。

---

〔1〕 良　确实。
〔2〕 中州　古时称中原地区为"中州"，在此处指中焦脾胃。
〔3〕 精通之年　古时以男子十六岁为"精通之年"。《素问·上古天真论》有"丈夫八岁……二八，肾气盛，天癸至，精气溢泻"语，可参阅。精，指肾精。
〔4〕 肾著　《金匮要略·五脏风寒积聚病脉证并治》有"肾著之病，其人身体重，腰中冷，如坐水中，形如水状，反不渴，小便自利，饮食如故，病属下焦，身劳汗出，衣里冷湿，久久得之，腰以下冷痛，腰重如带五千钱，甘姜苓术汤主之"语，可参阅。

# 霍　乱

　　经以气乱于肠胃，则为霍乱。胃为仓廪，肠为传道，误服馊食则吐泻，糟粕自馊，成霍乱。肠馊则泻，胃馊则吐，有六化[1]之变。苔白肢冷，脉细不渴，从寒化也。医话六化理中汤主之。

　　广藿香、广木香、紫降香、白檀香、黑沉香、东壁土[2]、人参、冬白术、炙甘草、炮姜。

　　吐泻霍乱，口渴心烦，苔黄脉数，从热化也。六化四苓散主之。

　　广藿香、广木香、紫降香、白檀香、黑沉香、东壁土、云茯苓、木猪苓、冬白术、福泽泻。

　　霍乱吐泻，头痛发热，恶寒脉数，从表化也。六化正气散主之。

　　广藿香、广木香、紫降香、白檀香、黑沉香、东壁土、苏叶、厚朴、大腹皮、赤茯苓、炙甘草、制半夏、新会皮、生姜。

　　吐泻不止，胸腹作胀，苔厚身凉脉数，从里化也。六化泻心汤主之。

　　广藿香、广木香、紫降香、白檀香、黑沉香、东壁土、川黄连、炙甘草、制半夏、黄芩、生姜。

　　吐泻不出，烦扰闷乱，为干霍乱危症，从实化也。六化备急汤

---

　　〔1〕　六化　风、寒、暑、湿、燥、火六气的变化。
　　〔2〕　东壁土　旧房屋东边墙上的土为"东壁土"，以早见阳光，故味甘而性温。

主之。

广藿香、广木香、紫降香、白檀香、黑沉香、东壁土、巴豆、生大黄、炮姜。

吐泻虽止，柔汗不收[1]，四肢渐冷，六脉渐伏，从虚化也。目不陷，肢不麻，非沙蜮[2]可比。六化四逆汤主之。

广藿香、广木香、紫降香、白檀香、黑沉香、东壁土、制附子、炮姜、炙甘草。

饮食不节，起居失常，气乱于胃，湿郁于脾，糟粕败馁[3]，吐泻交作，胸腹痛如锥刺。不至肢冷脉伏为顺。

藿香梗、赤茯苓、川厚朴、鸡心槟榔、老苏梗、炙甘草、制半夏、陈橘皮、生姜。

夏秋之交，寒暑不齐，瓜果肥甘杂进，肠胃糟粕酸馁，胃馁，脐上痛则吐，肠馁，脐下痛则泻，上下俱痛，吐泻交作。

藿香梗、紫苏叶、赤茯苓、川厚朴、福泽泻、宣木瓜[4]、广木香、大砂仁、鸡心槟榔、白檀香、生姜。

仓廪水谷败馁，脐上痛，但吐不泻。其治在胃。

东洋参、冬白术、炙甘草、炮姜、川厚朴、陈橘皮、广藿香、广木

---

[1]　柔汗不收　谓冷汗不止。柔为阴，故柔汗为冷汗。《伤寒论·辨脉法》有"环口黧黑，柔汗发黄者，此为脾绝也"语，可参阅。

[2]　沙蜮　感受沙虱溪毒所致的病。蒋宝素《医略十三篇·沙蜮》有"其病与伤寒温疫霍乱瘴气相类，但手足逆冷者，甚至手足麻木不仁，冷过肘膝"语，可参阅。

[3]　败馁　腐烂酸馁。馁，音 něi，食物腐烂变质。

[4]　宣木瓜　安徽宣城出产的木瓜，为木瓜中上品。

香、白檀香。

传道糟粕酸馊，脐下痛，但泻不吐。其治在肠。

赤茯苓、猪苓、福泽泻、冬白术、白豆蔻、川厚朴、广木香、海南槟榔、车前子、白檀香。

经以足太阴厥气[1]上逆，则霍乱。脾湿薰蒸，肠胃气乱，糟粕败馊酸馊，正气不容[2]，吐泻交作。芳香之剂宜之。

藿香梗、白檀香、广木香、黑沉香、川厚朴、鸡心槟榔、赤茯苓、福泽泻、冬白术。

有诸内必形诸外[3]，霍乱吐下，其味浊恶馊败酸馊不可近，亦可从外而知糟粕先败馊于内。医话九香煎主之。

广藿香、广木香、降真香、白檀香、黑沉香、丁香、乳香、安息香、苏合香。

经以岁土不及，民病霍乱[4]，从虚化也。

人参、冬白术、炙甘草、炮姜炭、赤茯苓、木猪苓、福泽泻、桂枝。

外感六气，内伤七情，水谷不归正化[5]，吐泻腹痛转筋。不

---

〔1〕 厥气　逆乱之气。《素问·阴阳应象大论》有"厥气上行，满脉去形"语，可参阅。

〔2〕 正气不容　谓正气不能容受秽浊，必欲驱而出之，于是"吐泻交作"。

〔3〕 有诸内必形诸外　谓内在的本质必表现为外在的情状。《孟子·告子下》有"有诸内，必形诸外。为其事而无其功者，髡未尝睹之也"语，可参阅。

〔4〕 "岁土不及"句　《素问·气交变大论》有"岁土不及，风乃大行……民病飧泄霍乱"语，可参阅。

〔5〕 水谷不归正化　水谷不能正常化生精微，反生秽浊。

至脾阳内脱为吉。昔鲁襄朝荆[1]，度岁[2]悲愁，泥雨暑湿，士卒多霍乱之病，可以为证矣。

广藿香、广木香、宣木瓜、云茯苓、老苏梗、醋炒制半夏、人参、冬白术、炙甘草、生姜、大枣。

干霍乱本是危疴，昔柳子厚[3]病此，服炒盐童便而愈[4]。宗法主之，食盐一两，炒黄，童子小便三茶杯，和服，得吐泻则生。

转筋，总是津枯液涸所致。古法男子以手挽其阴，女子以手牵其乳，盖前阴与乳乃宗筋所聚，太阴阳明所合之处也。

人参、冬白术、宣木瓜、炙甘草、白扁豆、乌梅肉、芦根汁、藕汁、蓼花根汁。

经以土郁之发，心痛呕吐霍乱[5]，明其脾湿蕴积，糟粕糜烂，肠胃不容，霍然变乱[6]非常，吐下交见。慎防转筋肢冷脉伏之变。

藿香、生木香、冬白术、赤茯苓、福泽泻、草豆蔻、川厚朴、海南

---

〔1〕 "鲁襄朝荆"句　《左传·襄公二十九年》载鲁襄公于二十八年(前545)
　　　 十一月前往楚国参加楚康王召集的盟会，途中得闻楚康王已死，仍勉
　　　 强前往，并参加了楚康王的葬礼，至次年五月方返回鲁国。朝，朝见。
　　　 楚康王召集盟会，隐含有霸主的身份，因称"朝"。荆，即楚国。
〔2〕 度岁　越年的意思。鲁襄公朝楚历两年，因称"度岁"。
〔3〕 柳子厚　即柳宗元，唐代河东(今山西永济)人，字子厚，唐德宗贞元间
　　　 进士。唐顺宗时参加王叔文变法，任礼部员外郎，变法失败后遭贬斥。
　　　 以诗文著称，有《柳河东集》。
〔4〕 服炒盐童便而愈　柳宗元曾纂《柳州救三死方》，载自己在元和(唐宪
　　　 宗年号)十一年(816)患霍乱，用盐汤治愈之事，可参阅。
〔5〕 "土郁之发"句　《素问·六元正纪大论》有"土郁之发……故民病心腹
　　　 胀，肠鸣而为数后，甚则心痛胁䐜，呕吐霍乱，饮发注下"语，可参阅。
〔6〕 霍然变乱　谓突生非常之病变。霍然，突然。

槟榔。

　　暑湿为夜凉之气所抑,肠胃失其健运,停留腐朽酸馊,遂致霍乱吐下。从乎中治〔1〕可也。

　　藿香梗、苏叶、尖槟榔、川厚朴、赤茯苓、炙甘草、制半夏、陈橘皮、广木香、生姜、大枣。

# 沙　蜮

　　为鬼为蜮,则不可得〔2〕。沙毒〔3〕流行,如鬼行役〔4〕,直中太阴,吐泻交作,目陷肢冷脉伏,脚麻筋转(男子手挽前阴,女子手挽其乳,则筋不转),刺血紫黑。须臾〔5〕不救,宜急回阳。

　　东洋参、制附子、炮姜炭、冬白术、炙甘草、淡吴萸、白通草、宣木瓜、鬼箭羽、雷丸、童子小便、净黄土。

　　附子理中合通脉四逆加减,一日夜共服四剂,如冰肢冷微和〔6〕,绝无之脉似有,筋舒不转。吐泻虽减,冷汗未收,双眸仍陷,危症转机,再效乃吉。

　　东洋参、冬白术、炙甘草、制附子、炮姜、白通草、淡吴萸、雷丸、鬼箭羽、山茨菇、童便、净黄土。

─────────

〔1〕　从乎中治　谓以温中焦为治。
〔2〕　"为鬼为蜮"句　《诗经·小雅·何人斯》:"为鬼为蜮,则不可得。有靦面目,视人罔极。"宋代朱熹集传:"蜮,短狐也,江淮水中皆有之,能含沙以射水中人影,其人辄病,而不见其形也。"在此处用鬼蜮表示"沙蜮"发病迅疾,无有征兆。
〔3〕　沙毒　沙蜮之毒。
〔4〕　行役　服劳役。古时认为瘟疫致病,人皆不免,如人丁皆须服劳役一般,因称为"疫"。
〔5〕　须臾　片刻。
〔6〕　微和　谓微微缓和。

昨方一日又服三剂,游丝之脉竟起[1],指尖转热,掌后仍冷,目陷柔汗如故,反觉愤躁,欲卧泥水之中。阴盛格阳已著,依方进步可也。

东洋参、冬白术、炙甘草、制附子、炮姜、淡吴萸、鬼箭羽、雷丸、油肉桂。

原方加减,一日又服二剂,愤躁转为虚烦,阴毒化作瘰疹,举体皆温,六脉尽起。危症复安,乃天授,非人力也。再拟医话燮理汤,以善其后。

东洋参、冬白术、炙甘草、炮姜、大熟地、当归身、童子小便。

沙蛾即霍乱之属,以目陷脚麻为异,腹痛吐泻肢冷脉伏皆同,乃射工[2]虫毒,故其症如中毒然。宜刺曲池、委中、十指尖出血及刮沙等法,椿田医话[3]射影汤挽之。

制附子、油肉桂、香白芷、山茨菰、鸡心槟榔、川厚朴、草果仁、射干、龙齿、雷丸、琥珀、鬼箭羽、朱砂、雄黄、枯矾末、净黄土、人中黄。

腹痛吐泻,转筋肢冷,脉伏目陷,刺血色紫,偏于右,如中风偏枯之状,是乃生机。附子理中为主。

制附子、东洋参、冬白术、炮姜、炙甘草、宣木瓜、淡吴萸、鬼箭羽、雷丸、云茯苓、净黄土。

昨药后,伏脉虽起,肢冷更甚,如冰冷处,大汗如雨,汗收渐觉温和,邪从汗解之,佳兆也。

---

〔1〕　竟起　谓脉象终能搏起有力。竟,终于。
〔2〕　射工　亦名射公,即沙蛾。隋代巢元方《诸病源候论》卷二十五有"射工候",可参阅。
〔3〕　椿田医话　蒋宝素之父蒋椿田所著医话。

照前方加油肉桂。

原方加肉桂，又服一剂，汗更大出，厥逆遂和，阳回毒解，诸症悉退。安不忘危，万万小心自重。

东洋参、冬白术、炙甘草、云茯苓、制半夏、新会皮、炒谷芽、六和神曲、白豆蔻、生姜、大枣。


转筋在吐泻之前，属热，诸转反戾皆属于热是也。然热随注泻而去，脾阳亦脱，两败俱伤，宜急回阳，爰以医话燮理汤加减挽之，冀其厥回脉起为吉。

大熟地、东洋参、炙甘草、制附子、炮姜、冬白术、宣木瓜、鬼箭羽、净黄土。

昨进医话燮理汤加减，力挽真阳，肢冷竟和，伏脉亦起，筋舒不转，大汗全收。进锐退速，平素善于调摄，正气无亏之使然也。

云茯苓、冬白术、炙甘草、制半夏、陈橘皮、炒谷芽、六和神曲、生姜、大枣。


沙毒，大泻亡津，口渴非热，同于霍乱。春泽汤主之。

东洋参、云茯苓、冬白术、木猪苓、建泽泻。


含沙射流影，吹蛊病行辉[1]。水土不服，为沙蝨所乘，吐泻肢冷。脉不伏，为可治，正气散加减主之。

广藿香、老苏梗、赤茯苓、炙甘草、制半夏、陈橘皮、大腹皮、川厚朴、生姜。

---

[1] "含沙射流影"句　出南朝刘宋鲍照《代苦热行》诗。含沙射流影，谓其病为沙蝨所中。

吐泻交作,手足俱麻,脉未全伏,目赤如鸠,苔黄如杏,有汗,口渴溲红。沙蜮伏邪交并,五苓、达原加减兼治。

赤茯苓、猪苓、泽泻、冬白术、尖槟榔、川厚朴、草果仁、炙甘草、生姜。

昨药后,竟转为疟,寒热作时,手足仍麻,吐泻仍作,汗更大出,溲更红浑,消渴引饮,苔转灰黑,脉转滑数。再以柴胡白虎,加以平沙之品[1]。

柴胡根、黄芩、知母、东洋参、炙甘草、生石膏、制大黄、鬼箭羽、雷丸、枯矾末、红蓼花根。

前方服二剂,疟来二次,得大汗如浴,诸症悉平。再以医话曲谷二陈汤,以善其后。

六和神曲、生熟谷芽、云茯苓、炙甘草、制半夏、陈橘皮、蓼花根。


沙毒直中太阴,泻脱中阳,足麻筋转,目陷冷汗,肢冷脉伏。针刺无血,不治。或用附子理中加味,尽心焉耳矣。

人参、制附子、冬白术、炙甘草、炮姜、油肉桂、吴茱萸、倭硫黄[2]。

沙毒伏邪交并,连进附子理中,吐泻虽止,肢冷虽和,伏脉虽起,反觉心胸热炽,渴欲冷饮,烦乱不安,用扇扇胸则定。乃伏邪乘沙毒新解,变幻非常,慎防发痉。

黑山栀、川黄檗、黄芩、川黄连、制大黄、元明粉、生甘草。

昨服调胃承气合黄连解毒,诸症如失,尚宜和胃。

云茯苓、炙甘草、法制半夏、福橘皮、白豆蔻、小青皮、生熟谷

---

〔1〕　平沙之品　治疗沙蜮之品。平,平定、平息的意思。
〔2〕　倭硫黄　日本出产的硫磺。倭,古时称日本为"倭国"。

芽、六和神曲〔1〕。

足麻，腹痛吐泻，肢冷脉伏，目陷筋转。乃沙毒中藏〔2〕，不治，惟医话黄砂洗毒汤，或可挽回。

净黄土、大块朱砂、明雄黄，白水煎，温服，多多益善。

沙毒本为热症，吐泻猛于霍乱，中阳脱陷，肢冷汗冷，目陷脉伏，脚麻筋转。权用〔3〕从治回阳大热之剂，见在阳回，沙虫毒气内扰，胸前用扇扇风，风停如鱼失水，舌苔灰黑无津，口渴思欲冷饮，掌心热炽，脉象反洪。攻心不治，黄连解毒汤加味挽之。

川黄连、黄芩、川黄檗、黑山栀、犀角片、金银花、连翘、生甘草、元参。

## 呕吐　反胃　噎膈

有声无物谓之呕，有声有物谓之吐。呕吐乃反胃之始，良由肝木犯中，饮聚痰生为患。

云茯苓、炙甘草、制半夏、陈橘皮、广藿香、广木香、冬白术、白豆蔻、生姜、大枣。

呕吐，痰涎甚涌，动怒即发，土为木克可知。不至反胃为妙。

东洋参、云茯苓、冬白术、炙甘草、制半夏、陈橘皮、广藿香、广木香、制南星、生姜、大枣。

---

〔1〕　六和神曲　神曲以辣蓼、青蒿、苍耳草、杏仁、赤小豆、面粉等与麸皮混合发酵而成，因称"六合神曲"，即六神曲。

〔2〕　中藏　即中脏。藏，同"臟（脏）"。

〔3〕　权用　暂且使用。权，暂且、姑且。

食入反吐为胃反,乃噎膈之始,由中阳〔1〕不运。理中汤加味主之。

人参、冬白术、炙甘草、炮姜炭、制半夏、制南星、公丁香、白豆蔻、陈橘皮。

中胃如釜,命火如薪〔2〕,朝食午化,午食暮化,胃中之热何异大烹之鼎? 食入反吐,火力不足可知。

大熟地、人参、冬白术、当归身、炙甘草、炮姜炭、制附子、油肉桂。

益火之原,以消阴翳,治其反胃之本。

大熟地、粉丹皮、福泽泻、怀山药、山萸肉、云茯苓、制附子、油肉桂、车前子、怀牛膝。

朝食暮吐,暮食朝吐。原谷不化〔3〕,显系中寒,理中为主。

人参、冬白术、炙甘草、炮姜、公丁香、白豆蔻、广木香。

饮食能进,食入即吐,口渴心烦脉数,胃热壅塞。《金匮》法主之。

生大黄、生甘草、赤茯苓、福泽泻、川黄连、大白芍、活水芦根。

《金匮要略》曰:胃反呕吐者,大半夏汤主之。

人参、制半夏、川白蜜。

---

〔1〕 中阳　脾胃中焦的阳气。
〔2〕 "中胃如釜"句　胃腑受盛,如锅如釜,肾阳气化,如柴如火,形容命门阳气对水谷饮食的腐熟功用。
〔3〕 原谷不化　犹言"完谷不化"。

胃主容纳，脾司运化，赖肾中水火为之斡旋[1]。右命火亏，不能生土则运化失常，左肾水虚，盗气于金[2]则治节传道[3]失职，以故食入反吐。所服补中益气助春升之气极是，然三阳从地而起，方能渐入春和[4]。命火从肾而升，庶可以消阴翳，阳生阴长，阴从阳化，而收既济[5]之功。愚见云然，未识高明以为当否？

大熟地、粉丹皮、建泽泻、怀山药、山萸肉、云茯苓、制附子、油肉桂、怀牛膝、车前子、枸杞子、肉苁蓉。

经以三阳结谓之膈[6]。人迎三盛，病在阳明，胃液干枯，如结不解。症本神思中起[7]，火不归原，离出三阳本位，犹火在釜盖之上[8]，安能腐熟水谷而化精微？以故吐逆，食不得入，弥留寡效[9]。远来就诊，义不容辞，拟助甲木春升之气，化生气液，濡润阳明，倒吸离出三阳之火，化作釜底之薪，真火归原，真水自化，水火既济，天地交通，何恙不已？

大熟地、人参、云茯苓、炙甘草、当归身、陈橘皮、银柴胡、绿升麻、制半夏、枳壳、淡竹茹、罂粟米。

经闭半载，带下如注，吐逆，食难下咽，大便兼旬不解，小便如

---

〔1〕 斡旋　调解周旋。
〔2〕 盗气于金　谓肾阴亏损，暗耗肺阴，即"子盗母气"的意思。
〔3〕 治节传道　肺主治节，大肠主传道。
〔4〕 春和　比喻阳气充足而能温煦气化。
〔5〕 既济　《周易》六十四卦有"既济"卦，卦形为上坎下离，水在上，火在下，象征水能上升，火能下降，为阴阳和谐之象。
〔6〕 三阳结谓之膈　《素问·阴阳别论》有"三阳结谓之隔"语，可参阅。
〔7〕 神思中起　谓欲念起于心中。
〔8〕 釜盖之上　"上"原作"土"，据石竹山房本改。
〔9〕 弥留寡效　谓久病不愈，治疗少效。弥留，谓病势缠绵不愈。寡，少的意思。

癃淋。阳明胃液就枯〔1〕,合明〔2〕之气化火,金伤节制不行,幽门失其启闭,气化不及州都〔3〕,乃三阳内结之危疴也。

大生地、当归身、大白芍、川芎、桃仁泥、红花、炮姜炭、罂粟米、淡竹沥、牛乳粉。

神思中病,宜乎恬淡无为,返观内守〔4〕,徒资药力〔5〕,未易及〔6〕也。

人参、云茯苓、冬白术、炙甘草、制半夏、陈橘皮、生姜、大枣、杵头糠、罂粟米、川白蜜。

经以三阳结谓之膈。结有阴结、阳结之分,阳结宜攻下,阴结宜温补。又有十膈、五噎、七红症治,多方寡效者,盖草木功能难与性情争胜〔7〕,病本神思中起故也。与其攻补失宜,莫若医话交泰丸中正和平为妙。

椿田医话交泰丸,主治噎膈、反胃、呕吐诸症。呕吐即反胃之始,反胃即噎膈之始,噎膈即关格之始,关格即噎膈、反胃、呕吐之终。《内经》言人迎一盛病在少阳,二盛病在太阳〔8〕,三盛病在阳明。寸口一盛病在厥阴,二盛病在少阴,三盛病在太阴。人迎、寸

〔1〕 就枯 将要枯竭的意思。就,将要。
〔2〕 合明 即阳明。清代吴鞠通《温病条辨》卷二有"阳明者,两阳合明也"语,可参阅。
〔3〕 州都 指膀胱。《素问·灵兰秘典论》有"膀胱者,州都之官,津液藏也,气化则能出焉"语,可参阅。
〔4〕 返观内守 谓精神内守,心无旁骛。三国魏嵇康《养生论》有"善养生者则不然也,清虚静泰,少私寡欲……外物以累心不存,神气以醇泊独著,旷然无忧患,寂然无思虑"语,可参阅。
〔5〕 徒资药力 谓仅仅凭借药物治疗。徒,仅仅。资,凭借。
〔6〕 及 达到。
〔7〕 草木功能难与性情争胜 谓情志所伤难以单凭药物治愈。
〔8〕 二盛病在太阳 "盛"字原脱,据《素问·六节藏象论》补。

口俱盛四倍已上〔1〕,名曰关格。关格者,不得尽期命〔2〕而死。
又言三阳结为膈,又言一阳发病,其传为膈,盖三阳结为膈,即人迎
三盛病在阳明,未至四盛已上,故名膈。此膈乃关格之始。一阳发
病,其传为膈,即人迎一盛病在少阳,二盛病在太阳,三盛病在阳
明,以渐而传,由呕吐传反胃,反胃传噎膈之始。仲景言关则不得
小便,格则吐逆〔3〕,食不得入,即由呕吐、反胃、噎膈传关格之终。
不得小便,明其饮亦不入。用此观之,饮食皆格,二便皆关,上不得
入,下不得出,为关格,即人迎、气口俱盛四倍已上,不得尽期命而
死之症也。胸膈之间噎塞不通,干食不能下咽,或吐或痛,大便难
解,或如羊粪,为噎膈,即三阳结谓之膈,人迎三盛病在阳明,介乎
反胃、关格之间,可生可死之症也。食入反吐,或朝食暮吐,暮食朝
吐,为反胃,即一阳发病其传为膈之症,介乎呕吐、噎膈之间,乃木
乘土位,为可治之症也。其〔4〕呕吐,即反胃之轻者也。前贤分关
格、噎膈、反胃、呕吐为四门,创制数十百方,鲜有获效者,盖未达
《内经》、仲景之旨而失病之情实故也。治此大法,交通阴阳,既济
水火,天地泰而不否〔5〕,而云蒸雨化,则呕吐、反胃、噎膈可痊,不
致酿成关格,故以交泰〔6〕名之。

　　桂附制熟地、人参、当归身、冬白术、云茯苓、炙甘草、制半夏、
陈橘皮、沉水沉香、广木香、酸枣仁、远志肉、白檀香、青黛,为末,水

〔1〕 已上　以上。已,同“以”。
〔2〕 期命　命尽之期,此指正常寿限。
〔3〕 “仲景言关则不得小便”句　语出《注解伤寒论·平脉法》。
〔4〕 其　至于。
〔5〕 天地泰而不否　《周易》六十四卦中有泰卦,卦形为坤上乾下,表示地
　　 气上升,天气下降,天地相交,故称“泰”卦。《周易·泰卦·象传》有
　　 “天地交,泰”语,可参阅。《周易》又有否卦,卦形为乾上坤下,表示天
　　 气不降,地气不升,天地阻隔,故称“否”卦。《周易·否卦·象传》有
　　 “天地不交,否”语,可参阅。天地泰而不否,谓阴阳交通而和谐。
〔6〕 交泰　取《周易·泰卦·象传》“天地交,泰”之意。

叠丸,早晚各服三钱,滚水下。

桂附制熟地法:大生地八两,用制附子四两,肉桂二两,车前子一两五钱,砂仁一两,生姜三两,无灰酒二斤和水一斗,桑柴火煮三日,就汤干[1],去桂、附、砂仁、生姜,独取熟地备用。

命火非桂附不能生,肾水非地黄不能养。桂附燥烈则伤阴,地黄滞腻则伤脾。能使地黄不腻,桂附不燥,非桂附煮地黄不能两全,盖地黄能夺桂附燥烈之气,桂附能化地黄滞腻之性。独取地黄用其体,弃其桂附用其用,而相须相使相通之妙,亦足以发前人之未备耳。

干食难于下咽,胸脘胀痛频仍,汩汩有声,湿痰中阻。痼疾弥留,诸药寡效,祛痰排气[2],或可图功,勉拟一方,尽其心力。

四制香附、广木香、陈橘皮、天台乌药、川厚朴、礞石滚痰丸。

# 泄　泻

经以长夏善病洞泄寒中,盖有伏阴在内,视井泉之水,可以知中寒矣。

广藿香、广木香、炙甘草、炮姜炭、焦白术、川厚朴、陈橘皮、赤茯苓、木猪苓、福泽泻、生姜。

霖雨兼旬,雨淫腹疾,湿甚则泻,清浊浑淆[3]。法当分利。

赤茯苓、猪苓、建泽泻、制苍术、川厚朴、大腹皮、车前子、白通草、生姜。

---

[1]　就汤干　此句费解,疑有误,待考。
[2]　排气　谓排除滞气。
[3]　浑淆　即混淆。浑,通"混"。

　　暴泻为实，久泻为虚。曾经饮食失调致泻，延今半载有余，其色淡黄，甚至完谷不化。乃火不生土，命母〔1〕虚寒，非佳候也。

　　大熟地、怀山药、淡吴萸、云茯苓、补骨脂、五味子、冬白术、肉豆蔻、制附子、东洋参、生姜、大枣。


　　天开于子，地辟于丑，人生于寅〔2〕，三阳泄泻，先进东垣法。

　　人参、云茯苓、冬白术、炙甘草、绵黄耆、银柴胡、绿升麻、肉豆蔻、破故纸、淡吴萸、五味子、生姜、大枣。


　　经以清气在下，则生飧泄〔3〕。

　　东洋参、云茯苓、冬白术、炙甘草、新会皮、柴胡根、绿升麻、广藿香、煨木香、生姜、大枣。


　　经以湿甚则濡泄〔4〕，医话胜湿汤加减主之。

　　赤茯苓、炙甘草、制半夏、广木香、薏仁米、制苍术、川厚朴、福泽泻、陈橘皮、车前子、生姜、大枣。


　　频年泄泻，脾肾久亏，仓廪不藏，胃关不固，清气翻〔5〕从下

------

〔1〕　命母　指脾肾。
〔2〕　“天开于子”句　出宋代朱熹《论语集注》卷八，其文作“天开于子，地辟于丑，人生于寅，故斗柄建此三辰之月，皆可以为岁首，而三代迭用之，夏以寅为人正，商以丑为地正，周以子为天正也”，原为论说夏商周三代月建之不同。在此处表示子时（夜半）阳气初生，丑时（鸡鸣）阴气始弱，人气动于寅时（平旦）。
〔3〕　“清气在下”句　《素问·阴阳应象大论》有“清气在下，则生飧泄；浊气在上，则生䐜胀”语，可参阅。
〔4〕　“湿甚则濡泄”句　《素问·六元正纪大论》有“燥胜则干，寒胜则浮，湿胜则濡泄，甚则水闭胕肿”语，可参阅。
〔5〕　翻　反而。

降。法当益火之本,兼理中阳。

大熟地、人参、冬白术、怀山药、炮姜、炙甘草、山萸肉、云茯苓、制附子、油肉桂。

暑湿司令[1],湿甚则泻,色黄属脾,烦渴属热。四苓、六一加味主之。

赤茯苓、猪苓、福泽泻、焦白术、滑石、生甘草、大腹皮、广藿香梗。

暴注下迫,皆属于热[2]。

赤茯苓、福泽泻、木猪苓、冬白术、飞滑石、生甘草、白通草、车前子、黑山栀、灯心草。

脾统诸经之血,肾司五内[3]之精。曾经三次血崩,七胎半产,脾肾久亏。脾之与胃,以膜相连,为中土之脏,仓廪谏议之官[4],容受水谷,则有坤顺之德,化生气血,则有乾健之功[5]。中土有亏,化机不振,湿热由生,乃见呕吐吞酸、肠鸣泄泻等症。湿乘肾虚,戊邪传癸[6],转为肠澼,肾气不支,澼势[7]危殆,昼夜无

---

〔1〕　司令　掌管节令。司,掌管的意思。

〔2〕　"暴注下迫"句　《素问·至真要大论》有"诸呕吐酸,暴注下迫,皆属于热"语,可参阅。

〔3〕　五内　五脏。

〔4〕　仓廪谏议之官　《素问遗篇·刺法论》有"脾为谏议之官,知周出焉,可刺脾之源;胃为仓廪之官,五味出焉,可刺胃之源"语,可参阅。

〔5〕　"容受水谷"句　谓胃能容受水谷,犹土能载物,因此有"坤顺之德";脾能运化水谷而化生气血,犹天行健运,因此有"乾健之功"。《周易·坤卦·象传》有"地势坤,君子以厚德载物"语;《周易·乾卦·象传》有"天行健,君子以自强不息"语,并可参阅。

〔6〕　戊邪传癸　谓脾湿伤于肾脏。按五行配属,脾为土,天干配属戊己,肾为水,天干配属壬癸,所以"湿乘肾虚"为"戊邪传癸"。

〔7〕　澼势　泄泻之情状。澼,指泄泻。

度,五色相兼,呕哕大汗,绝食神迷。所服热涩之剂,正合《局方》之理,是以获愈,未能如故,脾肾仍亏。肾兼水火之司,火虚不能生土,水虚盗气于金。脾土乃肺金之母,大肠与肺相为表里,辛金[1]上虚,庚金[2]下损。脾虚不能胜湿,肾虚胃关不固。且南方卑湿,脾土常亏,既失所生,又素不足,土弱金寒,湿甚濡泄,以故每至夏令必泻,《内经》所谓长夏善病洞泻寒中是矣。经旨为常人立论,而况脾肾久亏之人乎? 是以泻后虚症蜂起。所幸盛年[3],能受峻补,病势一退,精神如故。然峻补之剂仅使暂愈,未能杜源[4]。近复一月二月之间,或情志违和,饮食失宜,泄泻、吞酸、不寐、怔忡、惊悸等症立起,即以峻补之剂投之,立愈。已而复发,反复频仍,于兹四载。今年六月,因忧劳病发,仍以前法治之,立已。药入则减,药过依然,洞泄日加,虚症叠见,怔忡惊悸,莫能自主,奔响腹胀,竟夜无眠,呕吐吞酸,时欲大便,若便即泻,泻则虚不能支[5],欲便能忍,忍则数日方解,精神不败。盖肾主藏精,开窍于二阴,泻则阴精不固,精不化气,气不归精。宗气上浮,怔忡惊悸,阴阳不交则不寐,土不制水故肠鸣,吞酸乃西金[6]收气太过,呕吐是东木[7]犯土有余,五内互相克制,二气莫得其平,卒然㿠败[8],倏尔神清[9]神清,使非气火为病,安能迅速如此? 治病必求其本。症本火亏于下,气不依精,屡服益火之剂,病势未能尽却[10]者,以

---

〔1〕 辛金　肺为金,天干配属为辛,因称“辛金”。
〔2〕 庚金　大肠为金,天干配属为庚,因称“庚金”。
〔3〕 盛年　壮年。
〔4〕 杜源　杜绝病源。
〔5〕 虚不能支　谓身体虚弱,不能支持。
〔6〕 西金　指肺。肺为金,在五方配属西方,因称“西金”。
〔7〕 东木　指肝。肝为木,在五方配属东方,因称“东木”。
〔8〕 卒然㿠败　谓忽而神昏。㿠败,谓精神衰败。
〔9〕 倏尔神清　谓片刻之后神思转清。倏尔,片刻、一会儿的意思。
〔10〕 尽却　谓完全消退。却,消退、退却。

火能生土,亦能烁金,肺司百脉之气,热剂过当,肺气受戕[1],是
以卒然疲败。补火固是治本之法,所失在不兼治肺标之急。今拟
早服清金安神之剂,以济心肺之标,晚服益火生土之剂,以治受病
之本,午后服崇土[2]生金之剂,以杜致病之源。疗治标本虽殊,
三法同归一体,冀其阳生于下,阴精上蒸,中土畅和,金令清肃,二
气两协其平,水火同居一窟,阴平阳秘,精神乃治[3]。

　　早服清金安神之剂:大生地、白茯神、北沙参、大麦冬、天门
冬、五味子、酸枣仁、柏子仁、炙甘草、当归身。

　　晚服益火生土之剂:大熟地、怀山药、山萸肉、云茯苓、粉丹
皮、福泽泻、鹿茸、制附子、油肉桂、车前子、怀牛膝。

　　午后服崇土生金之剂:人参、云茯苓、冬白术、炙甘草、制半
夏、陈橘皮、煨木香、酸枣仁、远志肉、绵黄耆、龙眼肉、生姜、大枣。

　　服十日后,照早晚午后服三方,各十剂为末,水叠丸,仍在早晚
午后各服二钱,滚水下。


　　清气在下,则生飧泄;浊气在上,则生䐜胀。肝脉循乎[4]两
胁,脾络布于胸中。肝实胁胀,脾虚腹满,土为木克,食少运迟,营
卫不和,往来寒热。补中益气,是其法程[5],更益以四神之意。

　　东洋参、淡吴萸、冬白术、炙甘草、福橘皮、银柴胡、绿升麻、云
茯苓、肉豆蔻、补骨脂、生姜、大枣。


　　洞泄数载,脾肾久伤,清阳不升,浊阴不降,胃关不固,仓廪不

---

〔1〕　戕　伤害。
〔2〕　崇土　谓补益中土脾胃。崇,厚、高,在此处有补养、补助的意思。
〔3〕　"阴平阳秘"句　《素问・生气通天论》有"阴平阳秘,精神乃治;阴阳离
　　　决,精气乃绝"语,可参阅。
〔4〕　乎　犹言"于"。
〔5〕　法程　法则、程式。

藏。虑难取效。

东洋参、炙黄耆、冬白术、炙甘草、北柴胡、绿升麻、补骨脂、肉豆蔻、煨木香、生姜、大枣。

平明[1]泄泻，完谷不化，少腹痛，脉沉微，丹田不暖，尾闾[2]不固，阴中火虚候也。

大熟地、怀山药、制附子、茯苓、山萸肉、上肉桂、淡吴萸、肉豆蔻、五味子、生姜、大枣。

木乘土位，建运[3]失常，升降失司，便泻频作，遇怒即发，绵历数载，气泻[4]已著。法当崇土。

东洋参、云茯苓、炙甘草、冬白术、陈橘皮、川厚朴、广木香、广藿香、荜拨、牛乳、生姜、大枣。

阳气者，若天与日，失其所则折寿而不彰，故天运当以日光明[5]。人与天地相参，与日月相应。膻中为阳气之海，生化著于神明[6]，命门为阳气之根，长养由乎阳土，故曰君火以明，相火以位。明即位之光，位即明之质。症本相火下亏，不能生土，土虚无以生金。肺司百脉之气，脾乃化生之本，肾开窍于二阴。相火不

---

〔1〕 平明　天刚亮的时候。
〔2〕 尾闾　古时以海水所归之处为"尾闾"，因称尾骨或相应部位为"尾闾"。
〔3〕 建运　即健运。建，通"健"。
〔4〕 气泻　谓正气消损。泻，消散。
〔5〕 "阳气者"句　语出《素问·生气通天论》。
〔6〕 神明　指心脏。《素问·灵兰秘典论》有"心者，君主之官，神明出焉"语，可参阅。

振,膻中阴暝[1],脾失斡旋,肺失治节。中土苦于阴湿,乌能敷布诸经?湿甚则濡泄,下注于二阴,是以大便一溏[2],小便频数,虚症蜂起,譬如久雨淋漓,土为水漫,防堤溃决,庶物乖离[3]。益火之本,以消阴霾,离照[4]当空,化生万物,阴平阳秘,自无不愈。

大熟地、人参、冬白术、鹿角胶、制附子、肉豆蔻、补骨脂、诃子肉、淡吴萸、怀山药、山萸肉、油肉桂,为末,水叠丸,早晚服三钱。

素患洞泻,又值大产,脾肾双亏。经以肾乃胃之关,清气在下,则生飧泄。脾虚则清阳不升,肾虚则胃关不固,是以洞泻日增,近乃[5]完谷不化。脾主运化,属土,赖火以生,火虚不能生土,土虚无以运化精微。胃能容纳,脾不健运,肾火不足可知。脉来细弱无神,有血枯经闭之虑。治宜益火之本,以消阴霾。

大熟地、怀山药、淡吴萸、东洋参、冬白术、补骨脂、肉豆蔻、制附子、油足肉桂、罂粟壳、五味子,为末,石榴皮四两煎水叠丸,早晚服三钱。

服益火之本以消阴霾丸剂,洞泄已而复作。症本火亏土弱,不能运化精微,驯致清气不升,胃关不固。益火之原,以消阴翳,前哲良模[6],反复者必有所因。自述多因怒发,怒固伤肝,盛怒亦能伤肾。肾主秘藏,肝司疏泄,木必克土,肝病传脾,肾欲固而肝泄之,脾欲健而木克之,是以反复相仍,于兹三载。非药不对症,盖草木功能难与性情争胜,是宜澄心息虑,恬憺无为,辅以药饵,何恙不已?

---

〔1〕 膻中阴暝　谓膻中虚寒。阴暝,天色昏暗,用以形容膻中阳气虚寒的状态。
〔2〕 大便一溏　即大便稀溏。一,全、完全的意思。
〔3〕 庶物乖离　谓万物失其常度。庶,众多。乖离,背离常规。
〔4〕 离照　指太阳。《周易》八卦中有离卦,属火,因以指代太阳。
〔5〕 乃　竟然。
〔6〕 前哲良模　前代贤哲好的方法。模,方法。

　　大熟地、东洋参、冬白术、石榴皮、炙甘草、煨木香、诃子肉、制附子、油肉桂、肉豆蔻、补骨脂、怀山药、山萸肉、云茯苓，为末，水叠丸，早晚服三钱。

　　尊年[1]脾肾素亏，值暑湿余氛未靖[2]，饮食少思，便泻不止。肾虚胃关不固，脾虚传化失常，驯至水谷精微之气不能上升，翻从下降，有降无升，犹四时有秋冬而无春夏。拟进东垣法行其春令[3]。

　　东洋参、云茯苓、冬白术、炙甘草、怀山药、陈皮、柴胡、绿升麻、煨木香、生姜、南枣。

　　清气在下，则生飱泄。平明泄泻，于兹三载，胃关不固，仓廪不藏，失守之兆，非佳候也。

　　大熟地、怀山药、山萸肉、淡吴萸、五味子、肉豆蔻、破故纸、罂粟壳、诃子肉、冬白术、绿升麻、东洋参、生姜、大枣。

　　思虑伤脾，脾阳不运，食入化迟，大便溏泄。脾胃属土，为仓廪之官，具坤静之德，有乾健之运[4]，虚则不能斡旋中气，以化精微。本当益火之原，以消阴翳，然桂无佳品，乌能奏效？姑拟归脾、六君加减，从乎中治。

　　东洋参、云茯苓、冬白术、炙甘草、制半夏、新会皮、煨木香、熟枣仁、远志肉、肉豆蔻、补骨脂、生姜、大枣。

　　肾主湿，湿多成五液，泻色黄属脾，后重如痢疾之状者热也，脉

---

〔1〕　尊年　即高年。尊，谓年龄大。

〔2〕　靖　止息。

〔3〕　行其春令　谓补益阳气。春日阳气鼓动，因称补阳为"行其春令"。

〔4〕　"具坤静之德"句　出元代朱丹溪《格致余论·鼓胀论》。

数少神,防转肠澼。

广藿香、煨木香、大腹皮、川厚朴、赤茯苓、猪苓、福泽泻、焦白术、新会皮、生姜、大枣。

# 痰　饮

《内经》有饮症,无痰字。盖痰因病生,非病因痰致,治其所以生痰之源,则痰自清。若但从事于痰,任行攻击[1],恐违实实虚虚之旨[2]。

人参、云茯苓、冬白术、炙甘草、制半夏、陈橘皮、制南星、枳壳、生姜、大枣。

痰饮始于《金匮》,虽有支、留、伏、溢、悬诸名,不离水湿津液所化。昔肥今瘦,水走肠间,漉漉有声,为痰饮,苓桂术甘汤主之[3],然莫若医话桃花丸为妙。

云茯苓、桂枝、冬白术、炙甘草,长流水煎,送桃花丸三钱。

椿田医话桃花丸,统治痰饮,可常服。桃花(清明节采,不拘红白,单叶为妙,晒干)、制半夏、制南星、制苍术、冬白术、人参、云茯苓、陈橘皮、炙甘草、硼砂、大贝母、桔梗、白芥子、白僵蚕、煅蛤粉、煅蚌粉、海浮石、海螵蛸、朱砂,右十八味,各一两,为末,入桃花末四两,共十九味,水叠丸,每服三钱,滚水下。

─────────

〔1〕 任行攻击　谓任意使用攻逐之法。
〔2〕 实实虚虚之旨　《难经・八十一难》有"无实实,无虚虚,损不足而益有余"语,可参阅。
〔3〕 "昔肥今瘦"句　《金匮要略・痰饮咳嗽病脉证并治》有"其人素盛今瘦,水走肠间,沥沥有声,谓之痰饮"语,并以苓桂术甘汤主治"心下有痰饮,胸胁支满,目眩",可参阅。

水停心下，支流入肺，喘咳不得卧，如哮喘、水肿之状，为支饮。

赤茯苓、炙甘草、制半夏、川厚朴、苦杏仁、甜葶苈、大枣肉，流水煎，送医话桃花丸三钱。

积饮停痰，清水上泛，气喘不得卧，脉平，为支饮。外台茯苓饮主之。

人参、云茯苓、冬白术、枳实、陈橘皮、生姜，流水煎，送医话桃花丸三钱。

经以饮发于中，水气横溢，悬留胁下，咳唾引痛，脉沉弦，为悬饮。宜医话变体十枣汤主之。

大枣肉十枚，用芫花一钱，甘遂一钱，大戟一钱，同枣肉炒焦，独取枣肉煎汤，下医话桃花丸三钱。

逆流之水从乎气，气水相搏，溢于四末，沉重疼痛，为溢饮。宜发汗，议取大青龙。

麻黄、桂枝、杏仁泥、炙甘草、生石膏、生姜、大枣。

经以水饮内蓄，短气似喘作渴，四肢关节痛如风痹，为留饮。宜医话变体甘遂半夏汤主之。

制半夏三钱，用甘遂二钱同半夏炒焦，独取半夏煎汤，送医话桃花丸三钱。

寒热类感，喘咳目泪，身振肉瞤[1]，腰背相引而痛，为伏饮。小青龙汤主之。

麻黄、桂枝、炙甘草、赤芍、五味子、北细辛、炮姜炭、制半夏，

---

[1] 肉瞤　肌肉掣动。瞤，音 shùn，眼皮跳动，引申为掣动的意思。

煎，送医话桃花丸三钱。

　　痰喘不得卧，脉平，为支饮。

　　云茯苓、桂枝、冬白术、制半夏、木防己、炙甘草、福泽泻、厚朴、生姜。

　　内饮治肾，外饮治脾。腰痛头眩，呕吐痰涎酸水，咽喉不利，胸腹汩汩有声。《内经》有饮症而无痰字，痰饮始于仲景，详于近代。痰即津液精血脂膏之所化，犹乱世之盗贼，即治世之良民，亦当安抚。然肾为水脏而司五液，当以肾为生痰之源为是，故庞安常[1]、吴茭山[2]皆言八味丸治痰之本，今宗二家之意主之。

　　大熟地、怀山药、山萸肉、粉丹皮、建泽泻、云茯苓、制附子、油肉桂、鹿茸，水叠丸，早晚各服三钱，开水下。

　　肾水上泛，脾液倒行，饮伏于中，久成窠臼，盈科而进[3]，呕吐如倾，屡发不已。许叔微用苍术以填科[4]，《泊宅编》[5]制二

---

〔1〕　庞安常　即庞安时，字安常，宋代蕲州蕲水（今湖北浠水）人。少时喜医方，精研伤寒。有《伤寒总病论》《难经辨》（已佚）。
〔2〕　吴茭山　即吴球，明代医家，字茭山，括苍（今属浙江）人。博学好古，精于医术。有《诸证辨疑》等。
〔3〕　盈科而进　谓水先盈满于窠臼而后能前流。《孟子·尽心上》有"流水之为物也，不盈科不行"语，可参阅。科，通"窠"。
〔4〕　许叔微用苍术以填科　宋代许叔微《普济本事方》载其"患饮澼三十年，……自揣必有澼穴，如水之有科臼，不盈科不行……莫若燥脾以去湿，崇土以填科臼。乃制苍术丸，服三月而疾除"，可参阅。许叔微，宋代医家，字知可，号近泉，真州（今江苏仪征）人。宋高宗绍兴间进士，后以医自隐，尤擅伤寒，为宋代研究《伤寒论》名家之一。有《伤寒百证歌》、《伤寒发微论》、《伤寒九十论》及《类证普济本事方》等。
〔5〕　《泊宅编》　宋代方勺所撰笔记。方勺，宋代婺州人，字仁盘，为人超然遐举，自号泊宅村翁。有《泊宅编》十卷。

肾散以润下,是皆良法,更益以阴阳双补异类有情之品。

　　制苍术、福橘红、炙甘草、人参、大熟地、左牡蛎、云茯苓、海螵蛸、五倍子,等分,为末,水叠丸,早晚各服二钱,淡盐汤下。


　　前哲以脾为生痰之源,肺乃贮痰之器。五液皆属于肾,化生于胃,当以肾为生痰之源,胃乃贮痰之器为是。肾水上泛,胃液倒行呕吐,痰涎甚涌,食少咽干,脉数。爰以六味地黄合外台茯苓饮,从肾胃论治。

　　大生地、粉丹皮、建泽泻、怀山药、山萸肉、云茯苓、人参、冬白术、枳实、陈橘皮、生姜。


　　胃气不平,湿热不化,饮聚痰生,变幻不一。爰以平胃散加味,平其胃气之不平,则湿痰自化矣。

　　制苍术、川厚朴、炙甘草、陈橘皮、炒麦芽、莱菔子、制香附、六和神曲、制半夏、生姜、大枣。


　　中枢不转,肝郁不伸,积寒积饮,吐食吐酸,间吐甜苦。木必克土,曲直作酸,稼穑作甘,炎上作苦。积寒化热,积饮化痰,舌苔焦黄,胸中热炽。先以左金、二陈加味,观其进退。

　　川黄连、淡吴萸、赤茯苓、炙甘草、制半夏、陈橘皮、酒炒黄芩、枳实。

　　连进左金、二陈加味,胸中热减,呕吐亦轻,夜来神魄不安,时多惊惧。痰热化之不尽,上扰心胞,仍以左金、二陈,参入泻心、温胆。

　　川黄连、淡吴萸、赤茯苓、酒炒黄芩、干姜、人参、枳实、淡竹茹、大枣。

　　左金、二陈、泻心、温胆共服八剂,神魄已安,痰饮已化。余氛未靖,尚宜丸剂缓缓以尽根株,即以原方十剂为末,水叠丸,早晚各服三钱。

二气素虚，七情不适，土为木克，饮聚痰生，胸腹汩汩[1]有声，胃脘隐隐作痛，经闭半载，带下频仍，血色不华，饮食减少，脉来弦细无神。已入虚劳之境，虑难收效，勉拟丹溪白螺丸加减主之。

白螺蛳壳(土墙上多年者佳)、草豆蔻、云茯苓、炙甘草、五灵脂、陈橘皮、延胡索、没药、广木香、制半夏、当归身、川芎、四制香附，为末，水叠丸，早晚各服三钱。

脉来软数无力，症本藏阴营液有亏，水不济火，火旺生痰。痰随气行，无处不到，入心则烦惑莫能自主，入肝则恚怒意不存人，入肺则悲哀不解，入脾则无故多思，入肾则恐惧如人将捕，是皆火炎痰扰所致，亦由烦劳伤心，抑郁伤肝，悲哀伤肺，思虑伤脾，惊恐伤肾。非旦夕之故，所从来远矣，亦当以渐治之[2]，欲速则有反迟之弊。

大生地、人参、冬白术、当归身、绵黄耆、炙甘草、酸枣仁、远志肉、龙眼肉，长流水煎，送医话桃花丸三钱，服三十剂再议。

前哲有言，痰为百病之母，奇病异疾，多属于痰。痰之变幻不测，胸喉气哽，浑[3]如怪石交撑，口角涎流，竟似惊涛乱泻，时觉身中之气运若荡舟于逆水，夜多妄梦，其极至迷[4]。症延七载之久，名剂遍尝无效。近服医话桃花丸，颇合机宜，守常调治可也。每早晚各服医话桃花丸三钱，用竹沥一钱，荆沥一钱，姜汁一滴，和滚水送下，一月后再议。

---

〔1〕　汩汩　象声词，描摹流水声。
〔2〕　以渐治之　谓当缓缓而治。渐，徐缓。
〔3〕　浑　简直。
〔4〕　其极至迷　谓多梦之极则至神思迷乱。至，以至于的意思。

土为木克，中伤积饮，清水上泛，呕吐胀痛，已历多年。病起于肝，传之于脾，注之于肺，下连于肾。治病求本，金匮肾气加减主之。

大熟地、云茯苓、福泽泻、怀山药、山萸肉、制附子、油足肉桂、车前子，流水煎，送医话桃花丸三钱。

肥人多痰，痰阻气机，胸腹汩汩有声，不时太息。

云茯苓、炙甘草、制半夏、化州橘红、杏仁泥、紫金牛、制南星、枳壳、制豨莶。

素本脾肾不足，饮聚痰生，饮食少思，形神不振，近值客邪新解，阴液受戕。经以肾为封藏之本，脾为谏议之官，脾健则痰清，肾固则饮化。前哲有谓肾为生痰之原，诚是也。肾为先天，脾为后天，土为物母，水为物源，水土调平，脾肾强健，又何痰饮之有？

大熟地、人参、冬白术、炙甘草、玄武版、枸杞子、鹿角霜、云茯苓、山萸肉、菟丝子、怀山药、陈橘皮、陈半夏，为末，水叠丸，早晚服三钱。

木乘土位，健运失常，清不能升，浊无由降，饮食精微之气不归正化，反化为痰。痰随气行，无处不到。入于厥少二经，绕咽循喉，溃于咽喉之间，如梅核之状，咯不能出，咽不能下；流注阳明之络，则肩背牵疼；痰郁生热，热蒸气腾，则舌心赤裂，脉来滑数兼弦。治痰当求其本。

大生地、东洋参、云茯苓、冬白术、炙甘草、陈橘皮、当归身、制半夏、建泽泻、苦桔梗、生姜。

痰饮始于《金匮》，后世以脾为生痰之原，肺乃贮痰之器，然五液皆属于肾，化生于胃，当以脾肾为生痰之源，肺胃乃贮痰之器。

痰饮蕴积中州,逢湿土司令举发,涎沫上溢,食少运迟,呕吐咽干,脉弦无力,显系肾水上泛,脾液倒行。治病求本,滋苗灌根,爰以六味、六君加减,扶脾固肾,以杜生痰之源,方合《内经》之旨。

大熟地、粉丹皮、建泽泻、怀山药、云茯苓、陈橘皮、冬白术、人参、制半夏、炙甘草,为末,水叠丸,早晚服三钱,滚水下。

脾虚湿热不化,酝酿生痰,痰随气升,气急痰涌,喉间声如拽锯,神志沉迷。所幸脉缓而迟,尚属可治,暂以六君子汤加味,观其进退。

东洋参、云茯苓、麸炒枳实、冬白术、炙甘草、陈半夏、陈橘皮、川贝母、生姜。

六君加味,先取化原,已服三剂,喉间痰声虽息,气尚未平,宿痰虽化未尽。日晡〔1〕憎寒,额与手足皆冷,乃痰郁中州,清气不升,不能卫护于外而敷荣四末;间有错语者,痰郁生热也;肝热则目多眵;脾热则食少苔厚。曲直作酸,非停寒可比,仍以六君为主,辅以升清降浊之意。

东洋参、云茯苓、绿升麻、炙甘草、柴胡根、陈橘皮、当归身、冬白术、制半夏、生姜、大枣。

昨服六君,辅以升清降浊之品,湿痰虽化未尽。痰本生热,肝火素盛,值天令暴暖,二火相济,以故潮热、谵语类感,二便如常,非伏邪可比。胃不和则卧不安,阴虚则不寐,不平则腹鸣,脾闭则舌苔不退,兼感浮风,痰嗽较甚。再以东垣法标本兼治。

东洋参、云茯苓、冬白术、炙甘草、当归身、陈橘皮、北柴胡、绿升麻、陈半夏、老苏梗、杏仁泥、生姜。

本患遗精,入房易泄,面戴阳色,耳内常鸣,肾之阴亏则精不

〔1〕　日晡　申时,下午三时至五时。

藏，肝之阳强[1]则气不固，肾虚水泛为痰，胸次汩汩有声，气息往来，咽喉不利，饮食减少。脉象沉弦且滑且数，沉者郁也水也，数者热也火也，滑者痰也湿也。香燥难投，腻补不受，从心脾肾进步[2]。

大熟地、怀山药、云茯苓、粉丹皮、福泽泻、东洋参、枳壳、熟枣仁、远志肉、冬白术、陈皮。


眩晕遗精，互相举发，乃脾肾两亏、湿土生痰所致。经以诸风掉眩，皆属于肝，肝木化风，风主动摇故也。木从风化，必由肾水虚衰，水不涵木，木复克土，土虚则津液不归正化，脾湿郁而生痰，风振痰升，上扰清虚之所，丹溪所谓无痰不作眩[3]是也。夫痰本津液精血之所化，必使血液各守其乡[4]，方为治痰大法。若但攻痰，旋攻旋化，势必攻尽血液脂膏而后已。治病求本，滋苗灌根，法当壮水生木，崇土生金，木欲实金以平之，木欲动土以安之。木平则风息，中土无伤；脾健则痰清，化机自转。阴平阳秘，精神乃治。

大熟地、鹿茸、人参、云茯苓、山萸肉、怀山药、陈橘皮、芡实粉、金樱子皮、冬白术、炙甘草、制半夏，为末，水叠丸，早晚服三钱，滚水下。

服斑龙加减半载有余，诸症俱平，惟胸次时或不舒，懊憹莫能名状，大便于时不爽，肢体无力，神气萧然[5]。久客鱼盐之地，海滨傍水，湿蕴痰饮未清，原方加减主治。

大熟地、人参、鹿角胶、云茯苓、炙甘草、冬白术、芡实粉、陈皮、玄武胶、怀山药、福泽泻、制半夏，为末，水叠丸，早晚服

---

[1]　阳强　原作“强阳”，据石竹山房本乙正。
[2]　从心脾肾进步　谓从心脾肾入手治疗。
[3]　丹溪所谓无痰不作眩　《丹溪心法》卷四有“头眩，痰挟气虚并火。治痰为主，挟补药及降火药。无痰则不作眩，痰因火动”语，可参阅。
[4]　各守其乡　谓各安其所。乡，处所、地方。
[5]　神气萧然　精神怯弱的样子。

三钱。

　　体素怯寒，生阳不布，嗜酒恶食，湿胜中虚，津液凝渍生痰。曾有哮喘之患，秋杪〔1〕冬初举发，近因忧恚伤气，寒暑伤形，形气俱伤，诸证蜂起。服药已来，暑虽解而气未平，不平则鸣，以故胸喉漉漉有声，痰涎上溢，有妨饮食，脉来弦数无神，症本五志不伸所致。《内经》有饮症而无痰字，痰饮始于《金匮》，详于近代，有六淫七情之别。六淫外入之痰，可攻可伐；七情内伤之痰，宜补宜温。故前哲比之乱世之盗贼，即治世之良民，法当剿抚互用。痰为津液精血之属，肾实统之，以肾为水藏而司五液故也，当以肾为生痰之源为是。庞安常、吴茭山皆云八味丸治痰之本，今宗二家之意合治之，然酒客恶甘，桂无佳品，以鹿代之，服二十剂再议。

　　大熟地、粉丹皮、建泽泻、怀山药、云茯苓、山萸肉、制附子、鹿茸、人参。

　　脉来三五不调，缓而一止，为结，非代脉可比。乃思虑伤脾，脾湿生痰，痰阻气机所致。法当斡旋中气，以畅清阳为主。

　　人参、云茯苓、冬白术、炙甘草、陈橘皮、熟枣仁、当归身、远志肉、生木香、制陈半夏、生姜、大枣。

　　心痛彻背，背痛彻心，卒然痛甚，倏尔神清。缘产育过多，精血两亏，不能荣养肝脾，土为木克，木郁生虫，土郁生痰，肠鸣漉漉有声，痛止便能饮食，乃蛟蛔〔2〕痰饮之征。脉来弦数无神，证延数

---

〔1〕　秋杪　秋末。杪，音 miǎo，树梢，引申为末尾的意思。
〔2〕　蛟蛔　蛔虫。《灵枢·厥病》有"心肠痛懳作痛，肿聚往来上下行，痛有休止，腹热喜渴涎出者，是蛟蛕也"语，清代张志聪注："蛟蛕者，蛔虫也。"可参阅。

载之久,难期速效,当以缓图。

大生地、东洋参、当归身、抚芎、淡天冬、细榧肉、冬白术、野黄精、乌贼骨、枸杞子、紫河车、五倍子、陈阿胶,为末,水叠丸,早晚服三钱。


清阳无时不升,浊阴无时不降,升降出于自然,不觉其升降也。升降之道为痰所阻,则气机不利,故觉身中气运之盘旋,若波澜之洄溯。宜先顺气。

广藿香、生木香、制香附、小青皮、制半夏、台乌药、制南星、陈橘皮。


年过始满[1],形体素羸。心为君主之官,神明出焉;肝为将军之官,谋虑出焉;脾为谏议之官,知周出焉。烦劳则伤心,思虑则伤脾,抑郁则伤肝,肝病必传脾,脾伤则津液不归正化,凝渍成痰,痰随气行,无处不到。身中气血犹川源也,盛则流畅,畅则宣通,通则不痛,少则凝泣[2]。泣则不通,故痛,痛处可按为虚。痰阻气机,二气源流不畅,胁肋隐痛,下连少腹以及髀关,皆肝脾经脉所过之处,痰犹乱世之盗贼,即治世之良民,至于暑湿乘虚而入,犹浮云之过太虚[3]。治当求本,六脉软数少神,爰以六君、归脾加减,从肝病治脾论治。愚见如是,明哲正之。

东洋参、云茯苓、冬白术、煨木香、远志肉、酸枣仁、新会皮、当归身、片姜黄、佩兰叶、制半夏、生姜、大枣。

---

[1] 始满 指五十岁。典出汉代孔融《与曹公论盛孝章书》,文中有"岁月不居,时节如流。五十之年,忽焉已至。公为始满,融又过二"语,可参阅。

[2] 凝泣 即凝滞。泣,通"涩"。《素问·五藏生成论》有"血凝于肤者为痹,凝于脉者为泣,凝于足者为厥"语,唐代王冰注:"泣,谓血行不利。"又,清代俞樾认为"凝泣"当是"凝洰"。洰,音 hù,闭塞。皆通。

[3] 太虚 太空、天空。

　　昨进归脾、六君加减，一助坤顺，一法乾健，夜来胁痛，蔓延于下，至三更安寐痛缓。可知症本肝郁脾伤，土为木克，健运失常，痰生饮聚，驯致气血周行之道路乖分[1]，络脉间亦为之间断，以故隐隐作痛，面色黄如秋叶，䐃肉渐消，皆脾虚痰饮不化之明验也。脉仍软数少神，治病必求其本，仍以斡旋中气以畅清阳为主，夜服灵枢半夏秫米汤合金匮大半夏法。

　　人参、赤茯苓、当归身、炙甘草、煨木香、大白芍、四制香附、片姜黄、远志肉、生姜、大枣。

　　夜服灵枢半夏秫米汤合金匮大半夏法：制半夏、黄粟米、人参、川白蜜，甘澜水煎。

　　病原已载前方，但痛势进退有时，犹痎疟之意，乃气血源流不畅，湿痰凝结经络之间，营卫循环道阻，所谓痛则不通是也。《内经》有饮症而无痰字，盖痰为治病之标，非受病之本，治其所以生痰之源则痰自清，当培脾肾为主。治肝大法有二，先培其土，复灌其水，则木欣欣以向荣[2]，此不治肝而肝自治，方合《内经》治病求本之旨。

　　人参、茯神、冬白术、当归身、黄郁金、大白芍、制香附、熟枣仁、远志肉、煨木香、怀山药、龙眼肉、生姜、大枣。

　　昨药后，夜来痛势反增，如前次之进退，足见痰阻气机，气血源流不畅，营卫失其常度。天枢之上，天气主之；天枢之下，地气主之。厥阴之脉络于少腹，少腹隐痛，乃有形之痰，且小便自利，尚有瘀血，痛则伤胃食少，可虑。仍以斡旋中土为主，参入调血中之气和气中之血之品，待胃气一振，痛势一定，再进攻痰之剂可也。

---

〔1〕　乖分　谓背离常道。
〔2〕　木欣欣以向荣　晋代陶渊明《归去来兮辞》有"木欣欣以向荣，泉涓涓而始流"句，在此处用"木欣欣以向荣"形容肝气的正常升发。

东洋参、小青皮、制半夏、冬白术、广木香、广橘皮、红花、当归身、熟枣仁、远志肉、片姜黄、生姜、大枣。

昨药后痛势虽定，第痛退三日复进，显系痰阻气机，营卫揆度[1]失常，犹痎疟之意。脉仍软数少神，痛时脉伏。二气本虚，补虚则痰饮不开，攻痰则元气不继，所谓人虚症实，攻补均难是也。且病非一朝一夕之故，其所由来者渐矣，亦当以渐治之。王道功迟[2]，非畅和中土，乌能奏效？间进攻痰之品，宗前哲十补一攻[3]剿抚互用[4]之意，冀其痰饮下行，清气上升，脾阳中运为顺，早服医话桃花丸三钱。

东洋参、冬白术、广橘皮、炙甘草、云茯苓、制半夏、黑山栀、桃仁泥、藕节。

夜来痛势虽轻，左胁仍如锥刺，䯏肉痛如动脉之状，痛由少腹而起，夜甚于昼，痛缓脉起。素有痰饮之患，见在吐痰如膏，即精血津液脂膏所化。脾肾无亏，二气充盈，何痰之有？肾虚水泛为痰，脾虚液化为痰，痰随气行，无处不到，回抟[5]藏府曲折之处，经络交互之间，药力难达，故前哲有见痰休治痰之说，当以脾肾双培，潜消融化，又难拘痛无补法之论。然将化未化之痰宜引归正，已成之痰非攻不可，是以古人用药有用兵之譬，十补一清之例，剿抚互用

---

〔1〕营卫揆度　指营卫二气运行的常规。揆，音 kuí，与"度"皆为度量的意思，在此处指常规。

〔2〕王道功迟　以"王道"治理天下，潜化人心，收效在于长远，因此说"功迟"，在此处表示"畅和中土"，"以渐治之"，不可能即刻取效。王道，古时称以仁义治理天下，以德政安抚臣民为"王道"，与"霸道"相对。《尚书·洪范》有"无偏无党，王道荡荡"语，可参阅。

〔3〕十补一攻　谓以补为主，间用攻伐。用于邪实正虚之证。可参阅清代怀抱奇《医彻》及清代吴谦《医宗金鉴·杂病心法要诀》。

〔4〕剿抚互用　即攻补兼施。剿，攻伐。抚，安抚。

〔5〕回抟　谓回旋而后集聚。抟，将东西捏聚成团，引申为聚集、凝聚的意思。

之法。兵贵圆通，药宜瞑眩[1]，养精蓄锐，出其不意，攻其无备，适足以振军声。培补数日，暂以一攻，未必大伤元气，如是病则疲于奔命，药则以逸待劳，正气无伤，病势日削，何忧不尽根株？不过因循时日[2]。谬蒙藻鉴[3]，敢不尽心？愚见云然，未知当否？早服医话桃花丸三钱。

大生地、人参、云茯苓、冬白术、炙甘草、粉丹皮、新会皮、黑山栀、福泽泻、制半夏。

昨药后，髀肉筋骨之痛渐平，少腹之痛未减，更觉懊憹，大解后重。厥阴肝脉络于少腹，治痰必先顺气，然肝病善痛，久痛非寒，可按为虚，虚疼宜补，岂能拘痛无补法之说？但痰饮回抟肠胃曲折之处，盘踞经络交互之间，又非平淡所能奏效，《书》不云乎若药不瞑眩，厥疾弗瘳？爰以攻补兼施为主，早服滚痰丸二钱，申刻进补脾肾之剂，至于脉反细涩，乃天令暴冷，无足虑也。

人参、大熟地、山萸肉、冬白术、云茯苓、怀山药、福泽泻、粉丹皮、炙甘草、制半夏、福橘皮。

病原已载前方，想痛逢三日转甚之理，犹痎疟之意，盖百病举发无期，惟疟有期。疟必外受风寒，内有伏暑，夹湿痰交并营卫之间，会于少阳之经而疟作，离于少阳之经而疟止。其道近，其气浅，其行速，则日作，其道远，其气深，其行迟，则间日或三日。今则不然，暑湿痰涎内伏营卫之间，外无风寒，以故不能作疟，然湿痰扰乱营卫，与疟理同归一体。但病延四月之久，人虚症实，攻补均难，能令攻不伤气、补不碍痰则善。仍以攻补兼施，辅以治疟之品，引入

---

〔1〕　药宜瞑眩　谓用药后当出现昏眩等反应。《尚书·说命》有"若药弗瞑眩，厥疾弗瘳"语，可参阅。瞑、眩，皆为眼花的意思。

〔2〕　不过因循时日　谓只不过会迁延一段时间而已。因循，沿袭，引申为拖延的意思。

〔3〕　谬蒙藻鉴　犹言"承蒙错爱"。藻鉴，称别人对自己的认识等。藻，华美。

营卫，导引湿痰渗入肠胃，从大便而下，宜有效矣，早服桃花丸三钱。

大生地、制半夏、鳖血炒柴胡、东洋参、炒黄芩、酒炒透常山、小青皮、生姜、大枣。

接展瑶函[1]，备知一切，照前议之方服后，病势未减，痛极似闭，瘃痛之处仍在少腹之右，牵至右胯右胁为甚，左边及两胯后亦复引疼，时及两腿。若论有痰无痰之说，试看控涎丹、滚痰丸主治诸经络痛处可知。且痰为百病之长，病涉奇异，百药不效，多主于痰。服滚痰丸反甚，药浅病深，此常理也，何足怪乎？守常调治，药力积渐，方能一旦豁然。若云无痰，则所服诸方，各门皆备，并无一效，又何疑焉？此由太夫人[2]二气本虚，肝气本郁，心境本劳，或为六气所乘，驯致津液脂羔[3]幻为痰饮，痰阻气机，络脉无以通调，以故作痛，痛则伤胃，胃伤则有食减风消之虑。深思病在下部，当以肾经为主，脾经次之，所虑者人虚症实，攻补均难，故前哲有十补一攻之法，剿抚互用之旨，所谓兴利不如除害，补正不如去邪是也。遥拟一方，是否有当，明哲正之，每早仍服桃花丸三钱。

大熟地、冬白术、粉丹皮、福泽泻、人参、当归身、川芎、云茯苓、煨木香、制香附、化州橘红、制半夏、生姜、大枣。

接来病原，照方共服七十余剂，诸恙一旦豁然，此乃天授，恐非人力，谬蒙赞美，有愧于心。遥拟丸方，以善其后，特此奉覆[4]，谨返谦简[5]。

大熟地、怀山药、山萸肉、云茯苓、建泽泻、粉丹皮、人参、冬白

------

〔1〕 瑶函　对他人书信的美称。函，书信。
〔2〕 太夫人　对别人母亲之称。
〔3〕 脂羔　当作"脂膏"，指饮食所化精微。
〔4〕 奉覆　即回复。奉，敬辞。覆，通"复"，回复。
〔5〕 谦简　指回信。简，信札。

术、炙甘草、法制半夏、陈橘皮，流水叠丸，早晚各服三钱。

# 肿　胀

经以胸腹乃脏腑之郭，膻中为心主之宫，如匣匮而藏禁器[1]，异名同处一域之中。心劳太过，十二官危[2]，驯致气水相抟，身尽浮肿，筋骨沉滞，血脉壅塞，九窍寥寥，曲失其宜[3]。宜开玄门，洁净府[4]。

羌活、独活、防己、防风、苍术、白术、茯苓、猪苓、泽泻、黄耆、葶苈、大枣。

肿胀虽有十水[5]、鼓胀、肤胀、肠覃、石瘕诸名，不越气水相抟，血脉壅塞，关津[6]不利，有所钟聚[7]而成。身半以上天气主之，身半以下地气主之，自上而下，男从女逆，自下而上，男逆女从。上宜发汗，下宜分利，上下齐肿，汗利兼行，乃古之成法。见在身半以上尽肿，颈脉动，喘咳食减，经闭，血亦化水，水不润下，上泛为灾，乃坤道危疴，勉拟医话启玄煎挽之。

麻黄、桂枝、苍术、独活、苦杏仁、炙甘草、防己、制半夏、厚朴。

---

〔1〕　禁器　帝王所藏的贵重器物。禁，古时称属于帝王者为"禁"，如禁军等。
〔2〕　十二官危　《素问·灵兰秘典论》有"凡此十二官者，不得相失也。故主明则下安，以此养生则寿，殁世不殆，以为天下则大昌。主不明则十二官危，使道闭塞而不通，形乃大伤"语，可参阅。
〔3〕　"九窍寥寥"句　出《吕氏春秋·情欲》，原文作"俗主亏情，故每动为亡败，耳不可赡，目不可厌，口不可满，身尽府种，筋骨沉滞，血脉壅塞，九窍寥寥，曲失其宜，虽有彭祖，犹不能为也。"可参阅。寥寥，空虚的样子。
〔4〕　"开玄门"句　出《素问·汤液醪醴论》，惟原文"玄门"作"鬼门"，可参阅。
〔5〕　十水　唐代王焘《外台秘要》卷二十有"十水"之名，为青水、赤水、黄水、白水、黑水、悬水、风水、石水、里水、气水，并录方三首，可参阅。
〔6〕　关津　指关节。关为关口，津为渡口，皆以指代关节。
〔7〕　钟聚　聚集。钟，聚的意思，如钟情。

经以心腹满,且食不能暮食,为鼓胀[1],脐平筋露,不治。医话法制鸡矢醴主之。

雄鸡矢白四两,无灰酒四两炒干,陈仓米二两,巴豆不去油十枚,老丝瓜络一两,无灰酒二两,同炒焦,去巴豆、瓜络;蟾蜍一个,约重四两,打烂,砂仁末二两,无灰酒二两,同炒焦,去砂仁末。上三味,无灰酒一斤,长流水三斤,煮数千滚,约减半,布袋绞汁,澄清,分三五次温服。

腹大如鼓,按之不坚,色不变。为肤胀,宜发汗。

麻黄、制附子、桂枝、防风、苦杏仁、炙甘草、黄耆、冬白术、生姜、大枣。

腹大如孕,经不秘,按之则坚,推之则移。为肠覃,非垢胎,乃败血盘踞子宫,危症。

油足肉桂、桃仁泥、赤芍药、生大黄、炙甘草、红花、怀牛膝、䗪虫。

经以诸胀腹大皆属于热,又言脏寒生满病,盖热者湿热也,寒者脾虚也。《易传》离为大腹中空之象,故名曰鼓。鼓亦作蛊,蛊以三虫为首,虫亦能胀也,故仓公治临菑氾里女子病胀满,用芫花下虫数升而愈。《旧唐书》甄立言治尼明律患心腹鼓胀,用雄黄散,吐出虫大如人指。《明皇杂录》太医令周顾治黄门[2]奉使交广回[3],腹中坚痞,用消石雄黄散,涌吐有虫生鳞甲者,此皆鼓胀有虫之明验也。脉来弦数少神,症由郁怒操劳而起,驯致

---

〔1〕 "心腹满"句　语本《素问·腹中论》。
〔2〕 黄门　西汉时少府所属有中黄门,供事于宫禁中。东汉沿置,主管宫廷宿卫、侍从出入等事。后泛指宦官。
〔3〕 奉使交广回　奉命出使交州、广州,回朝复命。

水火不济,升降失司,否而不泰,更为湿热所乘,肝风内扰,风动湿盦[1]虫生,以故腹胀如鼓,虚阳上越,面赤如妆,肝燥善怒,肺燥善哭,气虚则自汗,湿甚则便溏。所服诸方,都是法程,寡效者病势深远也。爰以扶二气,扫虫氛,息肝风,渗脾湿,逐停瘀,观其进退[2]。

大生地、人参、当归身、冬白术、明雄黄、元明粉、制苍术、使君子、桃仁泥、川厚朴、雄鸡矢白。

服煎四剂,鼻衄无多,经通色紫,停瘀融化有机。症本血凝气阻,湿盦虫生,肿胀,唇色多白而反鲜红,虫气也,脉仍弦数少神,依方进步,更益以荡涤之品,补中寓泻,两协其平。不逐停瘀,气无以通;不固其气,血何由化? 血非气不行,气非血不附,血瘀则气阻,气滞则血凝,气行气亦通,气通血亦运,此攻补兼施所以并行不悖。《书》不云乎药不暝眩,厥疾不瘳? 此之谓也。

大熟地八钱;人参二钱;明雄黄一钱,为细末,和服;元明粉二钱,和服;制苍术钱半;川厚朴一钱;雄鸡矢中白二两,阴阳瓦酒炒香;蟾蜍皮一具,砂仁一钱煎水炒黄;大枣肉十枚,葶苈二钱、芫花二钱煎水炒焦,去葶苈、芫花;陈仓米一两,巴豆七粒打碎,不去油,丝瓜络三钱切细,同炒黄,不可焦,去巴豆、丝瓜络。

前方共服十有五剂,鼓胀全消,眠食俱安,行健如故。安不忘危,戒之在怒,再拟医话向荣丸,专治肝木久失条舒,杜其反覆之患。

大生地、人参、制半夏、当归身、大白芍、黄郁金、佩兰叶、云茯苓、冬白术、炙甘草、陈橘皮、银柴胡,水叠丸,早晚各服二钱。

肾统诸经之水,肺司百脉之气,脾为中土之脏。肾虚不能约

---

[1] 风动湿盦　风气鼓动,水湿蕴郁。盦,音 ān,覆盖,此为蕴郁。
[2] 进退　"进"原作"近",据文义改。

水,肺虚不能行水,脾虚不能制水,泛溢皮肤则肿,流注脏腑则胀。脾土非肾火不生,肺金非脾土不长,补脾必先补肾,肾为先天之本。补肾宜兼补脾,脾为生化之原;治水必先治气,气化水亦化;治气宜兼治水,水行气亦行。此脾肾气水之难分,而治当兼顾。考前贤治法,惟薛立斋加减金匮肾气汤最当,如所用附子、肉桂以补阴中之火,熟地、山药、山萸、牛膝以益阴中之水,茯苓、泽泻、车前以利阴中之湿。能使气化于精,即所以治肺;补火生土,即所以治脾;壮水通窍,即所以治肾。补而不滞,利而不伐,通阳气,致津液,开玄门,洁净府,一以贯之矣。

　　大熟地、粉丹皮、建泽泻、怀山药、山萸肉、云茯苓、制附子、油肉桂、怀牛膝、车前子。

　　脾为中土之脏,谏议之官,赖真火以煦和,真水以濡润。肾中水火皆亏,气不归精则喘,土不制水则肿,健运失常则胀。背为阳,乃五脏所系,胀从背起,五五二十五阳均皆不足,非独脾肾为言也。脉来细涩如丝,喘肿满,危疴已著,勉拟金匮肾气挽之。

　　病起秋杪,延今入春,食饮少思,心神恍惚,面色戴阳,二便不爽,肿自足起,蔓延于上。乾道为逆[1],显系火亏;土困水流,湿而就下。阴病下行极而上,留于脾则中满,注于肺则气喘,最有喘满之变。脉细无神。虑难收效,勉拟金匮肾气挽之。

　　六脉沉细如丝,命门真火不足,火不生土,土不生金,水道无以通调,肿胀由兹而起。法当益火之原,以消阴翳,金匮肾气主之。

　　喘满肿乃命门真火不足,不能生土,土不生金,脾肺肾交困。

---

[1] 乾道为逆　谓房事无能。

考之于古，验之于今，非金匮肾气，乌能奏效。

腹满，筋露脐平，遍身悉肿，下部尤甚，面戴阳色，气促不得卧，喉间水鸡声。显是火亏于下，土困于中，肺虚于上，气不行水，脾不制水，肾不约水，乃水鼓危疴。勉拟金匮肾气，然桂无佳品，终属不济[1]。

脾肺肾交亏，喘满肿俱见，急以金匮肾气挽之。

产后血化为水。肿胀出于《金匮要略》，肾气汤主之。然桂无佳品，以鹿代之。

大熟地、怀山药、山萸肉、云茯苓、粉丹皮、建泽泻、制附子、鹿茸。

久客鱼盐之地，海滨傍水，湿热由生，腹大渐至脐平，竟似河鱼腹疾[2]，虑难收效。

制苍术、川厚朴、赤茯苓、猪苓、福泽泻、车前子、木通、白丑末、赤小豆、雄鸡矢白，酒、水各半煎。

水肿有阴阳之别，逆顺之异。阳水易治，阴水难医。男子自下肿上为逆，女子反之。肿处色红，内热作渴，能食脉数，此为阳水，乃逆中顺候。补中寓泻主之。

大生地、粉丹皮、福泽泻、怀山药、云茯苓、黑丑末、怀牛膝、车

---

〔1〕不济　谓不能奏效。

〔2〕河鱼腹疾　指湿邪所致之病。《左传·宣公十二年》载楚国征伐萧国，萧国大夫还无社与楚国大夫申叔展谈话，其间有"河鱼腹疾奈何"语，明代李时珍《本草纲目》载："《左传》言麦麴、鞠藭（即川芎）御湿，治河鱼腹疾。予治湿泻，每加二味，其应如响也。"

前子、小茴香、细滑石、生甘草。

经以肾乃胃之关，关门不利，故聚水而从其类[1]。其本在肾，其末在肺，气水不顺，钟聚为肿。宜顺其势，上下分消为主。

羌活、独活、防己、防风、冬瓜子、苦杏仁、茯苓皮、五加皮、桑白皮、大腹皮、生姜皮、紫背萍。

疟作数次忽止，腹胀渐至脐平，四肢先肿，肿消而更瘦削如蜘蛛之状，乃疟鼓危疴。拟《东医宝鉴》金甲散加味，尽其心力。

鸡冠雄黄[2]、穿山甲、常山、草豆蔻、川厚朴、海南槟榔、人参、冬白术、制半夏、陈橘皮、生姜、大枣。

肾为水之下源，肺为水之上源，膀胱为水之导引，脾土为水之防堤。水肿，总是气化无权。治水之法，禹功疏凿[3]虽善，然非羸弱所宜。虚则崇土，前贤成法，如商陆、甘遂、大戟、芫花等，行水虽速，防堤不固，正气不支，终属不济。

人参、冬白术、云茯苓、炙甘草、木猪苓、福泽泻、油足肉桂、生姜、大枣。

素饮涧水沉寒，水流湿就下，肾气先伤，传之于脾，注之于肺，遂成单腹危疴。勉拟附子理中，冀其或免。

制附子、人参、冬白术、炙甘草、炮姜。

经以诸湿肿满，皆属于脾。脾虚湿热不化，气水钟聚而为肿

---

〔1〕 "肾乃胃之关"句　语出《素问·水热穴论》。
〔2〕 鸡冠雄黄　雄黄以色红黄如鸡冠者为上品。
〔3〕 禹功疏凿　指禹功散和疏凿饮子。前者出金代张子和《儒门事亲》，后者出宋代严用和《济生方》。禹功、疏凿，皆取大禹治水意。

胀。扶脾渗湿主之。

人参、赤茯苓、广藿香、大砂仁、制香附、冬白术、制附子、雄鸡矢白。


谚有之，淡薄不堪生肿胀。念年常素[1]，脾土久亏。脾具坤静之德而有乾健之运，故能使心肺之阳降，肝肾之阴升，而成天地交通之泰。脾伤，不能为胃行其津液，翻成天地不交之否。经言五畜为益[2]，宜食肥美，以壮脾土。用药，归脾、六君助坤顺、法乾健为宜。

人参、云茯苓、冬白术、炙甘草、制半夏、陈橘皮、绵黄耆、当归身、酸枣仁、远志肉、广木香、生姜、大枣、龙眼肉。


接展来函，知服金匮肾气丸以来，肿胀虽消，余氛未靖。见交夏令，温热何妨？有是症则投是药。不见泉源之水乎？冬温而夏冷，外热而中寒。症本火亏，药当温补，况夏月伏阴在内，理必扶阳，居深堂大厦之中，不致伤暑，所欲更方，不过参入酸收之意，照原方加生脉散，待九秋木落[3]，仍服金匮肾气丸可也。特此奉覆，谨返谦简。


盛年经秘[4]，血逆于营，遍身浮肿，紫筋暴露，为血肿。难治，宜急通经。

刘寄奴、泽兰叶、红花、紫草、桃仁泥、生大黄、制附子、油肉桂。

---

〔1〕　念年常素　谓二十年来一直茹素。念，同"廿"，二十。
〔2〕　五畜为益　《素问·藏气法时论》有"五谷为养，五果为助，五畜为益，
　　　五菜为充，气味合而服之，以补精益气"语，可参阅。
〔3〕　九秋木落　指深秋木叶凋零时节。九秋，深秋九月。
〔4〕　经秘　经闭。秘，闭。

面肿曰风,颈脉动,喘咳;足胫肿曰水,病名风水。不至入腹为妙。

羌活、防己、防风、柴胡、旋覆花、马兜铃、冬葵子、海金沙。

土为木克,幻生虫鼓,鼓与蛊通。虫蛊始于孙一奎[1]、张景岳[2],以为独得之奇,盖未考《扁鹊仓公列传》及《旧唐书》与《明皇杂录》具言虫蛊之症。服药以来下虫三次,鼓胀全消,饮食亦进,脉神形色俱起。安不忘危,一切小心要紧。

东洋参、冬白术、云茯苓、炙甘草、薏仁米、广木香、蟾蜍皮、大砂仁、使君子、透明雄黄,水叠丸,早晚服三钱。

曾经抑郁伤肝,近乃脾虚气馁,饮食迟于运化,二便带血频仍,见在腹满脐平,胸胁俱胀,呕吐,恶闻食臭,大便十日不行,脉来弦数无神,鼓胀危疴已著,至于或轻或重,乃剥复之象[3]。所服诸方,都是法程,病势良深,殊难奏效。勉拟附子理中加味,从乎中治,是否,质诸明哲。

人参、制附子、冬白术、炙甘草、炮姜炭、当归身、陈橘红、小青皮。

---

[1] 孙一奎　明代医家,字文垣,号东宿,别号生生子,休宁(今属安徽)人,汪石山再传弟子,撰有《赤水玄珠》《医旨绪余》等。
[2] 张景岳　明代医家,名介宾,字会卿,号景岳,别号通一子,原籍四川,迁于会稽山阴(今浙江绍兴),性颖悟,旁通百家,年轻时从学于金梦石,壮年入幕府,广游历。后回乡专医,学验皆丰。撰有《类经》《景岳全书》。
[3] 剥复之象　指邪正盛衰的表现。《周易》有剥、复二卦,剥卦的卦形为坤下艮上,六爻五阴在下,一阳在上,象征阴盛而阳孤,复卦的卦形为震下坤上,六爻为一阳在下,五阴在上,象征阴极而阳复。因以“剥复”表示盛衰、消长的意思。

病原已载前方,第〔1〕五进〔2〕附子理中加味,不见燥热之象,阴霾不散可知,中满退而复进,剥极则复,复而又剥故也。小便如淋不痛,阳虚气化不及州都;大解鹜溏〔3〕,火力不足,失其常度。人身清阳无时不升,浊阴无刻不降,升降循其常度,不觉其升降也。清阳当升不升则气坠,浊阴当降不降则气哽,总是命门真火阳和之气不足以腐熟胃中水谷之精微,驯致糟粕壅塞于中而不化,是以上为饮食难进,下为二便不爽,大腹如鼓,胁肋胀痛,时有太息呻吟之状,弦数之脉如前,诚为剥极之候。考前贤证治诸方,惟附子理中、金匮肾气最为合法。然三焦否塞不开,金匮肾气难于过中达下,服附子理中又如水投石,深思釜底加薪,氤氲〔4〕彻顶,槁禾经雨,生意归巅〔5〕,孰非根蒂阳和之气〔6〕使然也,谨拟二方合治,观其进退。

大熟地、怀山药、山萸肉、粉丹皮、建泽泻、赤茯苓、制附子、油肉桂、车前子、怀牛膝、人参、冬白术、炙甘草、炮姜炭。

昨拟金匮肾气、附子理中二方合治,取其过中达下,益火之本,釜底添薪,冀有效机,而事乃有大谬不然。时值飘风〔7〕,溽暑〔8〕

----

〔1〕　第　只是,表示轻微转折。

〔2〕　五进　谓五次进服。

〔3〕　鹜溏　"鹜"原作"脊",据文义改。鹜溏,阳虚不能温化而致大便稀溏如鹜之粪。《素问·至真要大论》有"寒清于中,感而疟,大凉革候,咳,腹中鸣,注泄鹜溏"语,可参阅。鹜,野鸭。

〔4〕　氤氲　原指烟云弥漫或水光动荡,唐代张九龄《湖口望庐山瀑布泉》诗有"灵山多秀色,空水共氤氲"句,可参阅。在此处形容阳气蒸腾水气上升的样子。

〔5〕　"槁禾经雨"句　干枯的禾苗经雨水滋润,生机重振,梢头返青,在此处表示阳气蒸腾而津液化生,自然周身滋润。巅,山顶,在此处指禾梢。

〔6〕　根蒂阳和之气　指肾中真阳。根蒂,植物的根和蒂,因以表示事物发生发展的起点或根由。肾藏精,为先天之本,所以称"根蒂"。

〔7〕　飘风　暴起之风。《诗·小雅·何人斯》有"彼何人斯,其为飘风"句,毛传:"飘风,暴起之风。"可参阅。

〔8〕　溽暑　暑湿之气。

流行，邪乘虚入，遂至身热汗出，发背沾衣，正气由此更虚，乃见痰嗽气急，喉间水鸡声，痰中间带粉红之色，继有鲜红之血，肺胃络伤所致。暑善归心，言乃心声，以故多言，间有谬误之语。经言因于暑汗，烦则喘喝，静则多言，气虚身热，得之伤暑是矣。大法微者逆之，盛者从之，火亏本症，不受清暑寒凉之品，宜乎从治，仍非理中不可，且理中汤能治伤胃吐血，不可见血畏而不服。张景岳以理中汤去参、术，加归、地，用理真阴，即以二方合一，燮理阴阳，冀其命火内生，阳淫[1]外散。谬蒙藻鉴，敢不尽心，是否有当，质诸明哲。

人参、冬白术、炙甘草、炮姜炭、大熟地、当归身。

肺肾两亏，气水钟聚，肿胀由生，肾本肺标，关门不利，故聚水而从其类。宜开玄门，洁净府，观其进退。

汉防己、独活、制苍术、川厚朴、福橘皮、云茯苓、木猪苓、建泽泻、车前子、炙甘草、桂府滑石。

素有巅疼、瘰疬、呕吐宿疾，近由少腹满硬，驯致腹大脐平，青筋暴露。鼓胀已著。本无药治，面谕谆谆[2]，勉拟一方，冀其百一。

人参、冬白术、炙甘草、炮姜炭、蟾蜍皮、广木香、大砂仁、油多肉桂、大腹皮、鸡屎白、无灰酒。

腹大如怀，月事时下，过月不产，病名石瘕。危如朝露，多酌明哲，勉拟医话五花煎挽之。

月季花、山茶花、水红花、红桃花、玫瑰花、益母草、花蕊石、抚

---

〔1〕 阳淫 指外感之暑热。

〔2〕 面谕谆谆 谓谆谆面告患者调养之法。谕，告知的意思。

糖炒山楂,蛤粉炒阿胶。

# 黄　疸

疸虽有五[1],总是湿郁于脾,与盦曲[2]相似,有六化之变,土无成位,湿无专主故也。身黄如檗[3],其色鲜明,能食脉数,因热化热,阳黄症也。

西茵陈、黑山栀、生大黄、元明粉、生甘草、飞滑石、川黄檗、川黄连、连翘、赤小豆。

身目黄如秋叶,暗淡无光,为阴黄,从寒化也,胸痞食少。为难治,茵陈附子汤加味挽之。

西茵陈、制附子、炙甘草、赤茯苓、福泽泻、油足肉桂、人参、冬白术。

积食伤脾发黄,为谷疸。

西茵陈、黑山栀、川厚朴、炒山楂、广木香、大砂仁、炒枳壳、炒麦芽、六和神曲、生姜、大枣。

身黄不甚鲜明,如烟薰之状,寒热类感,二便色变,额上色黑,因女劳得之,名黑疸。腹满为难治。

大生地(枯矾、元明粉炒)、云茯苓、福泽泻、粉丹皮、怀山药、山萸肉、西茵陈、黑山栀、妇人发(猪油炙焦)。

---

[1]　疸虽有五　《金匮要略·黄疸病脉证并治》有黄疸、谷疸、酒疸、女劳疸、黑疸等五疸,《备急千金要方》卷十有黄汗、黄疸、谷疸、酒疸、女劳疸等五疸,可参阅。

[2]　盦曲　造曲。盦,覆盖,造曲须覆盖而使郁蒸发酵,因称"盦曲"。

[3]　檗　即黄檗。

经以黄如枳实者危,犹草木将凋,无生生之气故也。勉拟金匮肾气加减,或可挽回。

大熟地、怀山药、山萸肉、云茯苓、粉丹皮、建泽泻、制附子、油肉桂、当归身、人参、炮姜炭。

脉滑数,身黄如檗,腹满,溲赤便秘,从实化也。
西茵陈、黑山栀、生大黄、川黄檗、元明粉、炙甘草。

消渴,小便不利,必发黄,水湿内蓄。今小便自利,不渴而身黄,从虚化也。小建中加减主之。

绵州黄耆、冬白术、油肉桂、赤芍药、炙甘草、椒红、饴糖、鸡子黄。

溺黄赤,安卧[1],已食如饥,目黄。显系湿热蕴于脾胃,上蒸于肺,下注膀胱,符于经旨。

西茵陈、黑山栀、赤茯苓、福泽泻、木猪苓、冬白术、白通草、萹蓄、川黄檗、川黄连、制大黄、柳根白皮。

本症瘀血发黄,非伤寒伏邪可比,当求有无虚实论治。疾因便血而起,腹中䐜胀不舒,黄如秋叶,治在太阴。

人参、云茯苓、冬白术、炙甘草、当归身、广木香、酸枣仁、远志肉、炮姜炭、桃仁泥、龙眼肉。

湿盫发黄,茵陈五苓之属宜之。
西茵陈、黑山栀、制大黄、赤茯苓、木猪苓、冬白术、福泽泻、油肉桂、川黄连、飞滑石、白苦参。

---

[1] 安卧 困倦嗜睡。

经以面肿曰风,色黄属湿,风湿相搏,从表化也。

麻黄(酒炒)、桂枝、炙甘草、赤芍、黄耆(防风水炒)、生姜、大枣。

黄因酒发,为酒疸,由大醉当风沐浴所致。医话解酲汤加减主之。

西茵陈、黑山栀、制大黄、赤茯苓、福泽泻、葛花、鸡距子[1]、冬白术、木猪苓、人参、枳实,酒、水各半煎。

身目如金,自汗如雨,溲赤如血,腹胀如鼓,从里化也。

西茵陈、黑山栀、川黄檗、生大黄、元明粉。

胆黄[2]因惊而得,黄必兼青,盖胆汁色青。昔太学生魏准惶惧走胆而死,举体皆青,足以为证。宜医话逍遥温胆汤,或可挽回。

人参、银柴胡、当归身、冬白术、大白芍、炙甘草、云茯苓、制半夏、陈橘皮、枳实、淡竹茹。

# 积　聚

经以心积伏梁,肝积肥气,脾积痞气,肺积息奔,肾积奔豚[3],后世又有癥瘕、痃癖、血鳖诸名,总不离《内经》之五积也。

---

[1] 鸡距子　即枳椇子。
[2] 胆黄　惊恐胆虚而致的黄疸。宋代《太平圣惠方》卷五十五有"胆黄者,面色青黄,多惊少卧,悲泣不定,嗔怒无恒,舌上生疮,唇口干燥。若喘粗不止者,难治"语,可参阅。
[3] "经以心积伏梁"句　《难经·五十六难》论述五脏之积的病因、证候、病机等,可参阅。。

心下有形，大如覆杯，动作牵疼，饮食减少，便溏溲数，面色黎黑[1]，目珠暗黄。由笃志好学，深宵[2]不寐，血凝气阻，饮聚痰生所致，乃伏梁危症。于兹[3]二载，诸药不应，当求其本。

人参、云茯苓、冬白术、炙甘草、制半夏、陈橘皮、当归身、酸枣仁、远志肉、广木香、水红花子、四制香附。

伏梁盘踞膻中，横连虚里穴处，大如覆碗，按之不移，由盛怒纵饮食感风寒所致。然积以寒留，留久则寒多化热，风以致积，积成则症已非风。古人虽有养正积除之法，效者甚鲜。经言坚者削之，留者攻之，结者散之，客者除之，盖有形之积，以攻为是，宜医话伏梁煎主之。

人参、川黄连、川椒红、猪牙皂角、京三棱、蓬莪术、肥桔梗、巴豆霜、乌梅肉。

心积伏梁踞心下，大如覆碗，痛而不移。宜医话伏梁煎加减主之。

京三棱、蓬莪术、黄郁金、醋炒香附、牡丹皮、赤芍药、大丹参、当归身、川芎藭、延胡索、成块朱砂、桃枭[4]。

左胁下坚硬，大如覆碗，按之则痛，弹之有声，不时寒热，乃肝积肥气，同于疟母。医话肥气散为宜。

京三棱、蓬莪术、醋煮常山、九肋鳖甲、夜明砂、枳实、海南槟榔、威灵仙、银州柴胡、人参、当归身。

---

〔1〕 黎黑　黑中带黄。黎，黑中带黄之色。汉代刘熙《释名》："土青曰黎，似黎草色也。"

〔2〕 深宵　即深夜。宵，夜的意思。

〔3〕 兹　如今。

〔4〕 桃枭　桃实著树不落者，即碧桃干。

当脐有形，大如手掌，按之坚硬作痛，乃脾积痞气。医话痞气饮为宜。

京三棱、蓬莪术、枯麦芽、山楂肉、鸡心槟榔、麸炒枳实、青木香、川厚朴、冬白术、制半夏、陈橘皮、小青皮。

胸右按之有形，大如覆杯，坚硬如石，动劳气急，饮食减少，痰嗽频仍，由食味酸咸甜太过所致，与哮喘相近，乃肺积息贲危症。宜医话息贲丸缓缓图瘥可也。

人参、枳实、制半夏、京三棱、蓬莪术、制南星、陈橘皮、苦杏仁、甜桔梗共为末，水叠丸，早晚各服三钱，开水下。

脐下按之坚满，有气上冲，惊悸烦乱，水不润下，上泛为灾，乃肾积奔豚危症。拟医话奔豚汤主治。

油肉桂、赤芍药、炙甘草、云茯苓、制半夏、冬白术、李根白皮、生姜、大枣。

伏梁在脐上，奔豚在脐下，肥气在脐左，息贲在脐右，痞气在当脐。见在当脐、脐上、脐左横亘有形[1]，乃伏梁、肥气、痞气兼症，极难奏效。

京三棱、蓬莪术、人参、川黄连、猪牙皂角、川椒红、海南槟榔、醋炒香附、麸炒枳实、川厚朴、山楂肉、冬白术、生姜、大枣。

五味失宜，七情不节，二气失其和顺之机，驯致水谷精华不归正化，凝于肠胃之外，膜原之间，心下脐旁有形，或见或隐，为气聚。理气为先。

广藿香、广木香、川厚朴、枳实、冬白术、陈橘皮、蚀青皮、制香

---

〔1〕　横亘有形　谓横贯其位而有形可扪。亘，通、横贯的意思。

附、台乌药、黑沉香、公丁香、白檀香。

心下痞,按之软,推之则移,寻之无迹,为气聚。《难经》言聚者阳气也,阳浮而动,六腑所成是也。

四制香附、天台乌药、广木香、莱菔子、鸡心槟榔、枳实、小青皮、陈橘皮。

用力络伤,血溢凝结成瘕,心下当脐有形,大如覆碗,动作牵引而痛,饮食减少,脉象沉潜,介乎伏梁痞积之间。延今二载之久,难期速效。

京三棱、蓬莪术、醋炒香附、当归身、川芎藭、赤芍药、延胡索、山楂肉、广木香、桃仁泥、生姜、大枣。

壮人无积,虚人则有。由于脾失健运,湿痰瘀血互结,如中满之状。故前哲有养正积除之法,譬如满坐[1]皆君子,纵有一小人,自无容地而去。

人参、於潜白术[2]、广木香、水红花子、四制香附、陈橘皮、当归身、赤芍药、蛀青皮、制半夏、制南星。

盛年经闭一载,左胁至少腹坚硬如石,大如覆杯,有三横亘相连,由产后而起,近乃右胁又生横梗。《难经》言积者五脏所生,聚乃六腑所成。阳浮而动,阴沉而伏,肝脾郁结,气浊血瘀与湿痰交并,沉伏于肠胃之外,膜原之间,为痞为癖。服攻坚破结、养正除积等法,无效。勉拟补中寓泻,观其进退,服二十剂再议。

人参、云茯苓、冬白术、炙甘草、制半夏、陈橘皮、京三棱、蓬莪术、广木香、当归身、赤芍药、川芎藭、水红花子。

---

〔1〕 满坐　即满座。坐,同"座"。
〔2〕 於潜白术　也称"於术",浙江於潜出产的白术。

诊脉五十动,浮中沉三取虽有力有神,而弦数不静,弦为肝逆,数乃脾虚。因昔年抑郁烦劳思虑太过,土为木克,肝脾已致病于前,客冬复感风寒,标本交互难分。因循怠治〔1〕,二气潜消,在昔所致病由于兹益著〔2〕,驯致心下有形,大如覆碗,略偏于左,饮食减少,呕吐痰多,血色不华,精神慵倦。见在呕其间带血缕,大便紫黑亦带停瘀,显系肝木犯中,肝不藏,脾失统,故血妄行,上逆则见于呕吐之中,下溜则见于大便之内。治此大法,壮水以生木,培土以安木,水土调平,则木欣欣以向荣而无克制之患,自能渐入佳境,服五十剂再议。

大熟地、粉丹皮、福泽泻、人参、冬白术、制半夏、陈橘皮、当归身、赤芍药、广木香、水红花子、血余炭。

年甫十五,经水未通,少腹右角有形,大如覆杯,痛如锥刺,痛时其形反隐,脉亦沉伏,小便如淋,气亦短促。先天不足,木横土虚〔3〕,湿痰瘀血互结厥阴肝部,即肥气之属。交加散加味主之。

大生地、老生姜等分,各捣汁,以生地汁炒生姜,生姜汁炒生地,互相炒焦为度,当归身、川芎䓖、油肉桂、桃仁泥、炮姜炭、京三棱、蓬莪术、四制香附、广木香。

七瘕〔4〕属血,八瘕〔5〕属气。瘕者征也,瘕者假也。在左属肝,大如覆杯,隐隐作痛,经秘食减,由怒郁伤肝所致。法当调畅气

---

〔1〕　怠治　谓疏于治疗。怠,怠缓。

〔2〕　于兹益著　谓由此而更加严重。兹,此、这的意思。

〔3〕　木横土虚　肝气横逆,脾气亏虚。横,音 hèng,横暴。

〔4〕　七瘕　七种瘕病。宋代陈言《三因极一病证方论》卷九有"然七瘕八瘕之名,经论亦不详出,虽有蛟龙、鱼、鳖、肉、发、虱、米等七证,初非定名,偶因食物相感而致患耳",可参阅。

〔5〕　八瘕　隋代巢元方《诸病源候论》卷三十八有"八瘕候",有"八瘕者,皆胞胎生产,月经往来,血脉精气不调所生也"语,可参阅。

机为主。

四制香附、广木香、黄郁金、天台乌药、陈橘皮、佩兰叶、当归身、川芎藭。

妇人瘕聚,与男子七疝同法,皆任脉为病,极难调治。

赤茯苓、猪苓、福泽泻、冬白术、川楝子、广木香、小茴香、黑丑末。

湿痰为痞,汩汩有声。脾为生痰之源,治痰顺气为主。

四制香附、广藿香、陈橘皮、天台乌药、广木香、川厚朴、麸炒枳实、制半夏、制南星、生姜、大枣。

# 痞　满

心下满,按之不痛,为痞。泻心汤加减主之。

人参、制半夏、黄芩、广木香、制香附、枳实、厚朴、陈橘皮、冬白术。

肝不条达,胃失冲和,脾失健运,痞塞不开,不知饥,不能食,脉来胃少弦多。斡运中枢为主。

东洋参、云茯苓、冬白术、广木香、酸枣仁、远志肉、制香附、制半夏、陈橘皮、生姜、大枣。

流水不腐,止水〔1〕伤脾,脾伤则痞,饮食减少,便泻频仍,䐃肉渐消,脉来弦细。土不安木,肝木化风,液为风耗,症近风消〔2〕。昔

---

〔1〕 止水　蕴积的水湿。
〔2〕 风消　病名。《素问·阴阳别论》有“二阳之病发心脾,有不得隐曲,女子不月,其传为风消”语,可参阅。

元人居中国〔1〕,食鱼,饮止水,多病痞,惟服草果即愈,宗法主之。

草果仁、人参、云茯苓、冬白术、制半夏、新会皮、炮姜炭、炙甘草。

三经客感,病后绝不思食,时或知饥,食入则痞,显系中伤未复。脾胃为中土之脏,仓廪之官,赖命门真火以生。火不足以生土,驯致营卫不和,时有寒热,脉来胃少弦多。温建中阳为主。

人参、冬白术、炙甘草、炮姜炭、制附子、蛀青皮、化州橘红、南枣肉。

服附子治中汤四十余剂,中州复振,健运如初,第肾火久亏,治中虽效,未能达下,再拟金匮肾气加减,以善其后。

大熟地、怀山药、山萸肉、制附子、油肉桂、枸杞子、鹿角霜、当归身,水叠丸,早晚各服三钱,淡盐汤下。

胃阳式微〔2〕,寒凝气结,胸痞食减,嗳噫吞酸,脉来细涩少神。附子理中为主。

人参、冬白术、炙甘草、制附子、炮姜炭。

饮食起居,不节不时,脾胃受戕,化机不转,经月不食,心下似满,六脉缓弱。阳气不伸,阴翳蔽障〔3〕,虑难奏效。

东洋参、云茯苓、冬白术、炙甘草、当归身、酸枣仁、远志肉、广木香、制附子、生姜、大枣。

塞而不通谓之痞,胀而不消谓之满。有邪滞为实,无邪滞为虚。但不知饥时疑若满,乃中阳不运,非消导所宜,当塞因塞用。

---

〔1〕　中国　指中原地区。
〔2〕　式微　衰微。式,发语词。
〔3〕　阴翳蔽障　阴寒之气弥漫。

人参、云茯苓、冬白术、炙甘草、制半夏、陈橘皮、炮姜炭、制附子。

湿土司令,脾胃受伤,邪滞互结,心下有形,按之无痛,脉来滑数少神。胃苓加减主治。

制苍术、陈橘皮、川厚朴、炙甘草、赤茯苓、猪苓、建泽泻、枳壳、生姜。

经以浊气在上,则生䐜胀。土为木克,建运失常,升降失司,变生痞象。东垣谓痞从血中来。仲景言病发于阴,而反下之,因作痞,盖皆营分受伤。当理脾营为主。

人参、川黄连、枳实、炮姜炭、制半夏、当归身、赤芍药、川厚朴、大枣。

心下满,按之微痛,如心积伏梁之状,延今半载有余,诸药无效。年当盛壮,二气素充,非五泻心汤〔1〕合治不可。

制半夏、黄芩、炮姜、炙甘草、人参、川黄连、生大黄、制附子、生姜、大枣。

三进五泻心,大便畅行十余次,痞势全消,饮食如故。沉痼之疾,一旦霍然〔2〕,安不忘危,善后宜慎。

人参、云茯苓、冬白术、炙甘草、当归身、陈橘皮、银柴胡、绿升麻、制半夏、生姜、大枣。

胃为仓廪,脾司谏议,为中土之脏,赖肾火以生,畏肝木之克。

---

〔1〕　五泻心汤　《伤寒论》载泻心汤五首,即半夏泻心汤、生姜泻心汤、甘草泻心汤、大黄黄连泻心汤、附子泻心汤。
〔2〕　霍然　病愈。汉代枚乘《七发》有“霍然病已”句,谓疾病很快痊愈,后以“霍然”表示疾病痊愈。

症本木乘土位,命火虚衰,更为湿热所乘,驯致默默不思饮食,四肢无力以动,六脉细软无神。治病必求其本,折其郁气,先取化原,再补命门真火可也。

东洋参、云茯苓、冬白术、炙甘草、当归身、广木香、陈橘皮、紫豆蔻、制半夏、六和神曲、炒麦芽、生姜、大枣、龙眼肉。

昨药后,夜来平善,二便通调,惟饮食仍然不畅,乃因湿热盘踞脾经日久,又为肝木所乘,命火素亏,乌能腐熟水谷而化精微? 前哲有中胃如釜、命火如薪之比,食不能化,火力不足可知。本当益火之原,以消阴翳,肉桂无交趾〔1〕,何能直达丹田? 再思其次,温建中阳,冀其清阳上升,浊阴下降,天地交通,水火既济。

东洋参、冬白术、炙甘草、炮姜炭、白豆蔻、当归身、公丁香、广木香、福建神曲、炒谷芽、生姜、大枣、龙眼肉。

昨进六君子汤合神香散加减,温建中土,以畅清阳,今辰〔2〕胃气已开,饮食能进,形神亦振,细软之脉亦起,中阳命火来复〔3〕有机。第病非一朝一夕之故,其所由来者渐矣,亦当以渐治之。经以肝为将军之官,怒则克土,见在脾土四面受敌,命门真火不足以生,又为思虑所伤,肝木所克,饮食不节,起居不时及劳倦等因,皆是脾土受困,脾在中央,土贯四旁故也。治病求本,补火生土乃正治之方,肉桂无能道地,温建中阳是从权之法,然能渐入佳境,亦可图十全之功。宜乎体圣贤之道,至圣随遇而安,大贤浩然之气,《内经》恬惔无为,《南华》自适其适,有一于此,病安从来? 药合机宜,依方进步可也。

东洋参、冬白术、炙甘草、炮姜炭、公丁香、紫豆蔻、制附子、小青皮、化橘红、大枣。

---

〔1〕　肉桂无交趾　谓难以找到交趾所产的肉桂。交趾,公元前111年,汉武帝在今越南北部设交趾郡。

〔2〕　今辰　今晨。辰,通"晨"。

〔3〕　来复　谓恢复或重生。

　　昨进附子治中汤，参入神香散，温建中阳，细涩之脉转为洪数阳象，即是佳征，饮食尚未畅进，命火久亏，难于骤复故也。能受温热助火之剂，不见燥烁之象，药力渐积，自有愈期。既获效机，原方增损，更益以血肉有情之品。

　　东洋参、冬白术、炙甘草、炮姜炭、公丁香、白豆蔻、毛鹿片、制附子、破故纸、生姜、大枣、金菊皮、龙眼肉。

　　益火之本，以消阴霾，大获效机，依方进步可也。但胃气初开，饮食宜节，肉虽多，无使胜食气，圣人之于味亦慎矣。已饥方食，未饱先止，乃东坡之秘诀〔1〕，调脾胃之良模，最宜留意。

　　东洋参、冬白术、炙甘草、制附子、炮姜炭、公丁香、紫豆蔻、破故纸、毛鹿角、枸杞子、菟丝子、龙眼肉、胡桃肉、生姜、大枣。

　　釜底添薪，氤氲贯顶，稿禾〔2〕得雨，生意归巅，孰非根蒂阳和之气使然也？五脏各一，肾独有二，左属肾水，右属命火，补火虑其水耗，补水虑其火微，故《内经》有言无阳则阴无以生，无阴则阳无以化。阴阳本不相离，水火同居一窟。今服温建中阳之剂，虽获效机，但附子、炮姜等皆燥烈之品，无润下之性，所以交趾肉桂有油，能润下，为神品。今也则无，当思益火燥烈之中有温润之意，方能收既济之功。不妨壮水之主，以镇阳光，益火之原，以消阴翳，亦可并行而不悖。愚见如是，明哲正之。

　　东洋参、冬白术、桂附制熟地、怀山药、山萸肉、炮姜炭、当归身、肉苁蓉、毛鹿角、真锁阳、枸杞子、公丁香、白豆蔻、怀牛膝、生姜、大枣、龙眼肉、胡桃肉。

　　服壮水之主，益火之原，并行不悖，虽合机宜，犹虑大热燥烈，

─────────

〔1〕 "已饥方食"句　宋代苏轼《东坡志林》卷一有"已饥方食，未饱先止，散步逍遥，务令腹空"东坡，即苏轼，字子瞻，号东坡居士。
〔2〕 稿禾　石竹山房本"稿"作"稿"。

耗伤肾水,故用桂附制地黄一法(制法见呕吐反胃门)。然恙[1]
因五志七情中来,及湿热乘虚而入,善后亦当兼治。心为君主之
官,尤当澄心息虑、返观内守为要。恬淡无为,以舒神志,冀其阴阳
水火两协其平,自臻安吉。

桂附制熟地、东洋参、冬白术、毛鹿角、枸杞子、怀牛膝、肉苁
蓉、真锁阳、公丁香、白豆蔻、当归身。

进桂附制熟地,从阴引阳,从阳引阴,脉神形色俱起,饮食如
常,便是佳征。补肾非地黄不可,然前服地黄滞腻,胃气受戕,经月
不思饮食,以故畏而不服。今设法用桂附制过,服之已受,可无疑
矣。《内经》从阴引阳,从阳引阴,阳生阴长,阴充阳化,乃天地阴阳
五运六气循环之至理,但有太过不及之弊,其间出入进退加减变化
则又存乎其人。守常调治无差,何恙不已?

桂附制熟地、怀山药、山萸肉、东洋参、毛角片、枸杞子、公丁
香、紫豆蔻、肉苁蓉、当归身。

连进桂附制熟地,并无滞腻之意,可见药病相投[2]。饮食不
减,坐卧如常,脉象更觉和平,惟腘肉消而未起。症本肾中水火皆
亏,水不涵木,肝木犯中,火不生土,脾土生湿,肾水乃天一之
精[3],脾土为物之母,能使水土两协其平,则五脏六腑各得其位,
则百病无由而入。至于湿热化毒,譬如小人,正气亦如君子,脾土
气足,犹满坐君子,小人自无容地[4]。但补肾中水火阴阳为主,
方合《内经》治病求本之旨。

桂附制熟地、怀山药、山萸肉、云茯苓、福泽泻、粉丹皮、枸杞
子、毛角片、怀牛膝、车前子、东洋参、真珠粉、琥珀粉。

---

[1] 恙 病患。
[2] 相投 谓相为吻合。投,相合的意思。
[3] 肾水乃天一之精 谓肾为水脏。《河图》释文:"天一生水,地六成之。"
[4] "满坐君子"句 喻正气充足,邪气自退。元代罗天益《卫生宝鉴》卷十
四:"养正积自除,犹之满坐皆君子,纵有一小人,自无容地而出。"

屡进桂附制熟地及补肾中水火阴阳之品，尚合机宜，然饮食虽不见减，亦未加增。胃为生化之源，与脾相为表里，脾具坤静之德而有乾健之运，能使饮食畅进，化源分布，则五脏六腑筋骨皮肉日见生长充盈，饮食之于人所关非细。补肾固是求本之法，所谓补肾有开胃之功，而扶脾亦有生阳之妙。拟间服黑归脾汤加味，助坤顺，法乾健，行其春令，冀其饮食加餐为妙。

桂附制熟地、东洋参、冬白术、当归身、酸枣仁、远志肉、大有黄耆、公丁香、白豆蔻、抱木茯神、生姜、大枣、龙眼肉。

诸症悉退，眠食俱安，精神复振，惟胭肉全消未复。症本阴阳两损，脾肾双亏，五脏之伤，穷必及肾，故当治肾为主。东垣又谓补肾宜先补脾，以脾为生化之原；褚侍中〔1〕以补脾当先补肾，以肾为先天之本。用此观之，脾肾双补，一以贯之〔2〕为是。

桂附制熟地、怀山药、山萸肉、人参、鹿茸、枸杞子、当归身、云茯苓、炙甘草、冬白术、酸枣仁、远志肉，水叠丸，早晚各服三钱。

---

〔1〕 褚侍中　褚澄，南朝医家，字彦道，阳翟（今河南禹县）人，撰有《杂药方》二十卷。今传又有《褚氏遗书》。
〔2〕 一以贯之　用"脾肾双补"的法则贯穿始终。

# 卷第三　肺部

## 喘　促

经以诸气膹郁,皆属于肺。肺合皮毛,为气之主。风寒外束,肺卫不舒,气壅作喘。

麻黄、桂枝、炙甘草、赤芍、五味子、北细辛、炮姜、制半夏、苦杏仁。

形寒饮冷则伤肺[1],肺气不利,胸盈仰息[2]。

麻黄、紫苏子、桑白皮、苦杏仁、桂枝、北细辛、制半夏、款冬花、银杏。

水寒射肺,服小青龙,气喘未平,再以神秘汤加减主治。

人参、苏叶、赤茯苓、炙甘草、制半夏、陈橘皮、桑白皮、苦杏仁、甜桔梗。

风寒外束,胃火内炎,肺热气壅作喘。一解外束之寒,一清上炎之火,麻杏石甘汤主之。

麻黄、苦杏仁、生甘草、生石膏。

---

〔1〕 形寒饮冷则伤肺　《难经·四十九难》有"忧愁思虑则伤心,形寒饮冷则伤肺,恚怒气逆上而不下则伤肝,饮食劳倦则伤脾,久坐湿地强力入水则伤肾,是正经之自病也"语,可参阅。

〔2〕 胸盈仰息　谓胸廓壅满,仰首呼吸。盈,满的意思。息,呼吸。《灵枢·本藏》有"肺藏气,气舍魄,肺气虚则鼻塞不利少气,实则喘喝,胸盈仰息"语,可参阅。

脉洪数且滑,烦渴气喘。痰不豁,火郁肺中,宜清上。

南沙参、天门冬、大麦冬、白知母、黄芩、生石膏、白茅根、蓝叶、秋梨汁。


汗出而喘,邪在表,喘而汗出,邪在里,此伤寒家事。本症则不然,烦渴多汗,气喘脉数,为火烁肺金,宜清降。

生石膏、白知母[1]、生甘草、大麦冬、南沙参、天花粉、黄芩、秋梨汁。


肺为气之主,肾乃气之根。肾虚气不归原,肺损气无依附,孤阳浮泛作喘,诚为剥极之候[2]。

大熟地、怀山药、山萸肉、当归身、枸杞子、制附子、油足肉桂、人参、鹿茸。


喘在子丑寅之时,阳气孤浮于上可据。法当纳气归原,导龙归海,金匮肾气加味主之。第肾不纳气,本是危疴,多酌明哲。

大熟地、粉丹皮、建泽泻、怀山药、山萸肉、赤茯苓、制附子、上肉桂、人参、车前子、怀牛膝、鹿茸。

连进金匮肾气加减,喘促渐平,脉神形色俱起,肾气摄纳有机。肾乃立命之根,阳无剥尽之理,纳气归原,导龙归海,前哲良规,依方进步。

大熟地、怀山药、山萸肉、赤茯苓、怀牛膝、制附子、油多肉桂、当归身、枸杞子、人参、鹿茸。

金匮肾气加减,又服六剂,喘促虽定,反觉痰多。痰即肾水津

---

[1]　白知母　即知母。知母以肥大、色白者为佳。

[2]　剥极之候　指阳气衰竭之候。《周易》有剥卦,六爻五阴在下,一阳在上,象征阴盛而阳孤。

液脂膏所化,犹乱世盗贼,即治世良民,法当安抚。且金匮肾气能治痰之本,依方加减为丸,以善其后。

大熟地、怀山药、山萸肉、赤茯苓、菟丝子、制附子、油肉桂、怀牛膝、鹿茸、当归身、枸杞子、人参,水叠丸,早晚各服三钱,淡盐汤下。

呼出心与肺,吸入肾与肝。呼吸短促,不能相续,提之若不能升,咽之若不能下,乃子午不交,元海[1]无根,危候,谨防大汗。

大熟地、人参、鹿茸、怀山药、当归身、炙甘草、山萸肉、制附子、油足肉桂。

诸逆冲上,皆属于火。气从少腹上冲则喘,水不济火可据,肾失摄纳非宜。诸喘皆为恶候,多酌明哲要紧。

大生地、粉丹皮、建泽泻、怀山药、山萸肉、赤茯苓、白知母、川黄檗、怀牛膝、车前子。

宿痰弥留,气浮作喘,非其所宜。

人参、黄耆、冬白术、炙甘草、当归身、云茯苓、法制半夏、陈橘皮、生姜、南枣肉。

产后去血过多,气无依附,浮泛为喘,不宜有汗。

人参、当归身、炙甘草、炮姜炭,白水煎,送金匮肾气丸。

经以诸痿喘呕,皆属于上。肺气不降则喘,金不平木,土为木克则呕,肺热叶焦则足膝无力,皆宜清上。

北沙参、大麦冬、天门冬、白知母、川贝母、黄芩、炙甘草、甜桔

---

[1] 元海　指肾脏。

梗、活水芦根。

肺实为喘,肺虚为促。喘为气壅,争出为舒;促为气短,引长为快。呼吸出入短促不能相续,求伸不得,乃虚促危疴,不宜有汗。

大生地、当归身、炙甘草、人参、黄耆、紫菀茸[1]、五味子、款冬花、陈阿胶、马兜铃、胡桃肉、鸡子清。

脾湿生痰,上注于肺为喘。

紫苏子、白芥子、莱菔子、赤茯苓、炙甘草、制半夏、制南星、陈橘皮、枳壳。

风温痰热,交并于肺,喘咳不能平卧。

瓜蒌皮、大贝母、前胡、甜桔梗、桑白皮、制半夏、陈橘皮、桃仁、苦杏仁。

经以阳盛则身热,腠理闭,喘粗为之俯仰,汗不出,面[2]热齿干,烦冤[3]腹满,不治。勉拟麻杏石甘汤加味,尽心焉耳矣。

麻黄、生石膏、白知母、杏仁泥、炙甘草、天门冬、大麦冬、黄芩、新荷叶。

病延四月之久,喘咳不能平卧,食少痰多,血不华色,脉来弦细少神。子盗母气已著,虑难有济。

大熟地、粉丹皮、福泽泻、怀山药、山萸肉、赤茯苓、人参、冬白术、炙甘草、制半夏、陈橘皮。

---

〔1〕 紫菀茸 即紫菀。

〔2〕 面 《素问·阴阳应象大论》作"而"。

〔3〕 烦冤 即烦闷。冤,郁闷不舒的意思。

喘因痰作，痰由火生，总是阴亏，治当求本。

大生地、粉丹皮、建泽泻、当归身、赤茯苓、炙甘草、制半夏、陈橘皮、天门冬、大麦冬、北沙参。

## 哮　　喘

《内经》无哮喘之名，有肺痹、肺雍、息奔之旨，《难经》有肺积息贲之论，《金匮》有胸痹短气之条，后世又有呷嗽、齁䶎、䶎䶎诸症，皆其类也。由于先天不足，酸咸甜味太过，为风寒所袭，幻生痰饮，如胶如漆，为窠为臼，粘于肺系之中，与呼吸出入之气搏击有声。起自幼年，延今二十余载，终身之累，见在举发。疏解豁痰为主，平复后脾肾双补为宜。

淡豆豉、紫苏子、桑白皮、款冬花、苦杏仁、制半夏、陈橘皮、海螵蛸、白螺壳、银杏。

四进疏解豁痰之剂，哮喘已平，浊痰亦豁。自当培补脾肾，以求其本。褚侍中、李东垣补脾肾各有争先之说，莫若双补并行不悖为妙。即以医话脾肾双补丸主之。

人参、黄耆、冬白术、炙甘草、制半夏、陈橘皮、云茯苓、广木香、当归身、酸枣仁、远志肉、大熟地、粉丹皮、建泽泻、怀山药、山萸肉，水叠丸，早晚各服三钱，滚水下。


二天[1]不足，脾肾双亏，驯致风伏肺经，哮喘屡发。不扶其土，无以生金；不固其下，无以清上。法当固肾扶脾为主，清上实下辅之，爰以六味、六君加减，守常调治，或可图功。质之高明，未知当否？

大熟地、牡丹皮、建泽泻、怀山药、山萸肉、绵州黄耆（防风煎水

---

[1]　二天　先天与后天。

炒)、人参、冬白术、制半夏、陈橘皮、炙甘草,水叠丸,早晚各服三钱。

诸气膹郁,皆属于肺。肺有伏风,遇风则发,气喘不能平卧,喉间水鸡声。拟先服小青龙,从标论治。

麻黄、桂枝、炙甘草、赤芍药、五味子、北细辛、炮姜炭、制半夏。


脉来滑数,数为热,滑为痰。痰热郁于肺中,清肃之令不降,哮喘痰鸣,巅痛,唇干舌燥,溲浑食减。宜先清肃肺金。

南沙参、桑白皮、地骨皮、苦杏仁、甜桔梗、生甘草、白知母、黄芩、羚羊片、活水芦根。

清肃肺金,已服三剂,哮喘稍平,痰声渐息,数脉渐缓。饮食未畅,溲色未清,巅顶犹疼,唇舌仍干,原方加减。

北沙参、大麦冬、甜桔梗、羚羊片、黄芩、白知母、生甘草、甜杏仁、活水芦根。

原方加减,又服四剂,饮食较进,哮喘大减,巅疼唇燥舌干俱已。惟溲色犹浑,值暑湿司权,金令不肃,移热州都,仍宜清上。

北沙参、甜杏仁、天门冬、大麦冬、甜桔梗、生甘草、川贝母、瓜蒌皮、白知母、黄芩、活水芦根。

清上之法,又服六剂,溲色已清,诸症悉退,眠食俱安,形神复振。哮喘既平,自宜清补,近交秋令,最得时宜,仍以清上为主,实下辅之。

南沙参、北沙参、天门冬、大麦冬、白知母、川贝母、大熟地、大生地,水叠丸,早晚各服三钱。


宿哮起自幼年,延今二十余载,六味、六君、二陈、三子、小青龙、定喘汤等遍尝无效。盖伏风痰饮凝结肺胃曲折之处,为窠为臼,必借真火以煦和,真水以濡润,方能融化。非医话阳和饮,乌能奏效?

大熟地、麻黄、制附子、怀山药、山萸肉、白芥子、人参、鹿茸、油肉桂、赤茯苓、菟丝子、胡桃肉。

冲年[1]哮喘，起自风寒，风伏于肺，液化为痰，风痰盘踞脾肺连络之间，每遇秋冬举发。近乃喘兼咳嗽，痰带红丝白沫，齁齃声闻四近，形盛脉细，外强中干。补则风痰愈结，散则正气难支，邪正既不两立，攻补又属两难，暂从中治。

北沙参、老苏梗、苦杏仁、赤茯苓、炙甘草、制半夏、陈橘皮、冬白术、当归身、大白芍、银杏、猪牙皂角灰。

宿哮有年，脾湿肺风交并。

桂枝、炙甘草、川厚朴、苦杏仁、麻黄、赤芍、制半夏、陈橘皮、白芥子。

哮喘屡发，发时以散风为主。

老苏梗、苦杏仁、赤茯苓、炙甘草、制半夏、陈橘皮、甜桔梗、淡豆豉、银杏仁。

哮喘，胸凭仰息[2]，自汗不收，饮食少进。虚难议补，实不可攻，从乎中治。

云茯苓、炙甘草、制半夏、陈橘皮、甜杏仁、海螵蛸、榆白皮、脂麻秸灰、皂角炭。

哮喘，虽有伏风，总是湿痰盘踞脾肺曲折之处，回抟经络交互

---

〔1〕　冲年　即幼年。冲，通"僮"，幼小。《尚书·盘庚下》唐代孔颖达疏有
　　　　"冲、僮声相近，皆是幼小之名"语，可参阅。
〔2〕　胸凭仰息　谓胸满而仰首呼吸。凭，满的意思。《素问·五常政大论》
　　　　有"坚成之纪……其病喘喝，胸凭仰息"语，可参阅。

之间,岂铢两之丸散所能窥其繁牖[1]? 故前哲在立秋前后用攻剂捣其巢穴。今值[2]其时,拟三化汤下之。

生大黄、朴消、枳实、川厚朴、羌活、皂角炭。

连进三化汤,大下痰涎、结粪盈盆,哮喘立止。宜戒酸咸甜味,再以医话阳和饮加减为丸,以善其后。

大熟地、麻黄、怀山药、山萸肉、鹿角霜、人参、白芥子、油多肉桂、制附子、赤茯苓、猪牙皂角、白枯矾,水叠丸,早晚各服三钱。

哮喘即《内经》肺积息奔[3],由于肺风脾湿挟酸咸甜味,酿生痰饮,粘于肺系之中,以故胸盈仰息。非医话阳和饮加减,乌能取效?

大熟地、麻黄、制附子、北细辛、白芥子、制半夏、制南星、肉桂、鹿茸、银杏。

哮喘因感而发,二陈、三子宜之。

赤茯苓、炙甘草、制半夏、新会皮、紫苏子、白芥子、莱菔子、生姜、银杏。

哮喘即《内经》肺积息奔之属,由于肺风深伏,湿痰上扰,痰染酸咸甜味,酝酿如胶如漆,粘于肺管之中,呼吸出入之气不平则鸣,以故喘鸣肩息,不时举发。延今二十余年,诸药不应,无方可拟,惟

---

〔1〕 岂铢两之丸散所能窥其繁牖 谓丸剂和散剂不能奏效。铢、两,皆为重量单位,用喻小小的丸散之剂。窥其繁牖,窥测其繁多的窗子,用喻复杂的病情。《老子四十七章》:"不出户,知天下;不窥牖,见天道"语,可参阅。
〔2〕 值 正当。
〔3〕 息奔 即"息贲",病名。《素问·奇病论》:"病胁下满气逆,二三岁不已,是为何病? 岐伯曰:病名曰息积。"《难经·五十六难》有"肺之积,名曰息贲,在右胁下,覆大如杯。久不已,令人洒淅寒热,喘咳,发肺壅。以春甲乙日得之"语,并可参阅。

医话变体倒仓法或可图功,谨录于下,备参末议[1]。

黄牛肉一斤,煮汤一碗,去油净,空心早服,服二十日为度。如无效再服,服至有效为止,多多益善。

朱丹溪倒仓法:用黄牛肉二十斤,煮浓汤三四碗,隔宿不食,空腹服尽,令其吐下。其法太猛,故后世畏而不行。今用一斤一服,则一日二十斤分为二十日服,缓缓而行,从容不迫,万无一失,屡奏奇功,难以尽述。凡沉疴痼疾,诸药罔效,皆可行此法。故笔之于此,以俟识者。

# 咳　嗽

外感六淫咳嗽,由肺传于他脏;内伤七情之嗽,由他脏而传于肺。久则传于六腑,故经言五脏六腑皆令人咳,非独肺也。曾经秋感,误服地黄、乌梅酸收腻补,酿生胶固之痰,盘踞脏腑曲折之处,回抱经络交互之间,痰嗽绵绵不已,多方寡效者,未能求本故也。昔宋徽宗[2]盛暑食冰,得腹疾,服附子理中汤无效,因用冰煎药,治其受病之本,下咽即愈。今咳因误服乌梅、地黄,仍用乌梅、地黄为之向导,直达受病之所,宜有效矣。

大熟地、乌梅肉、云茯苓、炙甘草、制半夏、陈橘皮、人参、冬白术、制南星,水叠丸,早晚各服三钱。

风袭肺络,痰嗽不舒。见在春令发陈[3],宜于和解法中参入清和之品。

老苏梗、苦杏仁、赤茯苓、炙甘草、制半夏、陈橘皮、瓜蒌皮、前胡。

---

〔1〕　末议　谦词,指自己的观点。
〔2〕　宋徽宗　宋代皇帝,即赵佶,1101年至1125年在位,庙号为"徽宗"。
〔3〕　春令发陈　《素问·四气调神大论》有"春三月,此谓发陈,天地俱生,万物以荣"语,可参阅。发陈,宣发敷扬的意思。

风伤肺卫,痰嗽食减。见交夏令,心先受之,当以和解法中佐以清凉之品。

赤茯苓、炙甘草、制半夏、新会皮、黄芩、大贝母、白知母、苦杏仁。

经以秋伤于湿,上逆而咳,非独专主于风也,法当和解药中加以燥湿之品。

赤茯苓、炙甘草、制半夏、新会皮、制苍术、制南星、苦杏仁、枳壳。

冬有咳嗽上气疾,乃秋伤于湿,冬寒束肺。非小青龙加减,无能奏效。

麻黄、桂枝、炙甘草、赤芍药、炮姜炭、北细辛、制半夏、赤茯苓、制苍术。

经以劳风,法在肺下,巨阳引精三日,中年五日,不精七日,咳出清黄涕,其状如脓,大如弹丸,从口中若鼻中出,不出则伤肺,伤肺则危矣。宜先服医话黄叶饮。

麻黄、苏叶、白前、白芥子、北细辛、款冬花、苦杏仁、生姜。

久嗽不已,三焦受之[1]。每咳痰涎白沫盈碗,食减形羸,苔白厚,脉双弦。中虚,水湿侵淫于脾肺肾之间,三焦不治,为可虑耳,真武汤主之。

赤茯苓、冬白术、大白芍、制附子、生姜。

连进真武虽效,亦非常法。第三焦不治,脾肺肾俱伤,从乎中治可也。崇土既能渗湿,亦可生金,脾为生化之源,补脾即是补肾。

---

〔1〕 "久嗽不已"句 《素问·咳论》有"久咳不已,则三焦受之。三焦咳状,咳而腹满,不欲食饮,此皆聚于胃,关于肺,使人多涕唾而面浮肿气逆也"语,可参阅。

再以归脾、六君合为偶方[1]，为丸，缓缓图痊可也。

人参、黄耆、冬白术、炙甘草、云茯苓、当归身、酸枣仁、远志肉、广木香、制半夏、新会皮，生姜、大枣、龙眼肉煎水叠丸，早晚各服三钱。

髫年[2]咳嗽，秋冬举发，延今二十余年，胸次痞闷不舒，咳甚饮食并出。寒束肺俞之外，火郁肺络之中，寒包积热，饮聚痰凝，先解外束之寒，再清内蕴之热。

麻黄、苏叶、前胡、北细辛、白芥子、旋覆花、款冬花、制半夏、陈橘皮。

阴亏体质，肺络干槁，咳痰不豁，气机不利，动引百骸，声闻四近。法当辛润。

赤茯苓、炙甘草、制半夏、陈橘皮、当归身、甜杏仁、甜桔梗、大贝母、胡桃肉、生姜、川白蜜。

肺金清肃，为水之母。咳起于渐，日以益甚，夜热喉干。子盗母气，不宜辛散，气液耗伤，则为涸辙之鲋[3]。

大熟地、当归身、赤茯苓、粉丹皮、福泽泻、怀山药、川贝母、五味子、北沙参、大麦冬、胡桃肉。

---

[1] 偶方　金代张子和《儒门事亲》卷一："偶方之说有三，有两味相配之偶方，有古之复方之偶方……有数合阴阳之偶方。"可参阅。

[2] 髫年　即幼年。髫，音 tiáo，古时称幼童额前下垂的头发，因以指童年。

[3] 涸辙之鲋　《庄子·外物》载：庄子家贫，往河监侯家借粮。河监侯称将在得到"邑金"后借给庄子"三百金"，实则是推托。庄子生气地说，我来的路上看到车辙中有鲋鱼，恳求我以"斗升之水"救命，我说我将远赴吴越引来西江之水救它。鲋鱼绝望地说，等您引来西江之水，我早已变成鱼干了。后世遂有"涸辙之鲋"的典故。在此处表示气阴耗伤而致的阴亏液枯的病机。鲋，鲫鱼。

命火下亏,生阳不布,火不生土,土不生金,脾肺交困。痰嗽不已,脉来细涩少神。法当益火之本。

大熟地、怀山药、山萸肉、粉丹皮、福泽泻、云茯苓、制附子、油足肉桂、人参、鹿茸。

风伤于肺,湿动于脾,风湿化痰,咳嗽不已,咳以痰凝,痰随嗽溢。河间云咳嗽当以治痰为先,治痰必以顺气为主,是以南星、半夏胜其痰而咳自已,枳壳、陈皮利其气而痰自下。宗法主之。

制南星、制半夏、枳壳、陈橘皮、旋覆花、紫苏子、白芥子、莱菔子。

经以五脏六腑皆令人咳,非独肺也。气从少腹上冲则咳,腰背相引而痛,甚则吐涎,此属肾咳[1]。实下为宜。

大熟地、粉丹皮、建泽泻、怀山药、山萸肉、赤茯苓、厚杜仲、胡桃肉。

久咳喉疼,痰多食少,血不华色,便泻频仍。脉来紧数少神,土败金残已著,勉拟一方,以副远来就诊之意。

人参、云茯苓、冬白术、炙甘草、制半夏、陈橘皮、诃子肉、罂粟壳。

五志过极,皆从火化,火炎水耗,肾不涵肝,木击金鸣,晡热作渴。脉来软数少神,延今二年之久。诸药不应,勉拟琼玉膏法,冀有效机。

人参末、琥珀末、沉香末、生地汁、川白蜜,重汤隔水慢火煎,线

---

〔1〕　肾咳　五脏咳之一。《素问·咳论》有"肾咳之状,咳则腰背相引而痛,甚则咳涎"语,可参阅。

香一枝为度[1]，温服。

　　培土生金，治其久咳脾肺俱伤之本。

　　人参、黄耆、冬白术、炙甘草、制半夏、陈橘皮、紫菀茸、款冬花、胡桃肉。

　　咳经五载有余，每到凉秋举发，入冬益甚，开春渐止，至夏方平。显系湿痰盘踞于脾，风伏于肺，已成痼疾。

　　大熟地、麻黄、鹿角胶、白芥子、桂枝、制附子、赤茯苓、炙甘草、制半夏、陈橘皮、生姜。

　　干咳无痰，痰郁火邪在肺，久延成损。

　　苦桔梗、大生地、南沙参、大麦冬、百部、琥珀粉、沉香末、淡竹沥、川白蜜。

　　肺虚易感，过散固非所宜，不散风何由去？故古法有十味参苏饮、金水六君煎，从扶正散风论治。

　　人参、苏叶、大生地、当归身、荆芥、甜桔梗、甜杏仁、制半夏、陈橘皮。

　　脉来弦数无神，久咳音声不振，咽喉肿痛，阴分本亏，水不济火，清肃不行。清金保肺，引益肾水。

　　大生地、天门冬、北沙参、紫菀茸、大麦冬、川贝母、甜桔梗、生甘草、炒牛子。

　　清金保肺，引益肾水，已服六剂，结喉肿痛全消，弦数之脉亦

---

〔1〕　线香一枝为度　古时常以燃香计时，因称"线香一枝为度"。线香，一
　　　种用竹篾沾上香粉制成的香。

缓。每早咳嗽痰多，音声未振，午后心烦，总属金水俱亏，依方
进步。

　　大生地、大麦冬、北沙参、甜杏仁、甜桔梗、黄芩、白知母、大贝
　　母、天花粉。

　　依方进步，又服六剂，痰嗽虽减未平，音声稍振，脉仍弦数，口
干唇燥，反觉胸中逆气上冲咽喉，又复肿痛。值暑湿司令，暂从清
养肺胃。

　　北沙参、大麦冬、象贝母、肥桔梗、炒牛子、甜杏仁、白知母、薏
　　仁米、生甘草、陈仓米、新荷叶。

　　清养肺胃，以御暑湿。暑湿司权，厥少二阴虚耗，厥阴绕咽，少
阴循喉，以故咽喉肿痛复萌，午后心烦口渴，总属阴亏，水不济火，
仍以清上为主，实下辅之。

　　大生地、粉丹皮、建泽泻、生甘草、甜桔梗、南沙参、大麦冬、炒
　　牛子、白知母、活水芦根。

　　清上则肺无畏火之炎，实下则肾有生水之渐，肾水承制五火，
肺金运行诸气，金水相生，若雨露之溉，结喉肿痛复消，胸中逆气亦
解，饮食亦进，夜寐亦安。惟平明痰嗽犹存，音声未振，脉仍弦数，
肺肾伤而未复，凝神静养为宜。

　　大生地、粉丹皮、建泽泻、怀山药、赤茯苓、北沙参、大麦冬、五
　　味子，水叠丸，早晚各服三钱。


　　去秋疟后中伤，湿痰盘踞，为风所引，痰嗽日以益甚，岁杪[1]
虚火上升，入春以来面色戴阳，胁肋隐痛。显系阴亏木旺金衰，防
成上损。

　　大生地、老苏梗、赤茯苓、炙甘草、桑白皮、甜杏仁、薏苡仁、大
　　麦冬、北沙参、活水芦根。

────────

〔1〕岁杪　即岁末。杪，树梢，此为末尾的意思。

髫年入蜀，江风伤肺，加以舟中炊烟，多食橘柚，遂致痰嗽频仍，酿成痼疾，年年举发。发时饮食汤水一并呕出，肺经治节不行[1]，延今三十余年。年甫四十有五，经水已断，痰嗽益甚，动劳气喘，夜来盗汗，总属阴亏。痰色白属肺，黄属脾，墨属肾，土生金，金生水，脾肺肾本子母之脏，病久子母相传。今春痰带血缕，鲜瘀不一，夜甚于昼，饮食迟于运化，胸腹䐜胀不舒，耳啸心烦，寤不成寐，脉来弦数少神，阴亏水不济火，又不涵木，土为木克，健运失常，阴不敛阳，火载血上，已入虚劳之境，殊属可虑。勉拟八仙长寿丹加减，从敛上实下论治。愚见如是，未识明哲以为然否？

大熟地、怀山药、山萸肉、云茯苓、五味子、大麦冬、川贝母、北沙参、当归身、大白芍、白花百合。

## 肺痈　肺痿

经以肺为相傅之官，实则为痈，虚则为痿。久咳痰带花红，腥臭异常，中府云门穴痛，肺痈已著。始萌可治，脓成则危。

肥桔梗、苦杏仁、生甘草、紫苑茸、大贝母、薏苡仁、合欢皮、陈芥汁。

风伏肺经，久咳痰腥带血，红紫粉红不一，脉紧。肺痈脓成，为难治。

苦桔梗、苦杏仁、薏苡仁、炙甘草、紫苑茸、赤茯苓、金银花、大贝母、血余炭、合欢皮、陈芥汁。

劳力络损瘀血，伤肺生痈，咳吐臭痰，痰带粉红，项背强，气促

---

[1]　治节不行　《素问·灵兰秘典论》有"肺者，相傅之官，治节出焉"语，可参阅。

脉滑数,不能食。堪虑。

桑白皮、地骨皮、生甘草、苦桔梗、苦杏仁、桃仁、血余炭、陈芥汁。

虚风久伏肺经,常吐腥痰,近乃带血,中府穴痛,肺痈可据。医话陈芥饮主之。

薏苡仁、苦杏仁、瓜蒌仁、生甘草、肥桔梗、大贝母、紫苑茸、夜合根皮、陈芥汁。

十进医话陈芥饮,肺痈虽愈,痰嗽未已,中府犹疼。素本阴亏,肾不涵肝,土为木克,无以生金,肺难复振,再以医话合欢丸以善其后。

合欢皮、人参、大生地、怀山药、大麦冬、川贝母、川百合、炙甘草、肥桔梗、冬白术、当归身、白敛,水叠丸,早服三钱,开水下。

《金匮》以肺脉数实为痈[1],痈者壅也。风热湿痰壅塞肺中,呕吐腥痰,间有花红脓血,咳喘不得卧。葶苈大枣泻肺汤加味挽之。

甜葶苈、苦桔梗、苦杏仁、桑白皮、炙甘草、地骨皮、射干、大枣、陈芥汁。

《金匮》以肺脉虚数为痿[2],痿者萎也。由于肾虚火烁金伤,

---

〔1〕 肺脉数实为痈　《金匮要略·肺痿肺痈咳嗽上气病脉证治》有"寸口脉数,其人咳……口中辟辟燥,咳即胸中隐隐痛,脉反滑数,此为肺痈,咳唾脓血。脉数虚者为肺痿,数实者为肺痈"语,可参阅。

〔2〕 肺脉虚数为痿　《金匮要略·肺痿肺痈咳嗽上气病脉证治》有"寸口脉数,其人咳,口中反有浊唾涎沫……此为肺痿之病……脉数虚者为肺痿,数实者为肺痈"语,可参阅。

子盗母气，声哑喉疼，咳吐粉红脓血。见在午火司权[1]，恐娇脏不奈炎蒸，致生岐变[2]。

大生地、北沙参、川贝母、白知母、天门冬、大麦冬、紫菀茸、薏仁米。

咳嗽痰带粉红，肺损音声不振，病起客秋，今春未已，四肢蒸热，口干心悸。脉来虚数，金伤成痿。

北沙参、生甘草、苦桔梗、甜杏仁、炒牛子、紫菀茸、川贝母、蛤粉炒陈阿胶。

病延半载，咳嗽声嘶，痰带粉红，涎沫上涌，喉疼如裂，内热如蒸。肾水本亏，肝火素旺，六脉虚数少神，肺痿危疴已著。

大生地、北沙参、淡天冬、生甘草、肥桔梗、大麦冬、白知母、炒牛子、川百合、紫菀茸、猪肤。

咳喘，吐痰腥臭，胸满喉干。脉软数无力，为肺痿。

紫菀茸、白知母、大贝母、北沙参、五味子、生甘草、苦桔梗、童便。

经以肺为相傅之官，治节出焉。肺虚节制不行，为风所袭，痰嗽日久，酿成肺痿，痰带粉红腥臭，短气似喘，寒热往来。上损已著，多酌为要。

大生地、人参、当归身、银柴胡、绿升麻、紫菀茸、川贝母、生甘草、甜桔梗、薏苡仁、童子小便。

---

〔1〕 午火司权　谓暑气当令。古时以十二地支配属一年十二月，午与夏历五月相配，为仲夏之月，因称"午火"。

〔2〕 岐变　即歧变。岐，通"歧"。

久咳肺风未尽，见在音哑喉疼，咳吐涎沫中见粉红之色，饮食减少，脉象虚弦。肺痿危疴已著，虑难有效。

汉防己、款冬花、人参、天门冬、大麦冬、炙甘草、苦桔梗、黄芩、童子小便。

久咳，痰带粉红，云门穴痛，音哑喉干。脉来虚数，肺痿已著。

人参、大麦冬、五味子、白知母、黄芩、生甘草、苦桔梗、人中白、淡竹沥、王瓜子。

# 痿躄

经以肺热叶焦，则生痿躄。《吕览》[1]云台高则多阳，多阳则痿[2]。又云户枢不蠹，流水不腐，动也。形气亦然，形不动则精不流，精不流则气郁，郁处足则为痿[3]。《淮南子》[4]云木气多伛[5]。用此观之，痿躄乃水亏火盛木郁脾伤所致，泻南补北主之。

川黄连、黄芩、川黄檗、连翘、大生地、怀山药、山萸肉、福泽泻、赤茯苓。

连进泻南补北之剂，两足自可徐行，饮食亦增，形神亦振，软数

---

〔1〕《吕览》 即《吕氏春秋》，战国后期秦国丞相吕不韦组织门客集体编纂而成。

〔2〕"台高则多阳"句 《吕氏春秋·重己》："室大则多阴，台高则多阳。多阴则蹶，多阳则痿，此阴阳不适之患也。"

〔3〕"户枢不蠹"句 语本《吕氏春秋·尽数》。

〔4〕《淮南子》 又名《淮南鸿烈》，西汉后期淮南王刘安招致宾客编撰而成。

〔5〕木气多伛 谓木气之地，人多伛偻之病。伛，音 yǔ，曲背之病。语出《淮南子·坠形训》。

之脉亦缓,都是佳征。盖泻南方火,则肺金清而东方不实,何脾伤之有?补北方水,则心火降而西方不虚,何肺热之有?药获效机,原方增损。

大生地、怀山药、云茯苓、福泽泻、怀牛膝、制豨莶、川黄檗、制苍术、黄芩、川黄连。

痿症无寒,皆缘肺热。肺热由于胃火,故治痿独取阳明,当以清胃为主。

大生地、白知母、川黄连、赤茯苓、福泽泻、鲜石斛、大麦冬、黄芩。

风痉非枯不生,痛痹无寒不作,寒侵于骨、枯削于筋故也。痿症有异,右脚软短,时觉痠疼,行步不正,汤偏禹跳[1],乃肺热失其治节。肺在卦为乾,其用在右,天气右降,故患生于右,亦由肝肾阴亏,不能荣养筋骨,阳明气馁,无以约束机关。非风痉痛痹可比,徒事追风散湿,愈治愈穷,愈驱愈远,非徒无益而又害之。培养肾肝,畅和胃气,清肃令行,何忧不已?

大生地、大麦冬、怀牛膝、白知母、生石膏、北沙参、生甘草、鲜石斛。

下痿固属肾虚,亦是阳明热甚,上蒸于肺,故《内经》治痿独取阳明。盖以清胃为主,胃气清和,则金令下降,如雨露之溉,草木森然[2],何痿之有?徒劳温补无益。

大生地、川黄连、鲜石斛、粉丹皮、大麦冬、白知母、飞滑石、生甘草、制大黄。

---

〔1〕　汤偏禹跳　旧说商汤和夏禹都有偏跛之疾,因称偏跛为"汤偏禹跳"。
〔2〕　森然　草木繁茂的样子。

忧劳伤肺，损及三阴，足胫无力，步履欹斜，脉来软数而空，症类柔风脚气。经以肺热叶焦，则生痿躄。足之三阴，从足走腹，一阴主筋，二阴主骨，三阴主肌肉。肺为相傅之官，治节出焉，三阴亏则筋骨肌肉不能自收持，肺热则失其治节，竟成骨痿。泻南补北，前哲良模，独取阳明，《内经》奥旨，医话伸躄饮加减主之。

大生地、白知母、怀牛膝、川黄檗、冬白术、鲜石斛、宣木瓜、桑寄生、虎胫骨、川黄连、黄芩、元武版。

痿躄有诸，其症不离湿热相火，其治不越独取阳明。胃主四肢，土贯四旁，胃气清和，则脾为之行其津液，荣养四末，又何萎弱之有？

川黄檗、制苍术、鲜石斛、白知母、大生地、赤茯苓、建泽泻、猪苓、五加皮、川黄连。

独取阳明，清和胃气，共服三十余剂，足虽能步，掌虽能握，未能徐疾自如，尚宜虎潜丸加减，徐徐调治。

川黄檗、白知母、大熟地、元武版、当归身、大白芍、怀牛膝、虎胫骨，水叠丸，早晚各服三钱，开水下。

脉来弦数，按之无力，三阴本亏，湿郁不化，肾气不衡，肝不荣筋，脾不化血，足胫痠痛[1]无力，左腿形如鹤膝，行步不正，坐卧不安，饮食少进。病延七年之久，下痿已著，虑难有效。

大生地、粉丹皮、建泽泻、怀山药、山萸肉、云茯苓、川黄檗、制苍术。

六味、二妙化阴中之湿热，胃气渐开，痠痛较减，扶持自可徐行，心中不时嘈杂，似觉空悬无倚，食物下咽即定，小便频数。病历有年，亏损已极，煎剂不宜多服，原方加减为丸，缓缓图痊可也。

────────────

[1]　痠痛　酸痛。痠，骨节酸痛。

大熟地、怀山药、山萸肉、粉丹皮、福泽泻、云茯苓、川黄檗、白知母、元武胶、虎骨胶，水叠丸，早晚各服三钱，滚盐汤下。

酒湿酿热伤阴，肝肾不足以束筋骨而利机关，腰背胁肋相引而痛，足胫膝腘麻痹不仁，步履欹斜，渐成下痿。虎潜丸加减主之。

大熟地、元武版、川黄檗、白知母、怀牛膝、虎胫骨、当归身、大白芍、琐阳、威灵仙、制豨莶，水叠丸，早晚各服三钱，淡盐汤下。

形瘦脉细，先天薄弱，湿热不攘，大筋软短，小筋弛长〔1〕，右腿形如鹤膝，左足不能履地，二气不相流贯，筋骨肌肉无以收持。痿躄已著，殊难奏效，勉拟医话起废丸挽之。

大生地、云茯苓、建泽泻、怀山药、制苍术、川黄檗、制豨莶、当归身、大白芍、怀牛膝、五加皮，水叠丸，早晚各服三钱，淡盐汤下。

# 诸　　血

吐血有三：伤胃，肺疽，内衄。血如涌泉，势若釜沸，盈碗盈盆，不竭不已。危急之秋，药宜暝眩，勉拟理中合桃仁承气，从伤胃论治。

人参、冬白术、炙甘草、炮姜炭、桃仁泥、油肉桂、生大黄、赤芍药、童子小便。

理中汤力挽随血散亡之气复聚，桃仁承气逐瘀泻火，帅倒行之血归经，服后大便畅行起沫，中有黑块，血止神清。安不忘危，善后宜慎。

---

〔1〕 "湿热不攘"句　《素问·生气通天论》有"因于湿，首如裹。湿热不攘，大筋软短，小筋弛长，软短为拘，弛长为痿"语，可参阅。攘，祛除。

大生地、粉丹皮、建泽泻、怀山药、赤茯苓、人参、大麦冬、五味子。

咳血属脏，难出道远，由于肾虚水不济火，又不涵木，木击金鸣，火载血上，已入虚劳之境。

大熟地、粉丹皮、福泽泻、怀山药、云茯苓、川贝母、当归身、白芍药、童子小便。

咯血从喉无声，易出道近，络伤，犹鼻衄之理，即肺管之衄，故有内衄之名。火旺阴亏，养阴清火为主。

灵犀角、大生地、粉丹皮、大白芍、当归身、怀牛膝、藕节、童便。

呕血从咽有声，难出道远，由大怒肝伤，木犯中胃，血随气火上腾，假胃道而出，故有伤胃之名，即胃管之衄，在《内经》谓之薄厥。昔息夫躬[1]、萧惠开[2]等俱惯怒[3]，呕血致败，不亦危乎？

大生地、当归身、大白芍、怀牛膝、粉丹皮、川黄连、犀角片、炙甘草、制军、龙胆草、黄芩、黑山栀、福泽泻、童子小便。

唾血属肾虚胃热，舌下廉泉穴开，唾与血并出，非吐血可比，乃伤胃热症。当从阳明有余、少阴不足论治。

大生地、粉丹皮、建泽泻、白知母、大麦冬、怀牛膝、滑石、茜草根、藕汁。

---

〔1〕 息夫躬　汉代河内人，字子微，汉哀帝时任光禄大夫，后为人告发入狱，鼻耳出血而死。
〔2〕 萧惠开　南朝刘宋兰陵人，官至侍中，性格刚烈，后发病呕血，吐如肝肺者甚多。
〔3〕 惯怒　性急多怒。

　　鼻血为衄，势如涌泉，乃胃火迫血倒行所致，经以阳明之脉挟鼻是矣，亦伤胃之属也。

　　大生地、大麦冬、怀牛膝、丹参、粉丹皮、滑石、黄芩、白知母、童便。

　　齿衄，乃手足阳明胃与大肠之火烁阴，血热妄行，亦有伤胃之意，以二经之脉循上下齿中故也。

　　大生地、川黄连、大麦冬、生大黄、元明粉、犀角、粉丹皮、大白芍、童便。

　　舌衄，乃心火盛，肾水虚，法当壮水之主。

　　大生地、粉丹皮、建泽泻、赤茯苓、怀山药、川黄檗、白知母、元武版、灵犀角、秋槐蕊。

　　汗血曰衊，汗为心液，血从心生，心火暴甚，肾水虚衰，大亏之症。

　　大生地、灵犀角、人参、龙骨、牡蛎、龟版、当归身、生黄耆、冬白术、郁李仁、黄芩、朱砂、人中白、藕汁、鹅血。

　　便血虽有肠风、脏毒、血痔诸名，然大肠本无血，总由脾胃而来，非脾虚失统，即火犯阳明，阴络内损。不必拘便前便后、远血近血之说，皆宜先服医话玄珠散。

　　川黄连、川黄檗、黄芩、山栀、地榆、干姜、绿升麻、柿饼，右八味俱用酒炒黑，加血余炭、百草霜、陈金墨[1]，共十一味，等分为末，红花、苏木煎汤，调服三钱。

---

〔1〕　陈金墨　墨条外敷金粉之年代久远者。按墨入药始于宋代，《本草纲目》卷七载墨辛温，无毒，能止血，生肌肤，合金疮，可参阅。

思虑伤脾，血失统摄，流注肠中，便血屡发。

人参、绵黄耆、冬白术、炙甘草、云茯苓、当归身、酸枣仁、远志肉、龙眼肉。

便血有年，诸药不效，近乃下如豚肝，日以益甚，乃结阴危症。三阴郁结不行，则无以和调于五脏，洒陈于六腑，但流注大肠为便血，此命门真火不足之所致也。

大熟地、怀山药、山萸肉、制附子、油肉桂、人参、当归身、枸杞子、冬白术、绵黄耆、绿升麻。

酒湿伤脾，脾不统血，便血不已，服归脾、解醒、渗湿等剂，寡效。岂药中无向导之品，治非同气相求？用酒煎药，宜有效矣。

人参、冬白术、云茯苓、炙甘草、地榆、丹参、大白芍、福泽泻、甘葛花，酒、水各半煎，温服。

经以胞移热于膀胱则癃，溺血[1]。痛与不痛有别：不痛为溺血，痛则为血淋。先溲后血，不痛，有时瘀停溺管，令不得溲，窘迫莫能名状，必得血块如红豆数枚先出，则小便随行，已而复作，于兹五载。当从热入血室论治。

大生地、木通、甘草梢、怀牛膝、犀角片、粉丹皮、桂府滑石、琥珀。

溺血，乃心胞之热移于膀胱，宜地髓煎合犀角地黄汤。

怀牛膝、鲜生地、犀角尖、大白芍、粉丹皮。

肝为藏血之脏，脾为统血之经，血随气以流行，气亦赖血依附，

---

〔1〕"胞移热于膀胱"句　语出《素问·气厥论》。

气血互相流贯,荣养一身,赖经络以堤防,隧道以流注。症缘怒动肝阳,阳乘阴位,血热妄行,浑如春水泛涨,防堤溃决,涌吐如倾。所服六味、三才、犀角地黄,均皆不应。盖草木功难与性情争胜,戒之在怒,静养为宜。

　　侧柏叶、茶花、白茅根、枇杷叶、柿饼霜、陈京墨、血余灰、生地汁、藕汁、童子小便。


　　肾虚水不济火,又不涵木,火载血上,木击金鸣。脉来弦数少神,不致气喘喉疼为妙,法当壮水之主,加以介潜[1]之意。

　　大熟地、怀山药、青蒿梗、云茯苓、粉丹皮、地骨皮、百部、酥炙龟版、醋炙鳖甲。


　　天地无逆流之水,从乎气也;人身无倒行之血,由于火也。然气火有余,乃真阴不足。苦寒虽效,究非常服之方。血虽阴类,运之者其和阳乎[2]?

　　大熟地、当归身、大白芍、丹参、三七、茜草根、桃仁、藕汁、童便。

　　逆流之水从乎气,倒行之血由于火。不可见血投凉,当以甘温壮水之主。

　　大生地、粉丹皮、福泽泻、怀山药、云茯苓、山萸肉、当归身、大白芍、丹参、藕节、童便。

　　甘温壮水之主,已获效机。再以十剂为末,水叠丸,早晚各服三钱,滚水下。

---

〔1〕　介潜　介类药如龟版、鳖甲之类质重能降,滋阴潜阳,因称"介潜"。
〔2〕　"血虽阴类"句　出《褚氏遗书·津润》,谓血为阴液,但运行血液大概还在于阳和之气吧。其,大概的意思。

　　暮春风温上受，发热三日，吐血鲜红，四月中旬血又涌来，至今不断，胸胁相引而痛，显是肝胃不和。胃为多血之腑，肝为藏血之脏，肝阴少藏，胃血上涌。脉来洪豁少神，当从伤胃论治。

　　川黄连、人参、冬白术、炮姜炭、炙甘草、黑山栀、藕汁、童子小便。

　　连进连理汤加味，吐血竟止，胸胁之痛亦平，洪豁之脉亦敛，肝胃和顺有机。但先后二天不振，尚宜固肾扶脾为主，杜其反复之患。

　　大熟地、怀山药、山萸肉、人参、云茯苓、冬白术、炙甘草、当归身、陈橘皮、酸枣仁、五味子、绵黄耆，水叠丸，早晚各服三钱，滚水下。


　　经以中焦取汁，变化而赤，是谓血。积劳积损，中气大伤，所吐黑瘀即经中败血，继吐白涎即未变之血也。《灵枢经》谓白血出者危〔1〕，勉拟理中汤，从伤胃论治。

　　人参、冬白术、炙甘草、炮姜炭、童子小便。


　　血吐如倾，气随血脱。危急之秋，当先其急，固气为主。有形之血不能即生，无形之气所当急固，使气不尽脱，则血可渐生。血脱益气，古之成法，十全汤加减主之。

　　大熟地、当归身、大白芍、人参、云茯苓、冬白术、炙甘草、绵黄耆、五味子、陈阿胶。


　　血逆上焦，已吐紫黑，胸中板滞，仍有蓄瘀，尚宜行散。

---

〔1〕《灵枢经》谓白血出者危　按《灵枢经》无此语。《素问·至真要大论》有"阳明司天，清复内余，则咳衄嗌塞，心鬲中热，咳不止而白血出者死"语，可参阅。

大生地、当归身、大白芍、川芎藭、黄郁金、制香附、三七、茜草根、红花、苏方木[1]、藕汁、童子小便。

伤风，咳嗽见血，必是肾虚盗气于金，精损移枯于肺。痰多食少，盗汗耳鸣，脉数。速远房帏[2]，独居静养，庶可保全。

大熟地、怀山药、山萸肉、北沙参、大麦冬、五味子、紫苑茸、川贝母、蛤粉炒阿胶、炙甘草、苦桔梗。

失血之脉，缓静为顺，洪大为逆。半产后，二气紊乱，血随气上，咳血甚涌，食少痰多，脉洪长且大且数，即肺疽之类，虑难收效。

大生地、羚羊角、金银花、北沙参、大麦冬、紫苑茸、蛤粉炒阿胶、当归身、川贝母、苦桔梗、炙甘草、童子小便。

血吐盈杯，间断而发，鲜瘀不一，试水而浮，从肺胃而来可据。延今半年之久，服降气不降火、行血不止血、补肝不伐肝等法，无效。乃肺疽之属，药亦难恃，宜停煎剂，从褚侍中服溲溺[3]，加诸汁静守为妙。

童子小便、白茅根汁、陈京墨汁、藕汁、生地露、荷叶露、侧柏叶露。

先天不足，知识早开[4]，水不养肝，肝燥易怒，怒则气上，甚则呕血，鲜瘀不一，形神不振。木击金鸣为咳，肾水上泛为痰，始则

〔1〕　苏方木　即苏木。
〔2〕　远房帏　谓节制房事。帏，床周的帷帐，借指房事。
〔3〕　从褚侍中服溲溺　褚侍中即褚澄，今传《褚氏遗书·津润》有"咳血不易医。喉不停物，毫发必咳，血渗入喉，愈渗愈咳，愈咳愈渗。饮溲溺则百不一死，服寒凉则百不一生"语，可参阅。
〔4〕　知识早开　谓早识男女房事。

痰少血多，近乃痰多血少，阴亏水不制火，中伤气不摄血。壮水滋肝，兼和肺胃。

大生地、粉丹皮、福泽泻、怀山药、云茯苓、北沙参、川百合、紫菀茸、藕节。

气有余便是火，火载血上，屡发甚涌。木叩金鸣为咳，津液凝结为痰，营卫乖分，往来寒热。六脉细数无神，二阳之病发心脾已著，有风消、息贲[1]之变。

大生地、北沙参、大麦冬、当归身、大白芍、田三七、粉丹皮、黑山栀、童子小便。

血渍喉间，咯出甚易，屡发不瘳，鲜瘀不一。素有肝积肥气[2]。肝为藏血之脏，赖肾水以滋荣。肾水不足以荣肝木，驯致血失潜藏，少阴循喉，以是血从喉上，脉见芤象，殊属不宜[3]。

大熟地、怀山药、山萸肉、粉丹皮、云茯苓、建泽泻、当归身、大白芍、元武版、生牡蛎、九肋鳖甲。

五志七情化火，脏阴营液潜消。三春咯血，试水而浮，肺血可据，调治难瘥。入夏反咳，经秋举发，狂吐盈碗，入水而沉，属肾，肌肉渐消，饮食日减，脉来数疾。自服犀角地黄汤加味，血虽止，其咳更甚。肺肾交损，上损从阳，下损从阴，过中难治，勉拟归脾、六君加减，以副远来就诊之意。

东洋参、云茯苓、冬白术、炙甘草、当归身、酸枣仁、远志肉、陈

---

〔1〕 息贲　息贲。

〔2〕 肝积肥气　五脏积病之一。《难经・五十六难》有"肝之积，名曰肥气，在左胁下，如覆杯，有头足。久不愈，令人发咳逆疟痎，连岁不已。以季夏戊己日得之"语，可参阅。

〔3〕 不宜　不当，暗示预后不良。

橘皮、制半夏、川百合、龙眼肉。

失血后，咳不止，痰不豁，夜甚于昼，饮食少进，虚火时升。肾水不足以涵肝济火，金为火烁，又为木击，虚劳渐著，有气喘喉疼之变。法当甘温壮水之主，辅以介属潜阳之品，以资金水二藏之源，冀其肾升肺降为妙。

九制熟地、怀山药、白茯苓、酥炙龟版、粉丹皮、大麦冬、醋炙鳖甲、百部、天门冬。

气火不两立，血热则妄行。吐血屡发，愈发愈近[1]。服养阴壮水等剂，不应。当以介属潜阳为主，医话介潜汤加减为宜。

酥炙龟版、醋炙鳖甲、蛤粉炒阿胶、生牡蛎、石决明、血余炭、田三七、鸡血藤膏、童子小便、陈京墨、藕汁。

肺无因不咳，络不伤，血不出。曾经风热伤肺，继以烦劳伤心，思虑伤脾，抑郁伤肝，五志火迫血妄行，出诸口鼻，势如涌泉，入水不浮不沉，显是从肝脾而来，假肺胃之道而出。所幸脉无扤象，不必见血投凉，盖血为阴类，融运[2]必借阳和之气。

大熟地、人参、当归身、冬白术、云茯苓、炙甘草、茜草根、血余炭、童子小便。

脉体六阳[3]，先天本厚，神思过用，阴液潜消，无以涵木济火，木击金鸣，火载血上，阴不敛阳则不寐，虚里穴动为怔忡。病历有年，难期速效。

---

〔1〕　愈发愈近　谓发作日渐频数。
〔2〕　融运　融通四达的意思。
〔3〕　脉体六阳　谓两手寸关尺脉有力。阳，指阳脉，凡脉形浮、大、数、动、滑者为"阳脉"。

大生地、北沙参、云茯苓、当归身、酸枣仁、柏子仁、白芍药、大麦冬、天门冬、五味子、枇杷叶。

去夏失血,肺肾两伤。阴络内损,云门碎痛;阳跷脉盛,竟夕无眠。脉象虚弦,殊难奏效。壮水之主,以镇阳光,是其大法。仍请原手[1]调治,何用多岐? 见在火令司权,远来就诊,非其所宜。

大生地、怀山药、陈阿胶、白知母、大麦冬、当归身、北沙参、五味子、白芍药、净银花、新荷蒂。

先是[2]腹中膜胀,卒然吐血盈碗,血去胀消,精神饮食俱减。由思虑伤脾,郁怒伤肝,肝不潜藏,脾失统摄,血无依附,以故先胀后吐。宜养肝脾之气,嘘血归原为主。

东洋参、云茯苓、冬白术、炙甘草、陈橘皮、当归身、酸枣仁、大白芍、黄郁金。

肾不涵肝,血失潜藏;水不济火,火载血上。肺热不能下荫于肾,肾虚子盗肺母之气,上下交损,过中不治。相火内寄于肝,君火动,相火随之。心有所思,意有所注,梦泄之病见矣。有情之血受伤,培以无情草木,声势必难相应,宜速屏除尘绊[3],一切皆空[4],方克有济。

大生地、粉丹皮、建泽泻、怀山药、云茯苓、当归身、大白芍、煅牡蛎、蛤粉炒阿胶、黄郁金、血余炭、藕节。

---

〔1〕 原手　先前经治的医家。
〔2〕 先是　此前。是,此,这的意思。
〔3〕 尘绊　俗事的牵累。尘,尘世。
〔4〕 一切皆空　佛家有"众生皆苦,一切皆空"的说法,认为众生追求因欲念而产生的幻象,时常不能得到,因而常在痛苦中。若能断除欲念,明心见性,则曾为之痛苦者皆是"空",终得大光明和大自在。

思为脾志,心主藏神。神思过用,病所由生。心为君主之官,脾司谏议之职,二经受病,五内乖分。肾虚水不涵木,又不济火,火载血上;土为木克,饮食减少;肝血少藏,忽忽善怒;心肾不交,心烦虑乱,夜或不寐。失位之血,远来则紫,后吐色红,近血又渐淡,与痰合而为一者,血迫近而未及化也。痰血本为同类,脏气盛则痰即化血,脏气衰则血即化痰,如乱世盗贼,即治世良民。舌上白苔,丹田有热,非积食可比;足得血而能步,血少,故难行;荣弱心虚,则口难言。牛属坤土〔1〕,主治中央,最宜服食。土不制水,水溢高原〔2〕,涎吐不禁。清气在下,则生飧泄。病势弥留,脉来细涩,殊属可虑。昔黄帝问于岐伯曰:形弊〔3〕血尽而功不立者,神不使也。精神不进,志意不治,精坏神去,荣卫不可复收,何者? 嗜欲无穷,而忧患不止。诚能内无眷慕之累,外无绅宦之形〔4〕,以恬愉为务,以自得为功〔5〕,从欲快志于虚无之守〔6〕,何羔不已?

大熟地、人参、云茯苓、冬白术、当归身、绵州黄耆、酸枣仁、远志肉、柏子仁、白芍药。

---

〔1〕　牛属坤土　古时以木、火、土、金、水五行配属鸡、羊、牛、马、彘五畜,其中牛配属于土,土居中央,在八卦为"坤",因称"坤土"。

〔2〕　水溢高原　上焦水泛,发为肿胀。高原,喻上焦。清代汪昂《医方集解·利湿之剂》有麦门冬汤。治"水溢高原,肢体皆肿"。

〔3〕　形弊　形体衰败。

〔4〕　"内无眷慕之累"句　《素问·移精变气论》,"往古人居禽兽之间,动作以避寒,阴居以避暑,内无眷慕之累,外无伸宦之形。此恬淡之世,邪不能深入也"可参阅。眷慕,眷爱思慕(名位财色等)。宦,官宦。绅为古时士大夫束在衣外的大带,因以指士族官宦。《素问》原作"伸宦",明代吴昆注为"求进于官也",并是。

〔5〕　"以恬愉为务"句　出《素问·上古天真论》。恬愉,恬淡愉悦。自得,自感适意。

〔6〕　从欲快志于虚无之守　《素问·阴阳应象大论》:"是以圣人为无为之事,乐恬憺之能,从欲快志于虚无之守,故寿命无穷,与天地终,此圣人之治身也",可参阅。守,清代胡澍认为当作"字"字,境界的意思。

血富于冲,所在皆是[1],赖络脉以通调。络伤,血随咳上,鲜瘀不一,其来甚涌。六脉弦数少神,素昔性情多怒,胸次窒塞,尚有停瘀,未宜骤补。王肯堂[2]治血症,必先荡涤,然后培补,今宗其法。

当归尾、桃仁泥、赤芍药、田三七、黑山栀、茜草根、制军、油足肉桂、抚糖炒山楂、怀牛膝、藕节、童子小便。

脉来滑数少神,水弱肝虚,三阴不足,兼有湿热液化为痰。痰也,血也,液也,三者同归一体。肾司五液,入脾为涎,自入为唾。涎唾不禁,痰间血点从上腭而来,如铜壶滴漏[3],乃心脾之火挟湿热上蒸巅顶,髓海之气不能调摄。六味、三才加减主之。

大生地、粉丹皮、建泽泻、怀山药、云茯苓、淡天冬、北沙参、生甘草、辛夷、细滑石、薄荷、活水芦根。

咯血甚涌,心嘈舌赤。脉数兼弦,操劳体质,心脾之火不静,肝肾之阴有亏,阴络不固,血热妄行。宜补肝肾之阴以制心脾之火,降气清火以导气火下行,水升火降,血自归经。

大生地、粉丹皮、建泽泻、元参、大麦冬、白知母、赤茯苓、胡黄连、赤芍药、田三七、制大黄。

身怀六甲[4],火犯阳经,迫血倒行为衄。

大生地、黄芩、川黄檗、白知母、大麦冬、生甘草、龟版、白茅根、

---

〔1〕　所在皆是　处处皆是的意思。宋代苏轼《石钟山记》有"石之铿然有声者,所在皆是也,而此独以钟名,何哉"语,可参阅。
〔2〕　王肯堂　明代医家,字宇泰,号损庵,自号念西居士,江苏金坛人。明神宗万历间进士,撰有《六科证治准绳》等。
〔3〕　铜壶滴漏　古时计时器,又称漏壶、刻漏、水钟等。
〔4〕　身怀六甲　怀孕。

藕节。

　　阴虚火动，齿衄甚涌，消渴引饮，便结溲频。当从阳明有余、少阴不足论治。

　　大生地、大麦冬、怀牛膝、白知母、生石膏、炙甘草、秋梨汁、藕汁。

　　气主煦之，血主濡之。气之与血，譬如流水，赖经络脉道以流注，皮骨筋肉如堤防，环周不休而无泛溢。阴亏火盛，血热妄行，如决江河，莫之能御[1]，狂吐盈盆，口鼻并出。脉见芤象，大非所宜，勉拟一方，多酌明哲。

　　大丹参四两，用童子小便一升煎，分二次温服。

　　五志不伸，皆从火化。壮火食气，气不摄血，血不化精，为湿热所乘，致有溺血之患，屡发不已。曾服导赤、四苓而愈，后又不应。见服知檗地黄壮肾水，化阴中之湿，理路甚好，无效者，情志郁结也。然情志中病，虽有五脏之分，总不外乎心肾，再以地黄汤合补心丹加减兼治。

　　大生地、粉丹皮、建泽泻、怀山药、云茯苓、东洋参、五味子、元参、丹参、天门冬、大麦冬、酸枣仁、远志肉、柏子仁。

　　思虑伤脾，脾失统摄，抑郁伤肝，肝不潜藏，流注肠中，为便血。不必拘前后远近之说，调治肝脾为主。

　　银柴胡、当归身、冬白术、大白芍、炙甘草、白茯苓、东洋参、酸

──────────

〔1〕　"如决江河"句　典出《孟子·尽心上》。原文作"舜之居深山之中，与木石居，与鹿豕游，其所以异于深山之野人者几希。及其闻一善言，见一善行，若决江河，沛然莫之能御也。"

枣仁、远志肉、绵州黄耆、广木香、龙眼肉。

便血如痢，湿热化火烁阴。

赤石脂、禹余粮、金银花、当归身、赤芍药、大贝母、连翘、元参、夏枯草、广木香、川黄连。

失血后停瘀未尽，与湿痰互结于中，酿成醒臭[1]之气，从咽喉而来，并无咳嗽，非肺痈可比。法当和脾胃以潜消，资化源而融化。

东洋参、绵州黄耆、冬白术、炙甘草、制半夏、陈橘皮、酸枣仁、远志肉、当归身、白茯苓、广木香、龙眼肉、生姜、大枣。

气火不两立，血热则妄行。出络之血宜清，新生之血宜固，爰以补阴益气，帅血归经，参入苦坚[2]之品。

大熟地、人参、炙甘草、怀山药、当归身、陈橘皮、绿升麻、银柴胡、川黄连、川黄檗、乌梅肉。

溲血源源而来，自觉心下如铜壶滴漏，在《内经》名心下崩[3]，犹坤道血崩[4]之理，良由心火盛，肾水虚，肝不藏，脾失统。脉来弦数而空，年逾七句，能无汗眩之虑？

大生地、人参、犀角片、粉丹皮、大白芍、大麦冬、元参、丹参、天

---

〔1〕　醒臭　即腥臭。醒，同"腥"。

〔2〕　苦坚　味苦而能坚能固之药。《素问·藏气法时论》有"辛散，酸收，甘缓，苦坚，咸软。"语，可参阅。

〔3〕　心下崩　《素问·痿论》："悲哀太甚则胞络绝，胞络绝则阳气内动，发则心下崩，数溲血也"语，可参阅。

〔4〕　坤道血崩　即女子崩漏。《周易》以"乾道成男，坤道成女"，因称女子为"坤"或"坤道"。

门冬、白茯神、酸枣仁、柏子仁、海螵蛸、五味子、琥珀粉。

　　便血年余,逾发逾多,诸药不效,乃《内经》结阴危症。经以结阴者便血一升,再结二升,三结三升〔1〕,言其约数,一结一升,共三升。盖一阴主肝,二阴主肾,三阴主脾,三经真阴自结,无以调和于他脏,洒陈于六腑,惟流注于大肠。此命门真火虚衰所致,速宜益火之本,以消阴霾。

　　大熟地、怀山药、山萸肉、制附子、油多肉桂、枸杞子、鹿角胶、人参、当归身、补骨脂、紫衣胡桃肉。

　　人皮应天,无所不包,破则血溢,内膜亦复宜,然血症名目太多,徒资惑乱,当以内衄外衄为例,如吐咯呕唾嗽咳溲便淋痔薄厥等血为内衄,齿鼻目耳舌汗等血为外衄。五脏穴俞衄为重,六腑俞穴衄为轻。咳血虽少难治,属肺脏,呕血虽多易已,属胃腑,举一可知十。内衄,逆于肉理则生痈疽,故血症死生轻重与痈疽部位同。见在左颊黑痣忽破,血如箭发,前阴根与肾囊连处亦破,血如泉涌,或名血箭。衄出于六腑无虑,医话念一散主之。

　　广西思州〔2〕田三七,水磨如粉,晒干备用,并能统治内外诸衄(外敷醋调,内服酒下)。谅〔3〕人老少强弱,病之轻重新旧,一钱至三五钱不等。

　　倒行之血为逆,咯血从咽,属胃,势如涌泉,血如釜沸。阳明热极亡阴,脉大尤为棘手。危急之秋,药宜暝眩,宗肯堂法,导血下行,转逆为顺,应手乃吉。

---

〔1〕 "经以结阴者便血一升"句　语出《素问·阴阳别论》。
〔2〕 思州　唐武德四年置务州,至贞观四年改名为思州,今属贵州。
〔3〕 谅　料想,在此处是考量的意思。

大生地、桃仁泥、醋炒生大黄、粉丹皮、黑山栀、赤芍药、当归身、鲜藕汁。

咳血出于肺，呕血出于胃，咳呕交加，肺胃并损，脉见芤象，尤非所宜。

犀角片、鲜生地、大白芍、粉丹皮、黑山栀、桃仁泥、当归身、侧柏叶。

先吐后咳为阴虚，先咳后吐为痰热，咳吐相仍，无分先后，痰血交并，其来甚涌，所幸脉无芤象。三才、四物加减主之。

桂水炒生地、竹沥炒人参、荷汁炒天冬、姜汁炒黄连、檗汁炒当归、韭汁炒白芍、童便炒山栀、酒炒黄郁金、蜜炙枇杷叶。

饮食男女，人之大欲存焉[1]。太过则真阴不固，真阳失守，无根之火逼血上涌，狂吐如倾，面色戴阳，气促非喘，四末微冷，小便澄清。脉来细涩如丝，阴盛格阳已著，速宜引火归原，否则有汗眩之变。

大熟地、怀山药、山萸肉、建泽泻、云茯苓、粉丹皮、油多肉桂、制附子。

衄如泉涌，口鼻皆出，竟日不止，诸药不应。虽有倒经之说，伤于冲脉则一。宜先用草纸十层，冷水浸透，贴在顶心，熨斗熨纸上，顶心觉热去熨斗，其衄即止，后服药。

川贝母、桑白皮、地骨皮、大麦冬、五味子、空沙参[2]、薏苡仁、川百合、枇杷叶。

---

〔1〕　"饮食男女"句　《礼记·礼运》："饮食男女，人之大欲存焉。"
〔2〕　空沙参　荠苨，又名甜桔梗。

　　肝郁气火上腾,呕血甚涌,鲜瘀不一,胸满胁痛,内热心烦,脉数。乃薄厥[1]危疴,不至汗喘为顺。

　　大生地、粉丹皮、建泽泻、大白芍、黄芩、黑山栀、川黄连、大贝母、陈橘皮、枳壳、小青皮。


　　吐血忌参,乃火旺烁金之症,肺热还伤肺故也。见在所吐之血色暗,食少无味,面色不华,形神不振,脉来细数少神。症因忧思抑郁而起,显是中气有亏,不能收摄,宜归脾汤。

　　人参、绵州黄耆、冬白术、炙甘草、当归身、酸枣仁、云茯苓、远志肉、广木香、龙眼肉。


　　溽暑流行,心火素旺,二火相济,咯血不止,气高而喘,脉虚身热,热极亡阴之象。虑难收效,不可拘服寒凉百无一生之说,勉拟一方,质诸明哲。

　　人参、大麦冬、五味子、生石膏、白知母、炙甘草、犀角片、鲜生地、赤芍、粉丹皮、青竹叶、童子小便。


　　干咳无痰有血,脏阴营液就枯,肺肾干槁危疴,拟方多酌明哲。

　　大生地、天门冬、大麦冬、川贝母、川百合、柏子仁、茜草根、当归身。


# 诸　　窍

风热肝火,交并于上,目赤生翳,努肉攀睛。不宜过散。

　　龙胆草、黄芩、黑山栀、白通草、车前子、柴胡根、建泽泻、白菊

────────────

〔1〕　薄厥　肝气郁发而致的厥证。《素问·生气通天论》有“阳气者,大怒则形气绝,而血菀于上,使人薄厥”语,可参阅。

花、羚羊片、制大黄。

　　内障乃湿热肝火薰蒸，脑液下溜，贯入瞳人之中，色白，与外翳一体，视物如隔烟雾，久则失明。虽有银风、仰月、偃月诸名，总是郁损太和清纯之气[1]。法当通利，不宜温补。

　　大生地、白蒺藜、石决明、青葙子、白菊花、细滑石、生甘草、羚羊角、龙胆草、灵犀角、制大黄。

　　尊年目疾，瞳子无恙，视物不明。宜常服医话桑麻杞菊丸。

　　霜桑叶、黑脂麻、枸杞子、白菊花，水叠丸，早晚各服三钱，淡盐汤下。

　　经以心开窍于耳[2]，肾之所司也。肾主水，水沸则鸣，或如风潮，或如蝉蚓。宜泻阴中伏火。

　　川黄檗、白知母、元武版、大生地、元参、大麦冬、黑山栀、灵犀角、牡丹皮。

　　经以胆移热于脑，则为鼻渊。由于甲木[3]之火与湿热上蒸巅顶，脑渗为涕，溶溢[4]而下。天罗散加味主之。

　　丝瓜藤、苍耳子、辛夷、生甘草、细滑石、柴胡根、黄芩、薄荷。

────────

〔1〕太和清纯之气　禀受于天的至大至正至纯之气。《周易·乾卦·彖传》有"乾道变化，各正性命，保合太和，乃利贞"语，可参阅。

〔2〕心开窍于耳　《素问·金匮真言论》有"南方赤色，入通于心，开窍于耳，藏精于心"语，可参阅。

〔3〕甲木　即胆。五行配属以甲乙及肝胆配木，并以胆为甲木、肝为乙木，因称胆为"甲木"。

〔4〕溶溢　水盛大的样子，在此处表示流涕量多的意思。

咽喉乃肺胃之道路,天气通于肺,地气通于咽,喉主肺候气也,咽主胃咽物也。思虑烦劳,火起心脾,火炎水耗,肺胃干槁,致有咽喉凝碍之患。饮食能进,非三阳内结可比,亦非四七汤形症。宜壮水之主。

·大生地、粉丹皮、福泽泻、怀山药、云茯苓、硼砂、甜桔梗、生甘草、猪肤。

阴亏喉痛,本属不治,多服猪肤甘桔汤,或可图功。
猪肤、炙甘草、桔梗。

风寒外来,怒火上炎,喉起双蛾,法当双解。
荆芥、青防风、生甘草、苦桔梗、猪牙皂角、硼砂、元明粉、生大黄。

厥少阴亏,带脉不固,咽嗌常疼,带下如注,颜色[1]憔悴,形容枯槁,甚至心烦虑乱,不知所从,脉来弦细少神,症延七年之久。宜乎澄心息虑,恬淡无为,徒资药力,未易及[2]也。
大熟地、人参、椿根白皮、生甘草、甜桔梗、济水阿胶、当归身、酸枣仁、柏子仁。

热在上焦,则为口糜。
黑山栀、薄荷、黄芩、连翘、元参、大麦冬、生甘草、川黄檗、川黄连、甜桔梗。

舌光如镜,症属阴亏。
大熟地、元武版、川黄檗、白知母、牡丹皮、大白芍、灵犀角、灯

〔1〕　颜色　面色。
〔2〕　及　达到,在此处是获愈的意思。

心草。

　　胆热则口苦，从足少阳经论治〔1〕。
　　柴胡根、黄芩、炙甘草、川黄连、龙胆草、瓜蒌皮、淡竹茹。

　　脾热则口甘，治之以兰〔2〕。
　　佩兰叶，甘澜水煎。

　　肝热则口酸，从足厥阴论治。
　　龙胆草、银柴胡、川黄连、黄芩、莱菔子、淡吴萸、制半夏、陈橘皮、生姜。

　　曲直作酸，酸乃肝木之味。由于土为木克，建运失常，糟粕壅遏酸馊。非寒非热，宜先理气。
　　广藿香、广木香、鸡心槟榔、川厚朴、炙甘草、冬白术、陈橘皮、枳实、生姜。

　　口糜日久不已，屡服苦寒无效。法当同气相求，衰之以属〔3〕。

---

〔1〕 "胆热则口苦"句　《素问·奇病论》有"有病口苦，取阳陵泉，口苦者病名为何……病名曰胆瘅。夫肝者，中之将也，取决于胆，咽为之使。此人者数谋虑不决，故胆虚气上溢，而口为之苦，治之以胆募俞"语，可参阅。
〔2〕 "脾热则口甘"句　《素问·奇病论》有"有病口甘者，病名为何……此五气之溢也，名曰脾瘅。夫五味入口，藏于胃，脾为之行其精气，津液在脾，故令人口甘也，此肥美之所发也，此人必数食甘美而多肥也，肥者令人内热，甘者令人中满，故其气上溢，转为消渴。治之以兰，除陈气也"语，可参阅。兰，指佩兰。
〔3〕 衰之以属　属，与病气同类的药物。即"以热治热"的意思，用于证有真假的病变。《素问·至真要大论》有"寒热温凉，衰之以属，随其攸利"语，可参阅。

制附子、炮姜炭、炙甘草、人参、冬白术。

痰为百病之母，奇疾皆属于痰。痰之为患，变幻不一，七窍俱动，腹中气响如鸡鸣，至于或为之症，不能枚举。良由种痘，先天胎毒未清，蕴酿生痰，与知识早开，五体有不满之处，异日有难状之疾[1]交并。宜医话寿星煎。

大熟地、紫河车、白檀香、陈胆星、制半夏，煎送医话五行丹一粒。

经以南方赤色，入通于心，开窍于耳，外候于舌。心火暴甚，舌为之糜。不必治心，当专补肾。

大生地、粉丹皮、建泽泻、云茯苓、怀山药、川黄檗、白知母、元武版。

龙雷之火与肝木之风交并于上，风雷[2]搏击有声，不平则鸣，耳内常如奏乐，于兹七载。谨拟六味慈朱主治。

大生地、粉丹皮、建泽泻、怀山药、云茯苓、山萸肉、朱砂、慈石。

吟诵劳心，心火烁金，金热不鸣，声哑，语言难竟。治宜壮水清金，行其清肃之令。

大生地、北沙参、天门冬、大麦冬、元参、白知母、川百合、黄芩、五味子、薄荷、诃子、鸡子清。

五脏六腑之精气皆上注于目，白珠属肺，黑珠属肝，瞳人属肾，目裹属脾，目系属心。右目已损，左目赤缕，参差玄花乱坠，视物如

---

〔1〕难状之疾　难以形容的病变。状，描绘。
〔2〕风雷　肝风与虚火。风，肝风。雷，龙雷之火，即肝肾阴虚所致之虚火。

有云烟。服药多方寡效，总属根蒂有亏，五志之火更伤五脏，所从来远矣。伐下者必枯其上，滋苗者必灌其根，六味、灵犀虽好，莫若寡欲清心为妙。

　　大生地、怀山药、羚羊片、犀角片、大麦冬、五味子、白菊花、枸杞子、大块透明朱砂、摄铁活慈石、雅州黄连，水叠丸，早服三钱。

# 卷第四　肾部

## 伤　寒

寒得水而冰[1]，无冰不病寒，故伤寒先伤膀胱寒水之经，足太阳经脉所过之处皆病，是以头身俱痛，项背腰脊俱强，寒热无汗，脉浮紧。宜医话云蒸饮。

麻黄、制附子、北细辛、桂枝、制苍术、炙甘草、川芎、当归身、白芷、生姜、葱白。

无热恶寒，发于阴，非无热也，谓[2]身无热时先恶寒，然后发热，乃寒伤营血，头身俱痛，无汗脉紧，舌苔未起，溲色澄清。宜医话麻黄四物汤。

麻黄、桂枝、炙甘草、苦杏仁、大生地、当归身、赤芍药、川芎、生姜、葱白。

身热脉沉，头不痛，溲清，乃少阴表症也。宜仲景麻黄附子细辛汤加味主之。

麻黄、制附子、北细辛、云茯苓、大白芍、炙甘草、冬白术、生姜。

脉双弦，苔白滑，寒已而热，热已而寒，昼夜如是。邪踞少阳之枢，二阳三阴[3]之间，变生难测。小柴胡加减主之。

---

〔1〕　冰　结冰。
〔2〕　谓　通"为"，因为。
〔3〕　二阳三阴　指足阳明胃经与手太阴肺经。参见《素问·阴阳类论》明代马莳注。

柴胡根、黄芩、当归身、炙甘草、制半夏、新会皮、赤芍、赤茯苓、生姜、大枣。

经水适来,热入血室,寒热如疟,暮则谵语〔1〕。血室即冲脉,乃奇经八脉之一,不拘十二经中,如天雨下降,沟渠不能约束,故仲景无方可拟,但云无犯胃气及上二焦〔2〕。医话灵犀饮近是。

灵犀角、大生地、当归身、白芍、川芎、青蒿梗、九肋鳖甲、抚糖炒山楂肉、童子小便。

脉浮,头痛身疼,寒热无汗。见在孟冬时令,乃正伤寒〔3〕危症。宜医话麻黄四物汤加减主之。

麻黄、桂枝、炙甘草、苦杏仁、当归身、川芎、白芷、苍术、生姜。

昨服麻黄四物加减,开太阳之表,得汗,寒热未解,夜反不寐,乃太阳传阳明症也。柴葛解肌汤加减主之。

柴胡根、甘葛、黄芩、赤茯苓、炙甘草、制半夏、陈橘皮、当归身、川芎藭、生姜。

脉浮缓,汗自出,身热,恶风不欲去衣。风送寒来,寒随风入,风寒两伤,营卫俱病。桂枝汤加味主之。

桂枝、炙甘草、赤芍药、赤茯苓、制半夏、陈橘皮、当归身、川芎、生姜、大枣。

---

〔1〕 谵语　语言谵妄。谵,音 zhán,呓语。
〔2〕 "仲景无方可拟"句　《伤寒论·辨太阳病脉证并治》有"妇人伤寒,发热,经水适来,昼日明了,暮则谵语,如见鬼状者,此为热入血室,无犯胃气及上二焦,必自愈"语,可参阅。
〔3〕 正伤寒　冬令感寒即发之伤寒病。明代陶华《伤寒全生集》卷一有"夫伤寒者,自霜降后至春分前,天令严寒,水冰地冻而成杀厉之气,人触犯之,即时病者,为正伤寒"语,可参阅。

自利，小便色白，少阴病形悉具，极寒反汗出，身冷如冰，加以痛呕不止，六脉皆伏，乃阳气闭塞，阴霾四翳，交通不表，寒中少阴危症。勉拟通脉四逆加减，力挽垂绝之阳，未识阳能回否？

制附子、炮姜、炙甘草、白通草、当归身、淡吴萸、肉桂、童子小便、猪胆汁。

昨进通脉四逆，六脉微续，便是生机。腹内时疼，呕吐间作，真阳无剥尽之理，剥极则复，见在纯阴之月，尚有复剥之虑，无阳则阴无以生，无阴则阳无以化。再拟从阴引阳，从阳引阴，医话爕理汤为宜。

人参、冬白术、炙甘草、制附子、桂枝、炮姜、当归身、大生地。


寒伤营血，血涩无汗，头痛身疼，腰脊强，脉浮紧。宜发汗。

羌活、防风、北细辛、制苍术、川芎、白芷、炙甘草、生姜、葱白。

昨药后，得汗未透，诸症未减。解肌兼汗，议取青龙。

麻黄、桂枝、炙甘草、杏仁泥、煅石膏、赤芍药、北细辛、炮姜、制半夏、甘葛、柴胡根。


# 伏　　邪

伏邪乃冬伤于寒，春必病温，夏必病热，邪从中发，表里分传，即数月后化热之伤寒，非正伤寒数日后化热可比。既从热化，从无寒症，以溲赤为据。今第三日，苔黄溲赤，神烦不寐，身热，有汗不透，六脉皆数，显是伏邪化热伤阴，有神糊呃逆之虑。医话双解饮为宜。

羌活、柴胡根、甘葛、黄芩、炙甘草、鸡心槟榔、川厚朴、枳壳、苦桔梗、赤芍药、生姜。

第四日，进双解饮，得大汗，热退不静，舌苔转黑起刺，溲更浑赤，大便未解，夜烦谵语。邪入阳明胃府，热极亡阴之象，速宜下结存津,不至呃逆神昏为吉。

柴胡根、黄芩、赤芍、枳实、制半夏、生大黄、元明粉、炙甘草。

第五日,服下结存津法,大解三次,色如败酱,夜寐稍安,苔刺稍软,谵语虽止,神志未清,心下反觉拒按。伏邪传胃,化之不尽,宜复下之。

黑山栀、薄荷、连翘、黄芩、生大黄、元明粉、炙甘草。

第六日,复下,夜来大解颇多,中带痰涎汁沫,遂得大汗,发背沾衣,诸症如失,然脉犹带数。余氛未靖,养阴涤热主之。

犀角片、大生地、粉丹皮、白芍、黄芩、薄荷、黑山栀、连翘。

第七日,进养阴涤热之剂,数脉已缓,胃气亦醒,溲色澄清。阴伤未复,善后宜慎,食肉则复,多食则遗[1],此其禁也。

北沙参、大麦冬、五味子、君眉茶叶、生姜,滚水浸,代茶解渴。


第三日,恶寒自罢,身热无汗,竟夜神烦不寐,苔白溲红脉数。伏邪化热伤阴,慎防呃逆神糊之变。

柴胡、黄芩、赤芍、尖槟榔、羌活、炙甘草、川厚朴、草果仁、黑山栀、生姜。

第四日,夜仍不寐,舌转干黄,溲更浑赤,得汗蒸蒸发热,脉数,大便未解。伏邪并入阳明,液耗阴伤可虑。

柴胡根、黄芩、枳实、赤芍、薄荷、海南槟榔、川厚朴、草果仁、生大黄。

第五日,大便未解,黄苔变黑起刺,未申潮热,溲赤而浑,夜烦谵语。阳明府实已著,宜急下之,公订小承气合犀角地黄,应手乃吉。

生大黄、厚朴、枳实、犀角尖、大生地、牡丹皮、赤芍。

---

〔1〕 "食肉则复"句 语出《素问·热论》。复,复发。遗,余的意思,谓残余之邪遗余不去。

　　第六日,大解三次,色如败酱,竟得战汗。诸症虽平,余氛未靖,尚宜清理。

　　犀角片、粉丹皮、大白芍、大生地、银柴胡、连翘、元参、麦冬、活水芦根。

　　畅和中气,以扫余氛。

　　当归身、大白芍、赤茯苓、炙甘草、制半夏、陈橘皮、炒谷芽、六和神曲、活水芦根。


　　第五日,苔白溲红,身热,汗不透,神烦不寐,脉数。伏邪盘踞膜原,化热伤阴,不至神糊呃逆为顺。

　　柴胡、尖槟榔、川厚朴、草果仁、知母、黄芩、赤芍、炙甘草、生姜。

　　第六日,舌苔转黄,溲更浑赤,六脉仍数,得汗身热未减,竟夜神烦不寐,间有错语,协热下利,口渴,反欲热饮。热极反兼寒化,邪传入胃之始,有亡阴之虑。

　　柴胡根、甘葛、尖槟榔、川厚朴、草果仁、黄芩、知母、赤芍、炙甘草、制大黄、秋梨汁。

　　第七日,黄苔转黑起刺,赤溲涓滴作痛,热汗如雨,夜烦谵妄,粪水旁流。阳明邪火暴甚,少阴营液就枯,谨防呃逆之变,宜急下之。

　　生大黄、芒硝、枳实、厚朴。

　　第八日,服大承气,大下结粪,如胶如漆,遂得战汗,见在脉静身凉,神清气爽。惟阴分受戕未复,血中余热未清,宜服犀角地黄汤,以善其后。

　　灵犀角、大生地、粉丹皮、大白芍。


　　三日,苔白溲红,巅痛身疼,发热无汗,夜烦不寐,脉数。邪伏膜原,化热伤阴,出表为顺,入里为逆。

羌活、尖槟榔、川厚朴、草果仁、赤芍、炙甘草、黄芩、生姜。

四日，得汗未透，苔转深黄，溲更浑赤，表热虽减，头身之痛未除，数脉未缓，夜烦益甚。内陷之象，慎防呃逆神昏之变。

柴胡根、甘葛、黄芩、尖槟榔、川厚朴、草果仁、知母、赤芍、制军。

五日，便解如酱，赤溲更少，黄苔起燥，夜烦谵语，脉数。伏邪直入阳明胃府，阴液受戕，堪虑。

犀角片、大生地、粉丹皮、赤芍、生大黄、枳实、炙甘草。

六日，下后得汗如浴，诸症虽平，余氛未靖，阴伤未复，尚宜清理。

大生地、北沙参、当归身、白芍、赤茯苓、炙甘草、制半夏、新会皮。

七日，诸症悉退，惟胃气未开，胃为仓廪，非谷不养，宜用同气相求之品。

白花百合、六和神曲、炒谷芽、炒麦芽、炒薏仁、黑大豆、黄小米、法制半夏、活水芦根。


第二日，舌苔黄厚无津，身热有汗，胸满，夜烦作渴，溲赤而浑，六脉皆数。膜原伏邪，溃入阳明，急症急攻，不可拘未满三日不宜下之说。

柴胡、黄芩、枳实、厚朴、尖槟榔、赤芍、生甘草、生大黄。

三日，下后大解不爽，黄苔转黑起刺，大热入胃，水竭烦躁，溲更浑赤，脉如釜沸。宜再下之。

生大黄、芒硝、川厚朴、枳实、炙甘草。

四日，昨服三乙承气，大下结粪盈盆，得汗衣被皆湿，诸症霍然而愈，善后静养为宜。

元参、大麦冬、五味子、鲜石斛、金银花，滚水浸，代茶解渴。

第九日，下后热退不静，有汗夜烦，口渴脉数。伏邪余热浮游于表，宜重剂汗之。

生石膏、白知母、炙甘草、大生地、柴胡根、黄芩、东洋参、陈仓米、荷蒂。

十日,进重剂发汗,竟得大汗,热退脉静神安,宜和中胃。

当归身、白芍、赤茯苓、炙甘草、制半夏、陈橘皮、炒谷芽、六和神曲、白豆蔻、活水芦根。

经以其满三日者可下[1],而已四日,下后脉浮身热,邪气复还于表。医话柴胡白虎汤加减为宜。

柴胡根、黄芩、炙甘草、生石膏、白知母、东洋参、当归身、甘葛、陈仓米。

五日,昨进柴胡白虎加减,得汗,诸症脱然。宜养阴和胃。

大生地、当归身、白芍、云茯苓、炙甘草、制半夏、陈橘皮、鲜石斛、活水芦根。

屡下得汗,汗出辄复热,脉不躁。非阴阳交,乃伏热中溃,如炉火拨开,烟焰上腾,不久自散,无足虑也。

大生地、银柴胡、黄芩、炙甘草、薄荷、连翘、黑山栀、元参、大麦冬。

脉症虽平,大便三旬不解,呕吐不能纳谷。非反胃可比,乃留邪宿滞凝结肠胃之中,前路未服下药故也,吴氏[2]所谓下格[3]

---

〔1〕　其满三日者可下　《素问·热论》有"其未满三日者,可汗而已;其满三日者,可泄而已"语,可参阅。

〔2〕　吴氏　指吴有性,明代医家,字又可,江苏吴县人,吴氏于明崇祯十五年(1642)撰成《温疫论》二卷,补遗一卷,创论外感瘟疫病因及传受途径,对后世医家如戴天章等有很大影响。

〔3〕　下格　吴有性《瘟疫论》卷上:"温疫愈后,脉证俱平,大便二三旬不行,时时作呕,饮食不进,虽少与汤水,呕吐愈加,此为下格"语,可参阅。

危症。勉拟医话中承气汤[1]加参挽之。

生大黄、元明粉、枳实、人参。

昨进中承气加参，大解紫黑恶臭，结粪颇多，呕吐竟止，陈米清汤亦受，向愈有机。再以医话归芍二陈，用和中胃[2]。

当归身、赤芍、赤茯苓、炙甘草、制半夏、新会皮、炒谷芽、六和神曲。


始得病苔黄如杏，寒战后身热如烙，无汗溲红，脉数。《金匮要略》言舌黄者下之黄自去[3]，不必拘一二日不可下之说，有是症则投是药，医话双解饮加减主之。

羌活、柴胡、尖槟榔、川厚朴、草果仁、黄芩、赤芍、炙甘草、生大黄。

第二日，昨服医话双解饮加减，得汗，热稍退，脉仍数，便未解，溲更赤，苔更黄，卧反不安，间有谵语。伏邪入胃之据，宜再下之。

生大黄、枳实、川厚朴。

第三日，昨服小承气，大解色如败酱，黄苔反觉干焦，中见灰黑，夜烦更甚，小便更红，脉象更数。伏邪贯入阳明胃府，宜更下之，医话中承气汤主之。

生大黄、元明粉、枳实。

第四日，昨进医话中承气汤，大解仍然不爽，诸症未见退机，舌心灰苔变黑起刺，如小舌之状。伏邪全入阳明胃府，阳明居中土也，万物所归，邪气入胃，无所复传，宜猛下之。

---

〔1〕 中承气汤　蒋宝素《医略十三篇·伏邪》有中承气汤，用生大黄三钱，玄明粉二钱，枳实一钱，称"主治伏邪一切证，虑其大承气太峻，小承气太轻，调胃承气太缓，三乙承气太浑，执其中治宜之"，可参阅。

〔2〕 用和中胃　谓以和调胃气。用，犹"以"，表示目的关系。

〔3〕 舌黄者下之黄自去　《金匮要略·腹满寒疝宿食病脉证》有"病者腹满，按之不痛为虚，痛者为实，可下之。舌黄未下者，下之黄自去"语，可参阅。

生大黄、芒硝、枳实、川厚朴。

第五日，服大承气，猛下结粪盈盆，竟得躁汗而解。医话归芍二陈汤加减和之。

当归身、大白芍、赤茯苓、炙甘草、制半夏、新会皮、元参、大麦冬、活水芦根。

卒然便血，紫黑不一，妄语如狂，热入血室之属，少腹满，小便利，乃蓄血危疴，延今十有七日。良由失下，血为热搏，两败俱伤，虑难有济[1]，勉拟桃仁承气合犀角地黄加人参，冀其百一。

桃仁泥、生大黄、赤芍、犀角尖、大生地、粉丹皮、人参、油足肉桂、炙甘草。

战汗犹疟之理，邪正交战于少阳之地，自营达卫，卫气应，乃作寒热，大汗而解，卫气不应，邪气内陷，则寒战不能转热，遂至肢冷脉伏，如疟内陷之变。宜急回阳，勉拟医话燮理汤加味挽之。

大熟地、人参、冬白术、当归身、炮姜、炙甘草、制附子、油多肉桂、淡吴萸。

斑疹互见不透，苔黄舌短难伸，神志沉迷如醉，间有谬误之语，溲赤而浑，便解如酱，饮食不进，身有微热。脉来细数，无力无神，延今十有八日，邪气虽有欲解之势，正虚渺无袪逐之能，失下弥留，危如朝露。勉拟一方，尽其心力，以俟天命。

大生地、犀角片、粉丹皮、白芍药、当归身、煨甘葛、大麦冬、五味子、人参、制军、活水芦根。

反复三次，皆在七日得战汗而解，犹转疟之意。《内经·疟论》

---

[1] 有济 谓有效。济，渡过河去，引申为成功的意思。

有间数日一发之疟[1]，仲景言病发于阳七日解[2]，战汗如疟之理在其中矣，爰以小柴、达原杜其转疟之患。

柴胡根、黄芩、东洋参、炙甘草、制半夏、海南槟榔、川厚朴、草果仁、白知母、赤芍、生姜、大枣。

第八日，疫疹不透，汗少潮热，喉燥舌干，夜烦溲赤，协热利，脉数。伏邪中溃，表里分传重症，不至呃逆神糊为顺。

绿升麻、甘葛、赤芍、炙甘草、薄荷、黄芩、连翘、黑山栀、犀角尖、生大黄、羚羊尖。

第九日，服升麻葛根汤合凉膈散加减，疹势虽透，诸症未平，未申潮热加重。阳明里实，下之无辞[3]。

黑山栀、薄荷、黄芩、连翘、生大黄、元明粉、生甘草、犀角尖、羚羊尖。

第十日，服犀羚凉膈，大便畅行，诸症悉退。惟舌上干燥无津，乃脏阴营液受戕未复，余氛未靖故也。

大生地、粉丹皮、建泽泻、当归身、赤芍药、北沙参、大麦冬、五味子，医话五行丹一粒和药服。

医话五行丹方：神物效灵，不拘常制[4]；至理开惑，智[5]不能知。此方用药合五行，分五色，入五脏，主五时，属五方，应天地阴阳五运六气，斡旋不息，一正一副，共十有三味，象闰余

---

[1] 有间数日一发之疟 《素问·疟论》有"时有间二日或至数日发，或渴或不渴，其故何也……其间日者，邪气与卫气客于六腑，而有时相失，不能相得，故休数日乃作也"语，可参阅。

[2] 病发于阳七日解 《伤寒论·辨太阳病脉证并治》有"病有发热恶寒者，发于阳也；无热恶寒者，发于阴也。发于阳七日愈，发于阴六日愈，以阳数七、阴数六故也"语，可参阅。

[3] 下之无辞 谓必用下法，无可推脱。辞，借口。

[4] 不拘常制 谓不是常理可以解说的。常制，一般的道理。

[5] 智 智者。

成岁[1]，故以五行名之。主治六淫七情、中风伤寒、伏邪瘟疫、暑湿燥火、疟痢狂癫、不寐怔忡、惊悸三消、呕吐反胃、噎膈痰饮、肿胀黄疸、积聚痞满、喘促哮喘、咳嗽肺痈、肺痿痿躄、诸痛诸血、诸窍诸汗、痨瘵便结、癃秘遗精、淋浊风眩、三痹七疝、外症痈疽、妇女杂病及奇疾怪症，诸药不效，立奏奇功。惟命门火亏等症与孕妇禁服。

青礞石一两，硝煅，色青入肝，主春，属东方木，青黛一两副之；大块朱砂一两，色赤入心，主夏，属南方火，丹皮一两副之；鸡冠雄黄一两，色黄入脾，主长夏，属中央土，生大黄一两，生地黄一两，西牛黄五钱，黄芩一两，副之；白枯矾一两，色白入肺，主秋，属西方金，白芍药一两副之；活慈石一两，醋煅七次，色黑入肾，主冬，属北方水，犀角一两副之。右十三味为细末，炼川白蜜和丸，每丸重一钱五分，蜡壳外护备用。


三下，大便畅行，心下满不减，按之不痛，为痞。仲景言病发于阴而反下之，因作痞[2]，无热恶寒发于阴。盖身无热时，先恶寒而后发热，若真无热，下反立败。以邪发于阴血之中，泻心汤加减主之，故东垣谓痞从血中来是矣。

川黄连、炮姜炭、枳实、制半夏、黄芩、炙甘草、广木香、陈橘皮、东洋参。


手足自热而至温，由温而四逆，由四逆而厥，乃传经热症，非始

---

[1]　闰余成岁　我国古时采用阴阳合历，根据月亮的盈亏变化定月，平年12个朔望月，354天，较太阳年(以地球为扩展的天球坐标来称视太阳在天球上的一周的时间，365.2422天)少约10天21小时，于是古人以"置闰"来调整。春秋中叶以后规定十九年闰七个月。通过置闰可使历年的平均长度约等于一个太阳年，并与自然季节大致吻合。南朝周兴嗣《千字文》有"天地玄黄，宇宙洪荒。日月盈昃，辰宿列张。寒来暑往，秋收冬藏。闰余成岁，律召调阳。云腾致雨，露结为霜"句，可参阅。
[2]　"病发于阴而反下之"句　出《伤寒论·辨太阳病脉证并治》。

得病即逆冷为寒症可比。症延十有八日，四肢逆冷，举体如冰，苔黑起刺，唇齿俱焦，溲赤便秘。六脉近伏，厥深热亦深，热极反兼寒化，虑难有济，勉拟黄龙汤加减挽之。

人参、大生地、当归身、白芍药、元明粉、炙甘草、生大黄、枳实。

昨进黄龙法，大便畅行，色如败酱，未能得汗，厥逆稍和，苔刺稍润，唇齿仍焦，细涩之脉未起。似有转机，宜间服养阴之剂。

大生地、建泽泻、粉丹皮、羚羊角、大白芍、当归身、北沙参、大麦冬、五味子。

昨进养阴之剂，诸症未见退机，再进黄龙为是，更益以灵犀为辅。

人参、鲜生地、当归身、生大黄、大白芍、枳实、灵犀角尖。

昨进黄龙，辅以灵犀，又得大解畅行，其色仍如败酱，中带痰沫，得汗，肢冷体厥竟和，苔刺亦退，唇齿焦干亦润，如丝之脉亦起。危症向安，一切小心要紧。

犀角片、羚羊片、元武版、鳖甲、大生地、当归身、大麦冬、大白芍、活水芦根。

半产后百脉空虚，邪乘虚入。八进犀角地黄加味，危症悉平，身半以上瘾疹大如麻豆，瘙痒不安，余热由营达卫，最为佳兆。头重不欲举，气虚于上；心胆震惊，如人将捕之，阴亏于下。脉仍软数无神，延今二十一日，再以十味温胆加减主之。

大生地、东洋参、云茯苓、炙甘草、制半夏、陈橘皮、酸枣仁、柏子仁、当归身、远志肉、淡竹茹。

伏邪过经不解，情志郁结不伸，主宰无权，邪乘虚陷，异状蜂起，变生难测。设法挽之。

灵犀片、羚羊片、廉珠粉、西牛黄、生牡蛎、龟甲、鳖甲、陈胆星、五色龙骨、淡竹沥、生姜汁、五行丹。

第九日,忽然狂走,阳明热极,阴液就枯,危如朝露,宜急下之。

生大黄、犀角片、粉丹皮、元明粉、大生地、白知母、生甘草、大白芍、黄芩、秋梨汁。

病经一月之久,寒热八九日一作,乃转疟战汗之属,伏邪盘踞膜原,化之不尽故也。尚宜小柴、达原加减主之。

尖槟榔、川厚朴、草果仁、柴胡根、黄芩、制半夏、白知母、炙甘草、陈橘皮、生姜、五行丹。

未申潮热,如瘅疟之状,协热下利不止,心下拒按。未经下者,非结胸也,亦非俗说漏底[1],乃邪伏阳明,化热伤阴,阴消邪陷,危证。慎防呃逆神昏之变,勉拟仲景下结存津法挽之。

生大黄、薄荷、黑山栀、元明粉、连翘、桂府滑石、生甘草、黄芩。

大热新除,元阴未复,饮食虽进,形神未充。安不忘危,善后宜慎。

大生地、人参、怀山药、炙甘草、当归身、陈橘皮、银柴胡、绿升麻、五行丹。

病延两月之久,素昔过用神思,近值伏邪新解,阴液受戕未复,心脾与肾俱亏。心藏神,肾藏志,脾藏智与意,人与事物相接,裁之于心,虑之于脾,志之于肾。心为君主无为[2],肾相代心行

---

〔1〕　漏底　漏底伤寒,伤寒而见泄利不止者。明代陶华《伤寒全生集》卷一:"若身热面赤,足冷脉沉,下利清谷,身体疼痛,此为阴利寒证,俗呼漏底伤寒。"

〔2〕　心为君主无为　《尚书·武成》有"惇信明义,崇德报功,垂拱而天下治"语,谓君王若能"惇信明义,崇德报功",则不必做什么,自然天下安宁。垂拱,垂衣拱手,无为的样子。心为君主之官,因此说"无为"。

事[1]。相火居肾,藏志之处,真水之内,宰乎其中,知觉运动,皆是相火为用。志意乖违,心相不静[2],驯致形神不振,食少化迟,竟夜无眠,血不华色。脉体素本六阴[3],从乎中治,观其进退。

大生地、人参、白茯神、冬白术、炙甘草、当归身、酸枣仁、远志肉、柏子仁、法制半夏、黄粟米。

昨议从乎中治,药后夜来平善,今晨颇觉神清。第肝木久失条舒,必犯中胃,以故默默不思饮食。再拟东垣升清降浊法,行其春令。

人参、黄耆、冬白术、炙甘草、当归身、陈橘皮、银州柴胡、绿升麻、制陈半夏、黄小米、生姜、大枣。

服东垣降浊升清,行其春令,胃气渐醒,思食麦面,姑从其好以诱之。

人参、云茯苓、冬白术、炙甘草、当归身、陈橘皮、柴胡根、绿升麻、枯麦芽、生姜、大枣。

投其所好,诱开胃气,竟能食粥,清升浊降。春令已行,可无足虑,徐徐培养可也。

大生地、人参、怀山药、炙甘草、当归身、陈橘皮、银柴胡、绿升麻、生须谷芽、六和神曲。

经水涌来,诸症遂解,犹鼻衄之意。脉象未静,余焰犹存,尚属可虑。

大生地、当归身、云茯苓、大白芍、北沙参、大麦冬、炙甘草、丹参、童便、藕节、五行丹。

---

[1]　肾相代心行事　古时宰相辅佐皇帝,统领百官,主持政务。心藏君火,肾藏相火,因称"肾相代心行事"。

[2]　心相不静　谓心肾不能安和。

[3]　脉体素本六阴　谓平素两手寸关尺脉皆弱小沉细。凡脉沉、迟、细、小、涩、结者称"阴脉"。

伏邪化疟未著,热退不静,时觉憎寒,胸满不食,舌苔不腐,溲赤便秘,痰带血缕。脏阴营液受戕,膜原隐伏之邪化之不尽,延今二十四日,正气难支,虑生岐变。

银州柴胡、黄芩、大生地、当归身、赤芍、杏仁泥、炙甘草、瓜蒌仁、桃仁泥、五行丹。

昨药后,寒热较减,胸次渐开,舌后之苔转为沉香之色,口内反觉无津,痰中仍带血缕,大便虽行不畅,小便仍红,数脉未缓。再拟扶阴化邪为主。

大生地、犀角尖、粉丹皮、白芍药、当归身、薄荷、连翘、银柴胡、黄芩、五行丹。

昨进扶阴化邪之剂,大解二次,色如败酱,中有痰涎汁沫,寒热俱平,老黄近黑之苔亦腐,浑赤之溲亦淡,数脉亦缓,痰中血缕亦无,口中亦润,邪退正复佳征。惟身动则振寒,乃表虚卫气不能卫护于外,非外感也。

大生地、东洋参、怀山药、炙甘草、当归身、陈橘皮、银柴胡、绿升麻、云茯苓、制半夏、生姜、大枣。


恙后阴伤未复,心境不可烦劳,劳则火炎水耗,口中出入之气吹嘘舌上,亦能干燥生刺,非邪火烁阴可比。舌边一点黑斑不退,乃伏邪余焰孤悬一处,不攻自散,亦无足虑。脉来软数少神,六味、三才主治。

大生地、粉丹皮、建泽泻、怀山药、云茯苓、山萸肉、东洋参、天门冬。


未申潮热,本属阳明,舌有红巢,阴亏已著,面戴阳色,下虚故也。热入膀胱则溲赤阴伤,胃不和则卧不安,肾虚胆热则耳闭。六脉数疾,来去至止不甚分明,病延五十余日,良由暑湿秋凉,伏邪交并,盘踞阳明,化之不尽,邪正相持日久,势必两败俱伤。勉拟一方,尽其心力,以俟天命。

大生地、大麦冬、东洋参、元武版、九肋鳖甲、五味子、当归身、粉丹皮、建泽泻、赤茯苓。

第十有六日,诊脉软数无力,舌尖赤,苔淡黄不腐,有汗,热不退,神志沉迷,音声不振,瘾疹不透,小便黄浑,大解有沫,心下至少腹并不拒按,显系肾虚不能化邪外达,翻从内陷。所服诸方,都是法程,病势良深,虑难奏效,勉拟扶阴化邪为主,冀其疹透神清为吉,然否,质诸明哲。

大生地、粉丹皮、大白芍、犀角尖、当归身、绿升麻、炙甘草、甘葛、活水芦根。

热极亡阴,消渴引饮,身热有汗,斑红溲赤,便黑脉数。灵犀、白虎、玉女,五行合挽之。

生石膏、白知母、炙甘草、灵犀角、大白芍、粉丹皮、大生地、怀牛膝、大麦冬、陈仓米、五行丹。

苔黑起刺,神昏如醉,热不外达,内陷已著。勉拟一方,应手乃吉。

生大黄、元明粉、生甘草、犀角片、大生地、粉丹皮、大白芍、枳实,雪水煎。

昨服灵犀,调胃,大便未行,乃邪结已深,药不胜病,非佳兆也。仲景以三汗无汗不治,下亦宜然,姑再下之。

生大黄、枳实、厚朴、黑山栀、薄荷、连翘、黄芩、元明粉、炙甘草。

昨拟大承气合凉膈,连服二剂,大便畅行,诸症悉平,胃开食进。尚宜养阴。

大生地、大麦冬、当归身、犀角片、粉丹皮、五味子、大白芍、建泽泻、北沙参、白知母、活水芦根。

身怀六甲，胎火肝阳伏邪化热互扰，脏阴营液胃气俱伤，入心为笑，神迷错语，太息不伸，脉数无力。谨防发痉。

犀角尖、大生地、当归身、大白芍、黄芩、白知母、元参、大麦冬、梨汁。

十有一日，苔灰黑，便秘溲浑赤，内壅无汗，渴欲热饮，同气相求，热极反兼寒化。宜急下之。

生大黄、元明粉、枳实、川厚朴。

昨进大承气，如汤渥雪[1]。安不忘危，一切小心要紧。

大生地、当归身、大麦冬、元参、薄荷、连翘、鲜石斛、活水芦根、五行丹。

伏邪七日，有孕四月，苔色焦黄，心烦虑乱，太息不伸，身热有汗，脉数无力，阴液受戕。慎防胎陨，邪火伤胎，甚于大黄，下之为是。

柴胡、黄芩、白知母、黑山栀、当归身、赤芍、炙甘草、大生地、大麦冬、生大黄。

再经[2]不解，鼻衄二次，身热不退，但头汗出，剂颈而还[3]。在内为血，发外为汗，汗血同归一体。经中阳盛则衄，衄血过多，故汗不能遍身，随诸阳上会而见于头，非阳气上脱及水结胸可比。大

---

〔1〕　如汤渥雪　如同开水浇在雪上一样，形容药后见效。汤，开水。渥，沾润。

〔2〕　再经　伤寒太阳病不愈，再传他经。《伤寒论·辨太阳病脉证并治》有"太阳病，头痛至七日以上自愈者，以行其经尽故也。若欲作再经者，针足阳明，使经不传则愈"语，可参阅。

〔3〕　剂颈而还　谓颈以下无汗。剂，本义为剪齐，"剂颈"即以颈为界，齐分上下。又，晋代王叔和《脉经》"剂颈而还"皆作"齐颈而还"，可参阅。

便色黑,兼有蓄血可知。水液浑浊,皆属于热,溲浑而赤,热入膀胱,清肃之令不及州都。舌苔干黑,试水回润阴亏,五液不足以济二阳之火,脉来软散而空。谨防呃逆神昏之变,公议灵犀玉女煎挽之。

灵犀角尖、白知母、白芍药、羚羊角尖、桂府滑石、大贝母、生石膏、白通草。

昨进灵犀玉女,竟得大汗如浴,诸症悉平。安不忘危,善后宜慎,再以医话三露饮,以渥余焰。

生地露、银花露、荷花露(无花,以荷叶代吊),三露等分和匀,重汤温服,代茶饮,不拘多少。


身黄,少腹满,小便自利,妄语如狂,乃蓄血危症。连进桃仁承气,不应。再拟医话代抵当,尽心焉耳矣。

当归身三钱(水蛭三条,同炒焦,去水蛭),生大黄三钱,赤芍药三钱(虻虫三个,同炒焦,去虻虫),桃仁泥三钱。

汗出,辄复热而脉躁疾,不为汗衰,狂言,不能食,病名阴阳交,岐伯与仓公皆言不治[1]。年当少壮,才气[2]过人,或可挽回,勉拟医话三生饮,尽其心力。

大生地、生牡蛎、生大黄、人参、大麦冬、五味子、犀角尖、羚羊角尖、龟甲、九肋鳖甲、童子小便、陈金汁。

---

〔1〕 岐伯与仓公皆言不治 《素问·评热病论》有"人所以汗出者,皆生于谷,谷生于精。今邪气交争于骨肉而得汗者,是邪却而精胜也。精胜则当能食而不复热。复热者,邪气也,汗者精气也。今汗出而辄复热者,是邪胜也。不能食者,精无俾也。病而留者,其寿可立而倾也。且夫《热论》曰:汗出而脉尚躁盛者死。今脉不与汗相应,此不胜其病也,其死明矣"语,可参阅。

〔2〕 才气 精气。

大头天行,乃阳明湿邪资实少阳相火,湿从热化则肿,木盛则痛。河间、东垣皆言内有伏邪,因时温热而发,俱用急药缓服,宗法主之。

川黄连、黄芩、炙甘草、生大黄、牛子、白僵蚕、青黛、犀角片、五行丹,甘澜水和酒煎,分十余次缓服。

呃逆五日不止,服橘皮、竹茹、旋花、代赭、丁香、柿蒂、刀豆子等,均皆无效。当求其本,以呃因病而生,非病因呃而致。见在消渴引饮,身热脉大,苔灰溲赤,夜烦谵语,乃阳明邪焰烁金,白虎、承气症具,即以二方合治之。

生石膏、白知母、生甘草、生大黄、元明粉、粳米。

苔黑起刺,神迷谵语,溲赤便秘,四肢忽冷,六脉忽细。热极反兼寒化,宜急下之。不揣其本而齐其末[1],以肢冷脉细为阴寒,用参附回阳等法,是犹抱薪救火。谬蒙以国士相遇[2],敢不以国士报之。非仲景三承气,别无生路。

生大黄、元明粉、枳实、川厚朴、生甘草。

昨进三承气,大解五次,色如败酱,中带痰涎瘀血,得汗,苔刺回润,神志渐清,肢冷渐和,细数之脉渐起。邪退正复有机。犹有欲用附子泻心汤者,毋持布鼓[3],依方进步。

---

〔1〕　不揣其本而齐其末　谓不能掌握一定标准。末,梢的意思。本,根的意思。《孟子·告子下》有“不揣其本而齐其末,寸之木可使高于岑楼”语,可参阅。

〔2〕　谬蒙以国士相遇　谓承蒙(病家)以国医来看待自己。谬,谦辞,用于人家对自己的称誉或待遇前,表示谦恭。国士,国中才能出众的人才。《战国策·赵策一》有“知伯以国士遇臣,臣故国士报之”语,又据《史记·淮阴侯列传》,萧何曾向刘邦称韩信为“国士无双”,并可参阅。遇,对待的意思。

〔3〕　毋持布鼓　谓不要班门弄斧。汉代班固《汉书·王尊传》有“毋持布鼓过雷门”语。布鼓,用布做的鼓,敲之无声。雷门,指会稽的城门,有大鼓,击之声如雷,因称“雷门”。

生大黄、元明粉、枳实、川厚朴、炙甘草、犀角尖、大生地、赤芍药、粉丹皮。

昨进三承气合犀角地黄，又得大解三次，竟得战汗，诸症霍然如失[1]。宜犀角地黄汤，以善其后。

犀角尖、大生地、大白芍、粉丹皮。

苔黄溲赤，神烦不寐，身热汗不透，脉数，腰股筋骨之间痛如锥刺，乃伏邪湿温毒焰内陷入骨，不治。勉拟一方，尽心焉耳矣。

尖槟榔、川厚朴、草果仁、炙甘草、赤芍药、秦艽、独活、制大黄。

四时温热之气发于冬时，伏寒为温疫，小便必赤，恶寒后但热不寒，从伏邪论治。若因春寒夏凉秋热冬温非时之气感动伏邪，必寒热大作，先治客邪。春夏易老[2]九味羌活汤，秋冬南阳[3]败毒散。如内无伏邪，单治时行客气，亦以二方为主。此治伏邪温疫主客二气之成法也。见在春行冬令，寒热大作，头身俱痛，无汗苔白溲红，神烦不寐脉数，客邪胜主，先治客邪，易老法为宜。

羌活、青防风[4]、北细辛、制苍术、川芎、白芷、炙甘草、黄芩、大生地、生姜。

---

〔1〕 霍然如失　谓很快消失。汉代枚乘曾作散体大赋《七发》，文中先说虚拟的楚太子有病，有位"吴客"向他进言，讲述"七事"，最终楚太子"涊然汗出，霍然病已"，可参阅。涊然，汗出貌，音 niǎn。霍然，很快的样子。

〔2〕 易老　即张元素，金代医家，字洁古，易州（今河北易县）人，撰有《医学启源》《脏腑标本寒热虚实用药式》等。

〔3〕 南阳　即朱肱，宋代医家，字翼中，号无求子，吴兴（今浙江湖州）人，撰有《南阳活人书》。

〔4〕 青防风　即"青州防风"。《唐本草》："防风今出齐州，龙山最善，淄州、兖州、青州者亦佳"语，可参阅。青州，属今河北、山东。

秋热冬温，发动伏邪，客气胜主。宜先服南阳败毒散。

羌活、独活、柴胡根、前胡、枳壳、川芎、炙甘草、桔梗、赤茯苓、人参、生姜。

推五运六气，疫疠总因时令温热感动内伏化热之邪，同气相求而发，从无寒症，凉散为宜。

柴胡根、黄芩、薄荷、连翘、黑山栀、炙甘草、鸡心槟榔、厚朴、草果仁、赤芍药、生姜。

身凉脉静为顺，身热脉静为逆，《内经》热病脉反静[1]，《难经》脉不应病[2]，仲景症阳脉阴，皆言不治。勉拟仲景救逆汤加减，或可挽回。

五色龙骨、生牡蛎、人参、大麦冬、五味子、川黄连、油肉桂、炙甘草、炮姜。

下后，心下痞满反甚，当从仲景泻心汤加减论治。

制半夏、黄芩、炙甘草、炮姜炭、人参、川黄连、制附子、大枣肉。

苔黑起刺，夜烦谵语，身热汗不透，溲赤便秘，脉数。值有妊足月，攻补两难，然邪热伤胎，甚于药饵，爰以医话归芍顺气汤，质诸明哲。

当归身、赤芍、枳壳、川厚朴、生大黄。

---

〔1〕　热病脉反静　《素问·平人气象论》有"风热而脉静，泄而脱血脉实，病在中脉虚，病在外脉涩坚者，皆难治，命曰反四时也"语，可参阅。
〔2〕　脉不应病　《难经·十八难》有"假令脉结伏者内无积聚，脉浮结者外无痼疾，有积聚脉不结伏，有痼疾脉不浮结，为脉不应病，病不应脉，是为死病也"语，可参阅。

舌黑而润,属阴盛格阳,附子理中汤主治。然阴盛之阴字当作虚字解,乃肾气虚脱,真阳散越,虑难有济。

人参、冬白术、炙甘草、制附子、炮姜。

据来病原是月初,八日以前证治诸方姑置勿论。自初八日,服正气散之宣和正气,夜来平善。初九日,辅以清上之品。至初十日,似觉痰多。十一日,佐以六一散,兼清伏暑湿热,诸恙较减,拟进十味温胆,未服前语言似有错乱神糊之意,已服后呕吐痰水色青。十二日,神志渐觉模糊,脉象滑而有力,用小陷胸合泻心、温胆加减,夜来未见进退,小便一昼夜未行。十三日,早间议用犀角地黄汤送滚痰丸,未服。因思此症延绵一月有奇,前路固属多歧,然自初八日以后井井有条,寡效者必因肝气素失条舒,横乘中土,化机不健,否而不泰,乌能斡旋药力,敷布诸经故也。见在大便十余日不行,小溲黄浑甚少,胸次不开,胃气不醒,神志不清,显系伏邪隐伏,阴液潜消。邪正相持日久,势必两败俱伤,且无苔刺痞满谵语狂躁可攻之据,及能食不胀虚烦少寐可补之证,此所谓更虚更实,更逆更从,虚难进补,实不可攻,攻补两难,殊难奏效。斯时有胃气则生,无胃气则败,得谷者昌,失谷者亡,遥拟旋转中枢,冀其胃开食进为吉,然否,诸明哲正之。

当归身、赤芍、云茯苓、制陈半夏、真化州橘红[1]、炙甘草、生熟谷芽、六和神曲、白花百合、活水芦根。

## 痨 瘵

阴虚生内热,阳虚汗自出。舌有红槽,痰嗽夜甚,健忘眩晕,怔忡惊悸嘈杂,俱是阴阳两损,有火有痰。肝郁则胁痛,肺热则气促。

---

[1] 化州橘红 也叫化橘红,广东化州出产的橘红。

经来色淡，带下频仍，奇经八脉亦损。脉来弦细少神，服药数年寡效，药难道地，病势良深，勉拟从阴引阳，从阳引阴，观其进退。

大熟地、人参、当归身、冬白术、女贞子、旱莲草、元武版、鹿角胶。

四进阴阳相引之剂，未见退机，然虚能受补，自有愈期。无阳则阴无以生，无阴则阳无以化，照原方加白茯苓，再服八剂。

原方加味，又服八剂，诸恙虽然未减，饮食颇觉加增。但得药病相投，便宜长驱大进，未可朝更夕改，照方加益母草，服一百剂再议。

流传瘵疰，本是危疴。木击金鸣，痰嗽声哑，阴虚内热，气馁虫生，金伤成痿，肾虚盗气于金，精损移枯于肺，下损于上，乾道自肾传心[1]。脉见双弦，殊难奏效，勉拟一方，以副远来就诊之意。

大熟地、怀山药、山萸肉、东洋参、大麦冬、五味子、川百合、百部。

舌赤无苔，阴亏已极，水不涵木，风动虫生。前哲以坤道自心传肺，肺传肝，肝传脾，脾传肾，五脏传遍，复传六府而终。女子以肝为主，当以肝传脾为是。心虚汗泄，肺损为咳，肝燥善怒，脾伤食减，肾亏蒸热，䐃肉全消，血枯经闭。脉来七至而空，传疰危疴已著，勉拟《十药神书》[2]法，冀其万一。

---

〔1〕　乾道自肾传心　谓虚损之病男子多从肾脏传至心脏及他脏。明代胡慎柔《慎柔五书》卷四有"不问阴病阳病，日久皆能传变，男子自肾传心肺肝脾，女子自心传肺肝脾肾。五脏复传六腑而死矣"语，可参阅。乾道，指男子、男性。
〔2〕　《十药神书》　元代葛可久所撰肺痨专书，一卷，论述肺痨的病因病机、治法。创制用于肺痨治疗的方剂十首，以天干排序。

大生地、紫苑茸、五味子、川贝母、白知母、款冬花、马兜铃、百部、虎头骨、獭肝。

曾经大产，后百脉空虚，病从虚起，恶露未尽，瘀停少腹成癥，小便色紫，澄如膏糊，巅顶时疼，浊痰上溢，心中烦热不安，寒热往来如疟，经闭半载有余，饮食迟于运化。舌尖微赤，边隐黑斑，舌本苔黄，红槽时见。病起客春，今秋益甚，脉来细数无神，已入虚劳之境。良由抑郁伤肝，烦劳伤心，思虑伤脾。脾失健运，血积为癥，肝主小便，肝不藏血，小便色紫，如膏如浊。舌为心苗，汗为心液，心火上炎，则黑斑红槽互见，虚烦自汗相仍。营卫不和，往来寒热，奇经八脉不振则经闭，清气不升则巅疼。诸症虽见于当前，而致病之由已萌于畴昔。虑难收效，治病求本。病本于肝，传之于脾，上连于心，下关于肾，损及奇经八脉，当以治肝为先，土能安木，又当治脾，水能生木，亦当治肾，爰以六味、归脾加减，一以贯之。

大生地、怀山药、山萸肉、云茯苓、炙黄耆、人参、冬白术、炙甘草、酸枣仁、当归身。

六味、归脾加减，共服五十余剂，诸症相继而退。见在眠食俱安，精神如旧。再以十剂为末，水叠丸，早服三钱，以善其后。

自汗阳虚，盗汗阴弱，关津不固，精时自下，咯血咳血，痰带血丝血点，皆属脏阴有亏，心火动，相火随之，渐至阴枯阳竭。保心肾、固关津为主。

大熟地、东洋参、白茯神、大麦冬、酸枣仁、怀山药、牡蛎粉、线鱼鳔、獭肝。

病延二十余年，曾经微咳微热，历年咳热转甚，月事不以时下，近复四肢蒸热，足胫疲痟，容色憔悴，春剧秋缓。因五志不伸，致损冲任血海之本。坤道以血为主，血海既亏，不能周于四末则蒸热酸痟,不能润泽皮肤则色不华,不能充满奇经八脉则经来不一。六脉细数无神,虚劳之势渐著,大法折其郁气,先取化原,宜服医话胶艾八珍汤五十剂再议。

　　大熟地、当归身、大白芍、川芎、人参、云茯苓、冬白术、炙甘草、陈阿胶、艾叶。

　　外劳其形,内摇其精[1],精虚无以化气,气虚无以生神,以故形气日衰,精神日短。经以精食气,形食味,味归形,形归气,气归精,精归化[2],非徒用药,食亦宜然。欲补无形之气,须益有形之精,欲补有形之形,须益无形之气,形气者有无之象也。爰以气味俱厚之品,味厚补坎[3],气厚填离[4],冀其阴阳相引而收既济之功,阴平阳秘,精神乃治。

　　大熟地、人参、紫鹿茸、龟版胶、紫河车、黄鱼鳔、桑螵蛸、虎胫骨、制附子、油肉桂。

　　客春三月初旬,少腹胀,小便不利,如癃淋之状,肝木已失条舒,肝主小便,厥阴之络结于少腹。是月底有妊,胀渐减,至五月胀平,而恶阻呕吐较甚者,肝木犯中也。又因天令炎暑,势不容己[5],衣厚受热等情,阴络受伤,血热上溢,痰带紫色血块约三四日,共七八日,心生疑惧,气馁于中,致戕甲胆果敢之气[6]。经以

---

〔1〕　"外劳其形"句　谓外因名利而劳其形体,内因情欲而动其精气。
〔2〕　"精食气"句　本《素问·阴阳应象大论》,原文作"水为阴,火为阳,阳为气,阴为味。味归形,形归气,气归精,精归化。精食气,形食味,化生精,气生形",可参阅。
〔3〕　补坎　即补阴。《周易》八卦有坎卦,象征水,因以指阴。
〔4〕　填离　即补阳。《周易》八卦有离卦,象征火,因以指阳。
〔5〕　势不容己　谓气候之热不由自己选择。容,允许的意思。
〔6〕　甲胆果敢之气　胆主决断,因此有"果敢之气"。《素问·灵兰秘典论》有"胆者,中正之官,决断出焉"语,可参阅。

十一脏取决于胆[1]，胆力不雄，则十一脏之气均皆不振，以故多
疑少决，木郁化火，火烁金伤，木击金鸣，咳始于此；其时饮食反增，
五内精华不足以奉胎元，欲得外食以相助也；痰内忽带红丝一次，
阴络未能巩固；薄暮[2]咳甚，火浮于肺。至十一月，每夜交子[3]
饥嘈燥热善食。十二月，饥嘈消谷更甚，胎愈长，血液不足以滋荣
而求食相助愈急也，乃至忍饥分娩，受伤最重。产后眠食虽安，痰
嗽未减，更增盗汗，阴液愈亏；气从少腹煽动而升，乃子午不交元海
无根之象；咳吐白沫者，清肃不行，火烁金伤也。延至本年正月初，
因悲哀动中，再伤肺志[4]。至十二日，又因惊恐，惊则神伤，恐则
精却[5]，精无所倚，神无所归，竟夕不寐。十三日，舌苔反白如积
粉，乃脾闭，非丹田有热、胸上有寒可比；终日嗳噫，土为木克。至
十七日，面戴阳色，虚火上升，下虚所致；胸次胀满，脾阳不运，饮食
从兹亦减。十八至二十五日间，于四五鼓[6]能寐片刻，阴暂敛
阳。二十六日，日晡憎寒，觉腹中热气上腾，寒热往来之始，营卫不
和之据。二十七日，入夜复添烦躁，烦出于肺，躁出于肾，金水愈
亏。至二月初二日，更衣坚结不爽。至十四日，再更衣，色黑颇多，
饮食仍少，总属脾肾两亏，化源不振。肾为先天，脾为后天，脾土之

---

〔1〕 十一脏取决于胆　语出《素问・六节藏象论》。
〔2〕 薄暮　时近黄昏。薄，迫近。
〔3〕 交子　时至子时。子，子时，晚间十一时至凌晨一时。
〔4〕 再伤肺志　又伤于忧虑。《素问・阴阳应象大论》："在脏为肺……在
　　 志为忧，忧伤肺"语，唐代王冰注："忧，深虑也。虽志为忧，过则损也。"
　　 可参阅。
〔5〕 恐则精却　谓恐伤于肾，精气耗伤。却，退却，在此处为耗伤的意思。
　　 《素问・举痛论》有"恐则精却，却则上焦闭，闭则气逆，逆则下焦胀，故
　　 气不行矣"语，可参阅。
〔6〕 四五鼓　约凌晨二时至四时。古时夜间计时有五鼓制度，该制度将黄
　　 昏至拂晓分为五个更次，每更次相隔约两小时。一更在晚上八时左
　　 右，二更在夜间十时左右，三更在指夜间十二时左右，四更在凌晨二时
　　 左右，五更在凌晨四时左右。每至其时则击鼓报时，因称为"鼓"。

强健赖肾气之充盈,阴精不能上蒸,中土无由健运。胃者卫之源,脾乃营之本,胃虚则卫气不能卫护于外,脾虚则营血不能营守于中,卫失外护则寒,营失中守则热,营卫乖分,往来寒热。脐上有积,大如龙眼,接连一核,按之则退入左胁,或见或隐,此肝积肥气之属,瘵痓伏连[1]之类。脉来七至,上下来去至止不甚分明,浮中沉三取皆失冲和胃气[2]。所服诸方,都是法程,寡效弥留[3],虑难有济。是症也。肝为受病之本,肝传之于脾,脾传之于肾,肾传之于心,心传之于肺,肺传之于肝,肝复传之于脾,脾复传之于肾,此经旨所谓七传[4]者是也。今以形证前后校论,始得病少腹胀,小便涩,肝经受病也;继之于呕吐,肝传脾也;继之于痰内带血,阴络内损,脾传肾也;继之于咳嗽饥嘈,肾传心也。心火盛,故饥嘈;火烁金,亦能咳。又值大产阴亏,心火愈炽,汗为心液,以是更增盗汗,水不济火,气从少腹上升,如奔豚之状,亦可为肾传于心之一端也。继之于咳吐白沫,心传肺也;继之于因惊不寐,魂魄不安,肺传肝也;继之于嗳噫胸闷食减,往来寒热复萌,肝复传之于脾也。若脾复传之于肾,则阴络复伤,痰血复见,势必更增泄泻、喉疼、呕吐、不能纳谷等症,犯经旨七传之忌,虽司命[5]不可为也。见在

---

〔1〕 瘵痓伏连　古时称痨瘵为"痓",也称"伏连"。痓,取义于"注",因其病相为传染,如水之灌注。伏连,亦为痨瘵之称,因其病暗伤于人,且转相传染,因称"伏连"。唐代王焘《外台秘要》卷十三有"伏连方五首",其中有引自《广济方》的"疗瘦病伏连传尸鬼气痓忤恶气方"等,可参阅。

〔2〕 冲和胃气　脉以"有胃"为佳,即脉来和缓从容。冲和,和谐从容之象。《老子·四十二章》有"万物负阴而抱阳,冲气以为和"语,可参阅。

〔3〕 寡效弥留　谓用药少效而病势沉滞不解。

〔4〕 七传　传于所胜之脏。《难经·五十三难》有"经言七传者死……七传者,传其所胜也……假令心病传肺,肺传肝,肝传脾,脾传肾,肾传心,一藏不再伤,故言七传者死也"语,可参阅。

〔5〕 司命　掌管人的生命的神。古代楚国祭祀有大司命、少司命之神,大司命司人之生死,少司命司人子嗣之有无。《楚辞》中屈原《九歌》有"大司命"和"少司命",可参阅。又,后世道教以文昌帝君主管人间生死。

肝复传之于脾,脾尚未复传之于肾。勉拟六味、归脾加减,二天兼补,脾肾双培,壮水生木,崇土安木,以截七传之路而治受病之本,冀其间传[1],传于所生,生生之气复来,自能渐入佳境。余见如是,未识明哲以为然否?

　　大熟地、怀山药、山萸肉、云茯苓、人参、绵黄耆、冬白术、炙甘草、当归身、酸枣仁、远志肉、广木香、龙眼肉。

　　传痊之症,男子自肾传心,女子自心传肺,肺传肝,肝传脾,脾传肾,五脏传尽,复传六腑而终矣。去秋痰内带血,血崩,今春寒热往来,咳血,此乃心传于肺,心生血,血必随肺气而行故也。心营肺卫俱伤,以故往来寒热,大便热泻,小便亦热,肝主小便而司疏泄,肺传肝也;肌肉消瘦,精神短少,肝传脾也;潮热间作,白痰上涌,水泛为痰,骨蒸内热,脾传肾也。至于暑湿乘虚而入等症,如浮云之过太虚耳。脉来七至无神,症势危如朝露,勉拟《十药神书》法,尽其人力,以俟天命。

　　紫菀茸、白知母、川贝母、天门冬、天花粉、款冬花、马兜铃、百部、鳗鱼骨。

　　阳邪之极,害必归阴;五脏之伤,穷必及肾[2]。肾伤水不济火,又不涵木,木击金鸣,火载血上,吐血甚涌,痰嗽频仍,面戴阳色,内热燔蒸,舌有红槽,形神不振,心烦自汗,夜寐不沉。脉来弦数少神,已入虚劳之境,殊属可虑,爰以《十药神书》法,观其进退。

　　花蕊石、大小蓟尖、茜草根、大生地、黑山栀、大白芍、犀角片、粉丹皮、十三制大黄、侧柏叶、新荷叶、白茅草根、白藕节、陈京墨、

────────────

〔1〕 间传　传于所生之脏。《难经·五十三难》有“经言七传者死,间脏者生……间脏者,传其子也……假令心病传脾,脾传肺,肺传肾,肾传肝,肝传心,是子母相传,竟而复始,如环无端,故曰生也”语,可参阅。

〔2〕 “阳邪之极”句　出明代张景岳《景岳全书》卷十六,唯原文“阳邪”作“虚邪”,可参阅。穷,尽,达到极点的意思。

童子小便。

　　四进《神书》法，涌吐之血竟止，痰嗽未平，戴阳蒸热，自汗心烦少寐，舌上红槽等症均皆未减，弦数之脉未缓。总是阴亏水火不济，心肾不交，岂旦夕之故？所从来远矣，仍以稚川[1]法，加以三才意。

　　天门冬、大生地、人参、紫菀茸、川贝母、五味子、马兜铃、百部、川百合、炙甘草、桔梗。

　　连进稚川法，加以三才汤，诸症未见退机，反觉痰嗽更甚。良由肾室久亏，子盗母气，肺损于上，清肃之令不行，金衰不能平木，翻为肝火所烁，将成肺痿危疴。仍以稚川法，参入紫庭方[2]。

　　大生地、大熟地、天门冬、麦门冬、白知母、川贝母、当归身、款冬花、杏仁泥、肥桔梗、诃黎勒、十三制大黄。

　　两进稚川法合紫庭方，痰嗽减半，夜寐颇安，虚烦亦定，戴阳之色稍退，燔蒸内热稍减，自汗渐收。药合机宜，依方进步。

　　大生地、大熟地、天门冬、大麦冬、川黄檗、白知母、人参、五味子、诃子肉、地骨皮。

　　依方进步，又服二剂，痰嗽全止，骨蒸亦除，戴阳亦退，饮食亦增，形神亦振，弦数之脉亦缓，都是佳征。惟舌上红槽更阔，自汗仍多，润下之水不足以济炎上之火，再以清上实下主之。

　　大生地、赤茯苓、白知母、天门冬、大麦冬、川黄檗、北沙参、五味子、元武版。

　　昨进清上实下之剂，舌上红巢较淡，自汗亦觉渐收。症属阴亏，阴难骤补，经言无阳则阴无以生，无阴则阳无以化，再以阴阳相

---

〔1〕　稚川　即葛洪，晋代人，字稚川，号抱朴子，丹阳句容（今属江苏）人，士族出身，曾以军功封关内侯。后居罗浮山炼丹。撰有《抱朴子》《肘后方》等。

〔2〕　紫庭方　明代王肯堂《证治准绳·杂病》有水丘先生紫庭治瘵秘方、上清紫庭追劳方等，可参阅。

引之剂主之。

　　大生地、人参、女贞子、旱莲草、鹿角霜、元武版、大麦冬、五味子、附子水炒川黄檗、肉桂水炒川黄连。

　　服阴阳相引之剂,因合机宜,遂连服八剂,舌上红槽十退八九,自汗尚未全收。汗为心液,舌为心苗,阴难来复,乃因巳月[1]纯阳,天地之阴亏极,而况于人? 用药迎夏至一阴来复[2]可也。

　　大生地、人参、大麦冬、五味子、粉丹皮、建泽泻、怀山药、云茯苓、白知母、川黄檗、元武版。

　　连服迎夏至一阴来复之剂,已交夏至,反觉虚炎之火上腾,亦由偶遇心感神伤之事,舌上红巢未减,自汗依然。《经》言:阴气者,静则神藏,躁则消亡[3]。静不胜动,恐来复之阴如牛山之木[4],宜乎澄心息虑,恬淡无为,再以壮水济火,补阴潜阳为主。

　　大生地、元武版、九肋鳖甲、川黄檗、白知母、人参、大麦冬、五味子、犀角片、羚羊片。

　　壮水济火,补阴潜阳,又服四剂,虚炎之火已平,舌上红巢全退,自汗全收,脉神形色俱起,眠食俱安。惟真阴虽复未固,以阴液难成易亏,况值五阳一阴时令[5],切戒烦劳动怒,清心静养为宜,再以医话介潜丸加减,杜其反覆。

　　大生地、元武版、九肋鳖甲、左牡蛎、石决明、蚌珠粉、人参、麦门冬、五味子,水叠丸,早服三钱。

────────────

〔1〕　巳月　夏历四月。

〔2〕　夏至一阴来复　古时认为冬至一阳生,生于阴之极也,夏至一阴生,生于阳之极也,因称"夏至一阴来复"。复,恢复。

〔3〕　"阴气者"句　语出《素问·痹论》。阴气,五脏所藏之神。唐代王冰注:"阴,谓五藏神也。"可参阅。

〔4〕　如牛山之木　《孟子·告子上》:"牛山之木尝美矣,以其郊于大国也,斧斤伐之,可以为美乎?"

〔5〕　五阳一阴时令　夏历五月。

经以二阳之病发心脾，其在女子不月。经闭二月有余，呛咳无痰，内热食减，呕吐时作，虚火间起，脉来紧数，腘肉瘦损，已传风消，再传息膹，不治。勉拟八珍加减挽之，多酌明眼〔1〕要紧。

大生地、当归身、大白芍、东洋参、冬白术、肥桔梗、益母草、蛤粉炒阿胶、炙甘草、大麦冬、五味子。

# 便　　结

肾主二阴而司五液。饮食入胃，津液输于脾，归于肺，注于膀胱，是为小便；糟粕受盛小肠，传送大肠，是为大便。见在大便秘，小便多，正与大便泻、小便少一理。便泻溲少，清浊不分，便秘溲多，清浊太分，过犹不及。脉来软数少神，症本阴亏火盛，养阴涤热主之。

大生地、怀牛膝、当归尾、芦荟、大麦冬、桃仁、杏仁、柏子仁、白蜜。

肺经节制不行，大肠传送失职，大便十五日不解；舌有红槽，阴分本亏；胸次不畅，肝气素郁；薄粥能进，呕吐痰多，土为木克。脉来小駃于迟〔2〕，温润养荣为主。

大生地、淡苁蓉、当归尾、郁李仁、火麻仁、松子仁、柏子仁、杏仁、白蜜。

脉来细涩如丝，大便兼旬不解，此为阴结，饮食少进，呕吐痰涎。屡进益火之剂，幸有效机。桂无交趾，假借非真，终难

---

〔1〕　多酌明眼　谓多向有见识的人请教。明眼，指有见识者。
〔2〕　脉来小駃于迟　谓脉来略快于迟脉。小，略微的意思。駃，音 kuài，同"快"。元代元好问《乙酉六月十一日雨》诗有"今日复何日，駃雨东南来"句，可参阅。

有济。

　　大熟地、怀山药,山萸肉、制附子、油肉桂、淡苁蓉、枸杞子、当归尾,长流水煎送局方半硫丸二钱。

　　局方半硫丸方:倭硫黄(大肠包煮,肠烂取出)、制陈半夏等分,为末,白蜜丸桐子大。

　　连进温通之品,煎送半硫丸,大便三旬方解,足见命火式微。补火之药无多,又难道地,能无复秘之虑? 病真药假,奈若之何?

　　大熟地、淡苁蓉、真琐阳、枸杞子、制附子、油肉桂、当归尾、怀牛膝、人参、鹿茸、倭硫黄。


　　能食,不大便,脉实,为阳结。宜医话黑奴煎。

　　黑丑、猪牙皂角、元参、生大黄、生地黄。


　　经以诸厥固泄,皆属于下。便泄溲固[1]为清浊不分,便固溲泄为清浊太分,乃脾经约束津液上归于肺,直注膀胱,其脾为约。仲景脾约丸主之。

　　麻仁、赤芍、厚朴、生大黄、枳实、杏仁等分,为末,白蜜丸桐子大,每服三钱,滚水下。


　　便秘,不能食,脉细,为阴结。慎防肢冷。

　　大熟地、粉丹皮、建泽泻、怀山药、山萸肉、云茯苓、制附子、油肉桂、巴豆霜,长流水煎,送半硫丸二钱。


　　五志之火,耗伤阴液,大便坚结难解。

　　大生地、当归尾、怀牛膝、桃仁、郁李仁、冬葵子、川黄檗、白知母,流水煎,送医话黑奴丸三钱。

---

〔1〕 溲固　尿少或尿闭。

经以北方黑色，入通于肾，开窍于二阴。后阴秘结三十余日，见在前阴亦闭，涓滴皆无，少腹膜胀，不堪名状。所服三承气、通幽汤、更衣丸及猪胆蜜导法利小便，五苓、七正、八正、蟋蟀、藏葱、陈麦荄、西瓜子壳等杂进，均皆无效。危急之秋，无方可拟，勉用医话仓公火剂汤〔1〕，冀其一得〔2〕。

倭国石硫黄二钱，火硝一钱，巴豆三粒，右三味，千里长流水煎，冷服。

昨进医话仓公火剂汤，二便争出有声，浑如枪炮轰击，诸症悉平。神奇难信，用药用兵，任医任将，专精之力，一至于此。书不云乎药不暝眩，厥疾不瘳？此之谓也。再以金匮肾气加减，以善其后。

大熟地、粉丹皮、福泽泻、怀山药、山萸肉、怀牛膝、制附子、油肉桂、车前子、淡苁蓉、枸杞子。


## 癃　　秘

经以膀胱为州都之官，津液藏焉，气化则能出矣。气不化液，由于肺热，清肃之令不及州都，烦渴乃肺热之明验也，延今六日。危急之秋，勉拟医话导引汤，应手为顺。

白丑末、黑山栀、云茯苓、福泽泻、白知母、白通草、细滑石、生甘草梢、琥珀末、甜桔梗、菊花根。

昨进医话导引汤，癃秘虽通未畅，金令虽行未肃，依方进步

---

〔1〕　仓公火剂汤　《史记·扁鹊仓公列传》载仓公淳于意医案，有"齐郎中令循病，众医皆以为蹙入中而刺之。臣意诊之，曰：涌疝也，令人不得前后溲。循曰：不得前后溲三日矣。臣意饮以火齐汤，一饮得前后溲，再饮大溲，三饮而疾愈"语，可参阅。
〔2〕　冀其一得　谓希望能够获效。冀，希望。一得，小小收获。《史记·淮阴侯列传》有"智者千虑，必有一失；愚者千虑，必有一得"语，可参阅。

可也。

白丑末、黑山栀、滑石、生甘草梢、甜桔梗、萹蓄、瞿麦、车前子、白通草、蜀葵子、灯心草、菊花根。

经以大小不利治其标[1]。小便秘癃，最为急症，急宜通调水道，拟医话下输煎主之。

赤茯苓、猪苓、福泽泻、车前子、白通草、滑石、甘草梢、萹蓄、瞿麦、陈麦苳、西瓜子壳、菊花根汁。

肾主二阴而司五液。年逾七十，阴液就枯，素昔二便牵疼，今乃小溲癃秘。脉软无神，症属棘手，勉拟六味滋肾挽之。

大生地、粉丹皮、福泽泻、云茯苓、怀山药、山萸肉、白知母、川黄檗、油肉桂。

上闭下不通，气升水自降，宜东垣补中益气汤。

人参、生黄耆、冬白术、炙甘草、当归身、陈橘皮、春柴胡、绿升麻、生姜、大枣肉。

两进补中益气，升清降浊，癃秘已通，节制已行，金令直到州都，气液化归常度。是方本非通利，盖小便利与不利，中气为之斡旋。真阴本亏，再以景岳补阴益气煎，以善其后。

大生地、人参、怀山药、炙甘草、当归身、陈橘皮、柴胡根、绿升麻。

癃秘六日，诸药不应，大便亦闭，汤水不入。万无法想之中，勉

_____

[1] 大小不利治其标　《素问·标本病传论》有"小大不利，治其标；小大利，治其本"语，可参阅。小大，指二便。

拟倒行之剂〔1〕。

　　生山栀、莱菔子、青盐、童子小便，长流水煎，灌入喉中，用指探吐。


　　经以饮入于胃，游溢精气，上输于脾，脾气散精，上归于肺，通调水道，下输膀胱，水精四布，五经并行。下损中虚，则胃无游溢之能，脾失散精之道，肺失下输之令，膀胱无气化之权，遂成闭癃危症。勉拟医话斡旋煎挽之。

　　大熟地、怀山药、人参、炙甘草、福泽泻、云茯苓、冬白术、木猪苓、东阿胶、细滑石、当归身、新会皮、绿升麻、银柴胡。


　　小便不通，大便亦闭。先通大便，小便自行。

　　生大黄、白牵牛、猪牙皂角。


　　便有阴阳二结，溲亦宜然。脉细，皮寒食少，小便不通，为阴秘。宜金匮肾气加减主之。

　　大熟地、粉丹皮、福泽泻、怀山药、山萸肉、云茯苓、制附子、油肉桂、车前子、白通草、琥珀。


　　天产作阳〔2〕，厚味发热。肥甘过当，热壅膀胱，水道无以通调，遂成秘癃危症。

　　黑山栀、白丑末、赤茯苓、冬白术、福泽泻、猪苓、生甘草梢、滑石、车前子、萹蓄、瞿麦、白通草、灯心草。

　　昨药后，小便虽通未畅，湿热虽化未清。宜乎淡薄食味，以养

---

〔1〕　倒行之剂　指吐剂。
〔2〕　天产作阳　肉食易于助阳。天产，指动物如畜类。

冲和,盖疏[1]食有疏通之意,无壅塞之弊,幸留意焉。

制苍术、新会皮、炙甘草、川厚朴、赤茯苓、猪苓、福泽泻、车前子、灯心草。


妊娠胎压膀胱,小便不利。

大生地、当归身、大白芍、川芎、新会皮、柴胡根、绿升麻、东洋参、枳壳。


## 遗　精

《素问》无遗精之说,有白淫[2]之旨。《灵枢》有恐惧伤精,精时自下之条。饮食男女,人之大欲存焉。思想无穷,所愿不得,意淫于外[3],能无恐惧感伤肾志[4]? 遗精之患,使非[5]心如秋水[6],终难脱累。椿田医话紫石英丸主之。

紫石英、人参、赤茯苓、柏子仁、益智仁、五味子、远志肉、厚杜仲、家韭子、九肋鳖甲、廉州珠粉、左顾牡蛎,水叠丸,早晚各服三钱。


经以肾主藏精,受五脏六府之精而藏之,不独专主于肾也。当

---

〔1〕 疏　同"蔬"。
〔2〕 白淫　男子尿出白物如精及女子带下。《素问·痿论》有"思想无穷,所愿不得,意淫于外,入房太甚,宗筋弛纵,发为筋痿,乃为白淫"语,唐代王冰注:"白淫,谓白物淫衍,如精之状,男子因溲而下,女子阴器中绵绵而下也。"可参阅。
〔3〕 意淫于外　谓思慕物欲而精神荡漾于外。淫,恣肆、放纵的意思。
〔4〕 恐惧感伤肾志　肾之志谓恐谓惊,惊恐太过则伤肾。《素问·五运行大论》有"其志为恐,恐伤肾,思胜恐"语,《灵枢经·本神》有"恐惧而不解则伤精,精伤则骨痠痿厥,精时自下"语,并可参阅。
〔5〕 使非　假如不是的意思。
〔6〕 心如秋水　形容心境如静澈澄明的秋水般宁静。

察四属,以求其治[1]。吟诵不倦,深宵不寐,寐则梦遗,形神日赢,饮食日减,脉来细数无神,此属心虚血耗,气不摄精,水不济火,肾不交心,非萦思不遂[2]可比。心不受病,当从手厥阴胞络论治,拟医话归神丹加减主之。

大熟地、人参、白茯神、灵犀角、紫石英、酸枣仁、柏子仁、远志肉、五味子、当归身、菟丝子、益智仁,为末,水叠丸,朱砂为衣,早晚各服三钱,淡盐汤下。


肝司疏泄,肾主封藏,二经皆有相火,其系上属于心。心为君火,为有所感,则相火翕然而起,遗泄之患,由是而生。宜先服荆公妙香散[3]。

人参、白茯神、五色龙骨、赤茯苓、益智仁、大远志肉、大块朱砂、炙甘草,为细末,每服三钱,临卧时温酒调下。


思为脾志,色本于心。神思妄动,暗吸肾阴,肾阴不固,无以藏精,精失其位,遗泄频频,有梦无梦,心肾分明。治肾宜固,治心宜

---

[1] “当察四属”句　谓治疗遗精当察所致病之脏,以求治其病之本。四属,指肾脏以外的其他四脏。明代王肯堂《证治准绳·杂病》有“独肾泄者治其肾。由他脏而致肾之泄者则两治之。在他脏自泄者,治其本脏。必察四属,以求其治。大抵精自心而泄,则血脉空虚,本纵不收;自肺而泄者,皮革毛焦,喘急不利;自脾而泄者,色黄肉消,四肢懈惰;自肝而泄者,色青而筋痿;自肾而泄者,色黄黑,髓空而骨惰。即脉亦可辨也”语,可参阅。

[2] 萦思不遂　谓思慕牵念却无法实现欲望。萦思,萦绕不绝的情思。宋代吴文英《风流子·芍药》词有“念碎劈芳心,萦思千缕,赠将幽素,偷剪重云”句,可参阅。

[3] 荆公妙香散　方剂名,出宋代朱瑞章《卫生家宝产科备要》。原方注出处为“王荆公方”,因称“王荆公妙香散”。王荆公,即王安石,王安石在宋神宗熙宁间担任“同中书门下平章事”(即宰相),推行新法,封荆国公,因称“王荆公”。

清，持心息虑，扫去尘情〔1〕。

大熟地、东洋参、白茯神、柏子仁、五味子、酸枣仁、远志肉、桑螵蛸、冬白术、菟丝子、紫衣胡桃肉。

心为主宰，肾本藏精。心火上炎，相火下应，驯致关津不固〔2〕，有梦，宜先治心。

大生地、东洋参、白茯神、酸枣仁、远志肉、大麦冬、柏子仁、灵犀角。

丝竹乱耳，案牍劳形〔3〕，形为神役，心与身仇，心肾不交，精时自下，无梦，宜先治肾。

大熟地、人参、怀山药、山萸肉、元武版、牡蛎粉、厚杜仲、云茯苓、五味子、紫石英、胡桃肉。

心动神驰，肾虚精滑，五日一遗，非徒心肾不交，乃中土大亏之据。五为土之生数〔4〕，生气不固，殊属不宜。

东洋参、绵黄耆、冬白术、炙甘草、当归身、益智仁、酸枣仁、远志肉、云茯苓、龙眼肉。

---

〔1〕　尘情　凡心俗情。

〔2〕　关津不固　谓精关不固而发为遗精。关为关隘，津为渡口，皆指下元精关。

〔3〕　案牍劳形　谓公事劳累。案牍，公事文书。唐代刘禹锡《陋室铭》有"无丝竹之乱耳，无案牍之劳形"语，可参阅。

〔4〕　五为土之生数　古时五行说认为五行各有"生数"和"成数"，奇数为生数，偶数为成数，因此有"天一生水，地六成之；地二生火，天七成之；天三生木，地八成之；地四生金，天九成之；天五生土，地十成之"的说法。可参阅《尚书大传·五行传》。

　　精之藏制在肾,主宰在心[1]。心有所慕,意有所想,所欲不遂,精离其位。心藏神,脾藏意,肾藏志,神志意不洽,心脾肾乖离,故遗泄之患弥留不已。心为姹女,肾为婴儿,脾为黄婆[2]。欢交心肾[3],必媒脾土[4],调剂黄婆[5]媒妁婴姹[6]主之。

　　人参、绵州黄耆、冬白术、炙甘草、白茯神、酸枣仁、远志肉、广木香、当归身、龙眼肉。

　　肾藏五内之精,肺司百脉之气。精不化气,气不归精,无故精滑,自不能禁。脉来软数无力,法当温固三阴。

　　大熟地、怀山药、山萸肉、赤茯苓、当归身、枸杞子、石莲肉、芡实粉、金樱子。

　　肾之阴亏则精不藏,肝之阳强则气不固,无梦,当先治肾。

　　大生地、怀山药、山萸肉、粉丹皮、福泽泻、赤茯苓、五色龙骨、左顾牡蛎[7]、芡实粉、金樱子、川黄檗、厚杜仲。

---

〔1〕 “精之藏制在肾”句　谓精气之藏在于肾,精气之主在于心,肾谓机关,心为主宰。

〔2〕 “心为姹女”句　道教修炼内功,以心为火,称为姹女,以肾为水,称为婴儿,以脾为土,称为黄婆。在此处是心属火,肾属水,脾属土的意思。

〔3〕 欢交心肾　谓交通心肾,使水火既济。

〔4〕 必媒脾土　谓必当借助脾脏。媒,招致的意思。

〔5〕 调剂黄婆　谓调理脾脏。

〔6〕 媒妁婴姹　交通心肾。又,“媒”原作“谋”,据石竹山房本改。媒妁婴姹,谓求得心肾相交。媒妁,说合婚姻的人。旧时礼教以婚姻必得父母之命,媒妁之言,《孟子·滕文公下》有“不待父母之命,媒妁之言,钻穴隙相窥,逾墙相从,则父母国人皆贱之”语,可参阅。

〔7〕 左顾牡蛎　即牡蛎。明代李时珍《本草纲目》牡蛎条释名项下引陶弘景有“道家方以左顾是雄,故名牡蛎,右顾则牝蛎也。或以尖头为左顾,未详孰是”语,可参阅。

精泄于频，气伤于渐，每值劳倦思虑辄遗。肝为罢极之本，思为脾志，土为木克之使然也。

东洋参、云茯苓、冬白术、绵州黄耆、当归身、炙甘草、陈橘皮、银州柴胡、绿升麻、芡实粉、金樱子、胡桃肉。

二天不足，梦泄频仍，真阳不固，真阴失守。自述实无思想[1]，法当温固命门。

大熟地、怀山药、山萸肉、枸杞子、菟丝子、家韭子、人参、鹿茸、金樱子、五色龙骨、左顾牡蛎，水叠丸，早晚各服三钱，淡盐汤下。

梦遗精滑有年，近乃阴痿。精也者，神依之如鱼得水，气依之如雾覆渊，天地氤氲，男女媾精，水升火降，二气和偕，欢欣之举，自然入彀[2]。不可从事于阳，燥热烁阴，致有亢龙有悔[3]之弊，非徒无益，而又害之。

大熟地、人参、怀山药、山萸肉、枸杞子、淡苁蓉、云茯苓、冬白术、菟丝子、五味子、家韭子，水叠丸，早晚各服三钱，淡盐汤下。

经以思想无穷，所愿不得，意淫于外，入房太甚，宗筋弛纵，发为筋痿，及为白淫。是阴痿而犹遗泄，非命门真火衰微，乃思虑焦劳，致火不宣扬，譬如盛火，蔽障则微，透风则翕然而起。宜服医话十味逍遥散。

---

[1] 思想　谓所思所想。

[2] 入彀　受孕。又，"彀"原作"入壳"，石竹山房本同，据文义改。彀，音gòu，箭靶。五代王定保《唐摭言》卷一载唐太宗曾秘密到端门，看到新中的进士连缀而出，说"天下英雄入吾彀中矣"，意思是天下英雄已尽在我掌握中。后以"入彀"表示投合的意思，在此处指受孕。

[3] 亢龙有悔　《周易·乾卦》爻辞有"上九，亢龙有悔"语，"亢"为至高，"悔"为灾祸，意思是说亢奋而极，自生灾祸。在此处为阴虚阳亢的意思。

大熟地、人参、熟枣仁、远志肉、银柴胡、当归身、大白芍、云茯苓、炙甘草、冬白术，为极细末，每服三钱，温酒调下，不拘时候。

遗泄，其原有二：《灵枢·本神》篇以恐惧不解则伤精，精伤则骨痠痿厥，精时自下，《素问·痿论》篇言思想无穷，所愿不得，意淫于外，入房太甚，宗筋弛纵，发为筋痿，及为白淫。其治亦有二：去其思想，加以心正意诚[1]，为无为之事，乐恬淡之能，从欲快志于虚无之守[2]；用药不过六味、六君而已。

大熟地、怀山药、山萸肉、粉丹皮、云茯苓、建泽泻、人参、冬白术、炙甘草、制半夏、新会皮，水叠丸，早服三钱。

世人患伤寒大病之后，有犯房室而败者，未闻有因遗泄而变者，则遗泄轻于房事明矣。然当自重，人之所赖者，精气神耳。精虚无以化气，气虚无以生神，可不慎哉？

大熟地、怀山药、山萸肉、云茯苓、粉丹皮、建泽泻、金樱子、芡实粉，水叠丸，早服三钱。

心与身仇，形为神役，心神过用，病所由生。君火上摇，相火下应，驯致关津不固，遗泄频频。今又因劳益甚，更增虚阳上越眩晕等症。不能久立久坐者，肝主筋，肾主骨，肝肾不足以滋荣筋骨也，诸风掉眩，皆属于肝；面戴阳色，肾虚故也；眼花耳啸者，肾气通于耳，肝开窍于目，水弱不能上升，血少无以归明于目也。经以二阳

---

〔1〕　心正意诚　谓正其心地，诚其意念。儒家强调修身，正心、诚意皆为修身必经的阶梯。《大学》有"古之欲明明德于天下者，先治其国；欲治其国者，先齐其家；欲齐其家者，先修其身；欲修其身者，先正其心；欲正其心者，先诚其意；欲诚其意者，先致其知"语，可参阅。

〔2〕　"为无为之事"句　出《素问·阴阳应象大论》。为无为之事，谓不妄作为，随遇而安。《老子·二章》有"处无为之事，行不言之教"语，可参阅。

之病发心脾,有不得隐曲。前阴为宗筋之会,会于气街,而阳明为之长。心脾不足,冲脉不充,宗筋不振,阴缩不兴。滋阴降火,苦坚之法,最是良模,惜少通以济塞之品,以故无效。胸背之间隐痛如裂者,二气不能流贯,脉络不通也;呕吐黄绿水者,肝色青,脾色黄,青黄合色则绿,乃木乘土位之征也。不受温补热塞之剂者,盖壮年非相火真衰,乃抑郁致火不宣扬,膻中阴暝[1],离光不振[2]也。相火不足,治宜益火之原以消阴翳,相火不宣,则宜斡旋中气以畅诸经,譬如盛火,蔽障则微,透风则翕然而起是矣。

云茯苓、当归身、酸枣仁、远志肉、川芎、银柴胡、陈橘皮、广木香、绿升麻。

# 淋　浊

精败为浊,水腐为淋,淋出溺道,浊出精道,阴亏火盛,湿热互扰,淋浊交流,涓滴作痛。泄中寓补,通以济塞主之。

大生地、木通、生甘草梢、滑石、粉丹皮、福泽泻、云茯苓、怀山药、山萸肉。

昨服导赤、六一之泄水,六味地黄之补肾,泄中寓补,通以济塞,夜来淋浊皆少,平旦[3]至日中较轻,日中至黄昏亦减,玉茎痛涩亦缓,溲色夜黄昼清。已获效机,依方进步。

大生地、粉丹皮、福泽泻、云茯苓、车前子、怀牛膝、白通草、琥珀。

依方进步,又服四剂,淋浊悉平,惟阴茎时觉微疼,肝肾阴伤未复,湿蕴余热未清。再以六味、三才、二至,以善其后。

---

[1]　阴暝　阴气盛。暝,天色昏暗。
[2]　离光不振　谓阳气不振。离,《周易》八卦有离卦,象征火,因以指代阳气。
[3]　平旦　天刚亮时,约相当于寅时(三时至五时)。

大熟地、粉丹皮、福泽泻、怀山药、山萸肉、云茯苓、天门冬、人参、女贞子、旱莲草。

水液浑浊，皆属于火。肥甘过当，湿热内生，液败为淋，茎中痛涩。七正散主之。

赤茯苓、车前子、木通、龙胆草、黑山栀、生甘草梢、萹蓄、灯心草、淡竹叶。

痛则为淋，口渴，乃肺热清肃之令不降。宜滋水之上源为主。

北沙参、云茯苓、福泽泻、大麦冬、萹蓄、瞿麦、白通草、车前子、琥珀、灯心草。

肾水不足，肝火有余，水不济火，木横土虚。经以中气不足，溲便为之变〔1〕；膀胱不利为癃，不约为遗溺〔2〕；胞移热于膀胱则癃，溺血〔3〕。膀胱为州都之官，津液藏焉，气化则能出矣。饮入于胃，游溢精气，上输于脾，脾气散精，上归于肺，通调水道，下注膀胱。土为木克，则胃无游溢之能，脾失散精之道；金为火烁，则肺失下输之令，膀胱无气化之权。由是癃淋溺血遗溲，更相叠见。寒热温凉，补泻宣通，均皆不应。今拟从阴引阳，从阳引阴，用医话合璧饮，宜有效矣。

大生地、大熟地、南沙参、北沙参、天门冬、大麦冬、川黄檗、白知母、制附子、油肉桂、怀牛膝、车前子。

年甫念三，六岁时暑月秘癃，涓滴作痛，溲赤带血，乃热郁也。

〔1〕　"中气不足"句　语本《灵枢经·口问》。
〔2〕　"膀胱不利为癃"句　语本《素问·宣明五气篇》。
〔3〕　"胞移热于膀胱则癃"句　语本《素问·气厥论》。

以后每年发一二次，十岁外逐次较重，溲浑赤中有血丝血块，鲜瘀不一，玉茎痛塞，半月方平。今春三月完姻后举发，血色鲜红，痛甚。痛则为血淋，乃阴分重亏，水不涵木，木复生火，火逼精关危候。拟医话竭淋煎加减主之。

大生地、赤茯苓、建泽泻、怀牛膝、车前子、萹蓄、瞿麦、滑石、生甘草梢、血余炭、藕汁。

三进加减竭淋煎，血淋痛涩俱平。盖不药亦尝自愈，每发不过十余日即已，郁热随血而解故也。久之郁热复聚，肝木复燥，肝主小便，乙癸同源，水不济火，火烁金伤，清肃不降，移热膀胱，气化失常，故屡发不已。病势已退，当专补阴，少壮年华，戒之在色。

大熟地、粉丹皮、福泽泻、怀山药、云茯苓、琥珀、怀牛膝、血余，为末，水叠丸，早晚各服三钱，灯心汤下。


溲浑涓滴，作痛为淋。湿热相火为患，宜泻东方之实。

龙胆草、黄芩、黑山栀、白通草、福泽泻、车前子、炙甘草、银柴胡、小生地、制大黄。


溲如鸡子清，无痛为浊。肾虚精败所致，宜补北方之虚。

大熟地、怀山药、山萸肉、云茯苓、人参、鹿茸、五味子、菟丝子。


血淋，乃心胞之热下移膀胱，非膀胱蓄血可比。凉心之剂为宜。

灵犀角、大生地、粉丹皮、大白芍、黑山栀、丹参、怀山药、元参、大麦冬、血余炭、藕节。


沙石之淋，乃暑湿火毒凝结，犹疮疡结痂之理。解毒为先。

乌犀角、川黄连、川黄檗、黄芩、黑山栀、连翘、生大黄、金银花、大贝母。

附淋浊论：《椿田医话·淋浊论》曰：淋浊乃二症合一言之也。淋出溺道，浊出精道。淋者，小便淋漓，涓滴作痛者是也，若不痛，即是遗溲。《素问·奇病论》曰有癃者一日数十溲，此淋症之本原也。浊者，败精浊滞，阴道不兴，侵淫不已者是也，若有至止，即是精滑。《素问·痿论》曰：思想无穷，所愿不得，意淫于外，入房太甚，宗筋弛纵，发为筋痿，及为白淫。此浊症之本原也。沙淋、石淋者，溺管中生小疡，窍流脓液，凝结而成，随小便荡流而下者是也。《素问·至真要大论》曰：太阳之胜，阴中乃疡，隐曲不利，互引阴股〔1〕。此沙淋、石淋之本原也。巢元方〔2〕以浊由劳伤肾气，淋属肾虚膀胱有热，极是，然未及淋浊之症据，在溺在精，有痛无痛，孰为淋孰为浊之别。刘河间以小便浑浊为浊症，引天热则水浑，天寒则水清，水体清火体浊为验。此水液之浊，诸病皆然，不得为之浊症〔3〕。盖未解《痿论》篇之义浊乃败精所致也。又以水衰而沸热客其二阴，郁结则痿痹而神无所用，故溲便遗失为淋。此溲便既然遗失，何得为淋？亦未达《奇病论》有癃者一日数十溲之旨。李东垣以淋症当分在气在血，而治之以渴与不渴为别。论治则善，亦不言淋症所以为淋之故。朱丹溪以淋症皆属于热，以浊主湿热，有痰有虚，赤属血，白属气，痢带同法，大率皆是湿痰流注。此以淋属热固是〔4〕，以浊同乎痢带则否。盖其意欲以湿热为主，为未达《痿论》篇之白淫为浊、《奇病论》之癃者一日数十溲为淋之旨。方

---

〔1〕"太阳之胜"句　《素问·至真要大论》作"太阳之胜，凝溧且至，非时水冰，羽乃后化，痔疟发，寒厥入胃，则内生心痛，阴中乃疡，隐曲不利，互引阴股，筋肉拘苛，血脉凝泣，络满色变，或为血泄，皮肤否肿，腹满食减，热反上行，头项囟顶脑户中痛，目如脱，寒入下焦，传为濡泻"，可参阅。

〔2〕巢元方　隋代人，隋大业间任太医博士，后为太医令，撰有《诸病源候论》。

〔3〕不得为之浊症　谓不能将之当作浊症看待。为，当作。

〔4〕固是　谓确实正确。是，正确的意思。

约之〔1〕以淋症乃忿怒醇酒厚味房劳酿成湿热所致则然也，以淋久煎熬水液稠浊如膏如沙如石则否也。余以为如沙如石，非小便凝结也，必溺管内生小疡如粉刺痱瘰之类，犹目泪成眵、鼻涕成干之义。而窍流脓液，凝结成痂，以管内深潜润泽，痂不能成，为小便荡流而下，故如沙如石。若以沙石为小便成碱，则小便中何以仅成沙石而其余仍小便也？且小便倘都成碱，则小便永无出矣。薛立斋以赤白二浊与梦遗精滑互参治法，盖宗《内经·痿论》之旨，与巢元方用意同。戴元礼〔2〕以精塞溺道，精溺并出，淋如米泔浊如鼻涕浊则是矣，淋则非也。小便色如米泔，小儿多有此症，盖中气不足，为湿热所乘。经所谓中气不足，溲便为之变，乃水液之浊而非淋症。王肯堂谓淋症由湿热甚，水液浑浊而为淋本是，又以服金石之药，入房太甚，则精流入胞中，及饮食痰积渗入者则皆成淋，此以湿痰败精为淋，则误以浊为淋。又言溺与精所出之道不同，淋病在溺道，浊病在精道，此又自证其以败精为淋之误。又言患浊者，虽便时茎中如刀割火烁而溺自清，惟窍端时有秽物，如疮脓目眵〔3〕，淋漓不断，初与便溺不相混滥，犹河中之济〔4〕焉，此又误以沙淋石淋为浊证。又言精者血之所化，有浊去太多，精化不及，赤未变白，故成赤浊，此虚之甚也。何以知？有人天癸未至，强

---

〔1〕　方约之　即方广，明代医家，字约之，号古斋，休宁（今属安徽）人，撰有《丹溪心法附余》。

〔2〕　戴元礼　即戴思恭，明代医家，字原礼，浦江（今属浙江）人，从学于朱丹溪，最得其传。明太祖洪武间任御医，建文帝时任太医院使。撰有《证治要诀》、《推求师意》等。

〔3〕　目眵　谓目多眼屎。眵，音 chī，眼屎。

〔4〕　河中之济　河为黄河，济为济水。古时将黄河、长江、济水、淮河并称"四渎"，即四条各自入海的河流。济水发源于河南，经山东入渤海。后黄河改道，由济水河道入海，今黄河下游河道即济水故道。济水清澈，与黄河水浊不同。宋代文彦博《题济渎》诗有"远朝沧海殊无得，横贯黄河自不浑"句可证。在此处用以表示"浊"与"便溺"不同而分行。

力好色，所泄半精半血。此论赤浊极是，如何误以败精为淋，沙石之淋为浊，岂因精塞溺道之浊，水道不得通调，小便亦觉痛涩，见其不利且痛，故误以败精为淋乎？不知沙石之淋，乃溺管内生小疡，如疮疖之类，窍流脓液，凝结如沙如石，见其坚凝浊滞，故误以沙石之淋为浊乎？张景岳云赤浊有溺赤，有带血，而赤白浊在溺，白如泔浆，此以小便水液之浊为浊症，同于河间之误。又云浊在精者，由相火妄动，淫欲逆精，精离其位，淫溢而下，此以败精为浊则是。又云移热膀胱，溺管涩痛，清浊并至，此又误以精塞溺道之痛为移热膀胱之痛也。又云有脾虚土不制湿，水道不清，有相火已杀，心肾不交，精关不固，遗浊不止，此又误以精溺之间俱有浊症。又云淋之为病，小便痛涩，滴沥欲去不去，欲止不止，此论淋症则是。又云淋症是亦便浊之类，而实浊之甚者，但浊出于暂，久而不已则为淋，其症或有流如膏液者，或如沙石痛不可当者。此以淋浊精溺不分，其误更甚。盖不知沙石之淋，乃溺道中生小疡，窍流脓液，凝结如痂，阻塞水道，故痛不可当，岂可以淋为浊症之甚？用此观之，浊主精分，与梦遗精滑一体，有梦精泄者梦遗也，无梦精泄者滑精也；阴道不兴，无故精侵不已无痛者，浊症也，赤浊者血化为精，未及变白也。淋主溺分，与癃秘遗尿一体。少腹急胀、小便全无者，癃秘也；小便自下不禁者，遗尿也；滴沥淋漓，欲去不去，欲止不止而痛者，淋症也。沙淋石淋者，溺管中生小疡，窍流脓液，凝结成痂，从小便荡流而下，痛难忍也。淋乃湿热相火为患，皆属于热，以痛为据，不得与精塞溺道之痛相混；浊乃心肾不交，败精为患，皆属于虚，以不痛为据，不得与沙淋石淋之浊相混。治淋浊大法，淋属热，宜清利，浊属虚，宜温补。今立竭淋煎统治诸淋，原浊散统治诸浊，二方一以贯之矣。

竭淋煎：统治诸淋，淋出溺道，小便淋漓，溺管作痛，如痢疾里急后重之状，其色或赤或黄而浑，或带如沙如石及血，乃湿热相火为患。若败精塞于溺道，亦能作痛，当从浊症论治。若溺管不痛，又当从遗尿论治。《内经》曰其下者引而竭之[1]，立方之意本此。

赤茯苓、木猪苓、福泽泻、萹蓄、瞿麦、车前子、木通、黑山栀、滑石、生甘草梢、琥珀、血余炭、王不留行、菊花根汁。血淋，加怀牛膝、地榆炭、小蓟；沙淋、石淋，加元明粉、鲤鱼齿（磨汁）、石首鱼头中石（磨汁）。

原浊散：统治诸浊，浊出精道，精败为浊，随小便荡流而下，其色或白或赤，或如鸡子清，或如鼻涕。溲自溲，浊自浊，溲浊分明有别，非淋之混浊不分可比。若其中有浑浊，如沙如石，为沙石之淋，当从淋治；若精塞溺道，亦能作痛如淋，仍从浊治。原其症，即梦遗精滑之甚者。

大熟地、怀山药、云茯苓、人参、鹿茸片、黄耆、五味子、巴戟肉、肉苁蓉、菟丝子、益智仁、远志肉。下消，如膏如糊，加五色龙骨、左顾牡蛎、羊胫骨炭。

---

[1]　其下者引而竭之　语出《素问·阴阳应象大论》。下者，在下之病。引而竭之，用渗利等法使之竭绝。

# 卷第五　肝部

## 真　中　风

　　风得木而动，无动不病风。肝风有动乎中，外风同气相求而入，虽与六淫一体，然正气全亏有异。见在神昏如醉，口眼㖞斜，苔白溲红，身热脉数，乃真中危疴。虑难有济，勉拟金匮续命[1]、医话黄风二方，加减挽之。

　　大熟地（麻黄水炒）、绵黄耆（防风水炒）、大白芍、人参、桂枝、当归身、淡竹沥、生姜汁，再造丸一粒和服。

　　再造丸方：主治真中、类中皆宜。蕲蛇、白僵蚕、血竭、交趾肉桂[2]、麻黄、草豆蔻、天麻、炙甘草、赤芍、羌活、玄参、川草薢、青防风、北细辛、乳香、龟版、广藿香、制首乌、没药、香白芷、天竺黄、绵黄耆、制附子、云茯苓、虎胫骨、制香附、补骨脂、生大黄、母丁香、冬白术、威灵仙、桑寄生、川芎、红花、乌药、川黄连、冰片、麝香、大熟地、小青皮、松香、白项地龙、沉香、当归身、三七、朱砂、白豆蔻、犀角、人参、琥珀、牛黄、片姜黄、全蝎、甘葛、安息香、雄鼠粪，右五十六味，共为末，川白蜜炼熟和丸，每一丸重二钱二分，蜡壳外护。偏枯在左，四物汤加桑枝煎汤下；偏枯在右，四君子汤加桑枝煎汤下。

-----

〔1〕　金匮续命　按《金匮要略》本无"续命"方，今本《金匮要略方论·中风历节病脉证并治》附方有采自唐代甄立言《古今录验方》的续命汤，主治"中风痱，身体不能自收，口不能言，冒昧不知痛处，或拘急不得转侧"，唐代王焘《外台秘要》卷十四所引同。

〔2〕　交趾肉桂　产于交趾的肉桂，为肉桂中上品。交趾，越南古称"交趾"。公元前111年，汉武帝在今越南北部设交趾郡。

按：此丸一时海内风行，屡获奇效，即《丹溪心法附余》神效活络丹，去黄芩、木香、山羊血，加黄耆、川草薢、桑寄生、红花、犀角、姜黄、三七、琥珀。

二气偏虚，虚风偏中，汗出偏沮，令人偏枯在右。宜从肺治。

人参、云茯苓、冬白术、炙甘草、青防风、绵黄耆、桂枝、生姜、大枣，再造丸一粒和服。

风乃六淫之首，乘虚卒中，倾跌[1]神迷，口眼喎斜，巅痛身热，苔黄溲赤，左肢不展，大便不行，脉来弦数。外有六经形症，内有二便阻塞，本拟续命三化[2]，表里双解，奈阴阳脾肾交亏，不堪攻击，姑从缓治。

大生地、人参、绵黄耆、青防风、冬白术、当归身、川芎、大白芍、制豨莶、嫩桑枝，再造丸一粒和服。

昨药后，六经形症未解，二便阻塞仍然，舌上黄苔转黑起刺，溲更浑赤，脉更弦数。危急之秋，竟非续命、三化辅以医话黄风不可，与其坐待[3]，莫如一决。愚见如是，未识明哲以为然否？

麻黄、桂枝、人参、当归身、生大黄、枳实、绵黄耆、青防风、冬白术，再造丸一粒和服。

昨进续命、三化、黄风三方加减，大便畅行三次，色如败酱，得汗遍身悉润，巅疼身热俱已，苔刺亦退，神识亦清，弦数之脉亦缓，惟左肢未展，偏枯渐著。带病延年益寿，安心静养为宜。

大生地、犀角、当归身、牡丹皮、大白芍、小川芎、苏木、红花、嫩

---

[1] 倾跌 突然跌倒。倾，倒下。
[2] 三化 指三化汤。金代刘完素《素问病机气宜保命集》卷中，组成为厚朴、大黄、枳实、羌活，原文有"中风，外有六经之形证，先以加减续命汤随证治之，内有便溺之阻格，复以三化汤主之"语，可参阅。
[3] 坐待 谓无所作为地等待病情发展。坐，不劳。

桑枝,再造丸一粒和服。

经以风为百病之始。八风〔1〕乘三虚〔2〕卒中,口目歪斜,神迷如醉,身热多汗,苔白不腐,脉来浮数无神。六经形症不备,内无二便之阻,非续命、三化所宜,医话第一真黄风汤加减。

绵黄耆、青防风、云茯苓、炙甘草、制半夏、陈橘皮、人参、老苏梗、当归身、淡竹沥、生姜汁。

真中虽有经络脏腑之分,不离内风相召。风乘虚入,入络则肉苛〔3〕,入经则沉重,入腑则神昏,入脏则不语。卒然半身苛痹不仁,沉重如山,偏于左属肝,舌苔黄,小便赤,身微热,脉弦数,内外之风交并经络之间。偏枯已著,爰以侯氏黑散加减主之。

白菊花、冬白术、云茯苓、青防风、甜桔梗、人参、当归身、川芎藭、绵州黄耆、桂枝、炙甘草,共为末,每服三钱,温酒调下,服二十日再议。

经以避风如避箭,乘年之虚,遇月之空,失时之和,偏中于风,则为击仆〔4〕,偏枯在右属肺,身热苔白,胸满不食脉数。从医话真黄风汤加减论治。

绵州黄耆、青防风、云茯苓、炙甘草、制半夏、陈橘皮、桂枝、赤芍药、生姜、大枣、淡竹沥,再造丸一粒和服。

---

〔1〕　八风　八方之风,泛指外来风气。

〔2〕　三虚　《灵枢·岁露论》有"乘年之衰,逢月之空,失时之和,因为贼风所伤,是谓三虚"语,可参阅。

〔3〕　肉苛　古时称肌肤顽木为"肉苛"。《素问·逆调论》有"肉苛……荣气虚,卫气实也。荣气虚则不仁,卫气虚则不用,荣卫俱虚,则不仁且不用,肉如故也"语,可参阅。

〔4〕　击仆　即中风猝倒。击,击打。仆,跌倒,猝然跌倒如受击打一般,因称"击仆"。

经以诸风掉眩，皆属于肝。卒然眩仆，神志沉迷，口眼㖞斜[1]，语言蹇塞，苔黄溲赤而浑，脉体虚弦不静。阴亏血少，肝风内动，以召外风，乃真中之危症也。

大生地、人参、青防风、当归身、白芍药、绵州黄耆、云茯苓、炙甘草、制半夏、化橘红、淡竹沥、生姜汁，再造丸一粒和服。

伤寒有眩晕郁冒，摇头戴眼，瘛疭遗尿，刚柔二痉，久而成痿诸症，风亦宜然[2]。风门未经仲景论定，故有真中、类中之疑，驯致真类诸症混同论治。然有邪症邪脉为真中，无邪症邪脉为类中，以此为别。脉来浮数，邪脉也，苔白溲红，邪症也，头眩倾跌，口眼㖞斜，四肢瘛疭，语言蹇塞，皆风乘虚入，真中已著。勉拟医话第一真黄风汤挽之。

绵黄耆、青防风、云茯苓、炙甘草、制半夏、陈橘皮、当归身、大白芍、制豨莶、淡竹沥、生姜汁。

醉卧当风，不语。风中心脾。

绵州黄耆、青防风、冬白术、川黄连、葛花、云茯苓、人参、白豆蔻、制半夏、陈橘皮、生姜汁、淡竹沥，再造丸一粒和服。

许裔宗[3]治柳太后感风不能言，口噤不能进，药用黄耆防风煎汤，置床下薰蒸而愈。况能服乎？

绵州黄耆、青防风。

---

[1]　㖞斜　即歪斜。㖞，音 qī，同"敧"，倾斜。

[2]　宜然　理当如此。

[3]　许裔宗　当作"许胤宗"，唐初医家，常州义兴（今江苏宜兴）人，曾任职南朝陈，隋统一后任尚药奉御，唐高祖武德初授散骑侍郎，以医术著称。有曾用黄耆、防风煎汤熏蒸治愈王太后病风事。

# 类 中 风

　　中风有真类之别。风以类名,明其与真中相类,而非外来之风。故刘河间谓将息失宜,五志过极,心火暴甚,肾水虚衰,李东垣谓本气自病,朱丹溪谓脾湿生痰,痰生热,热生风。脉来滑数,寸口有余,尺部不足,右肢不展,面戴阳色,小便时遗,显是肾水久亏,无以济火,又不涵木,土为木克,脾湿生痰,痰生热,热生风,风淫末疾。良由心境劳烦太过,心为君主之官,心君百凡俱动,肾相翕然而起,烁阴蚀气,气虚挟痰,此类中偏枯在右之所由生也。公订〔1〕医话第一类黄风汤加减主之。

　　绵州黄耆、青防风、人参、大熟地、云茯苓、炙甘草、化州橘红、制陈半夏、制豨莶、当归身、淡竹沥、生姜汁,再造丸一粒和服。

　　昨进医话第一类黄风汤加减,尚合机宜,第脉体两尺素弱,阴分素亏,两寸本数,心火本旺,中见滑象,痰热可据。右肢麻痹,营气虚则不仁,卫气虚则不用,《内经》所谓肉苛是也。肾虚不能灌溉一身,脾虚无以荣养四末,治病必求其本,滋苗必灌其根,仍以类黄风加减主治。

　　绵黄耆、青防风、人参、大熟地、制豨莶、当归身、冬白术、怀山药、云茯苓、炙甘草、淡竹沥、生姜汁,再造丸一粒和服。

　　连进类黄风加减,诸症未见进退,但大便八日不解,脏阴营液本亏,右肢苛痹,土为木克,无以生金,风旋痰扰于肺,小便时遗,清肃之令不行,肾虚膀胱有热。仍以类黄风为主,加以清上实下之意。

　　绵州黄耆、青防风、大熟地、云茯苓、怀山药、大麦冬、羚羊尖、牡丹皮、淡竹沥、生姜汁,再造丸一粒和服。

------

〔1〕　公订　谓众医讨论确定。

　　昨服黄风法，加清上实下之品，未申时神志微觉模糊，膀胱复有不约之意，阳明旺于未申，痰热内扰阳明，上冒心胞[1]，肺热气化不及州都。宜间服泻南补北[2]之剂，从心火暴甚，肾水虚衰论治。

　　川黄连、黄芩、炙甘草、人参、大熟地、怀山药、云茯苓、制半夏、山萸肉、生姜汁、淡竹茹，再造丸一粒和服。

　　昨进泻南补北之剂，心火稍杀[3]，阴液未升，命门真火颇有上越之势，夜来躁而不烦[4]，阴盛格阳之象，大便仍然不解，仲景所谓不更衣十日，无所苦，转为阴结[5]。饮食少进，舌苔反白，神情恍惚，间有谬误之语，尺脉按之不鼓，总属肾中水火俱亏。肾为作强之官，水火同居一窟，无阳则阴无以生，无阴则阳无以化。大法折其郁气，先取化源，再拟河间地黄饮子略为增减，从阴引阳，从阳引阴，冀其阴阳相引，水火既济。

　　大熟地、制附子、油足肉桂、巴戟肉、淡苁蓉、钗石斛、山萸肉、远志肉、五味子、怀山药、大麦冬、怀牛膝。

　　昨进地黄饮子，尺脉渐起，饮食较进，神识亦清，真阳命火返窟有机，但阳无剥尽之理，剥极则复，复而不剥则安，剥而不复则危，安危之机，总在阴阳来复。益火之原，以消阴翳，壮水之主，以镇阳光，从阳引阴，从阴引阳，可谓并行不悖而收既济之功，仍以阴阳相引之剂为主。

　　大熟地、人参、当归身、冬白术、云茯苓、大白芍、川黄连、油足

〔1〕　上冒心胞　谓向上蒙蔽于心。冒，蒙覆。心胞，即心包，亦即指心脏。
〔2〕　泻南补北　谓泻心火，补肾水。南、北，分别指代心和肾。
〔3〕　杀　消减。
〔4〕　躁而不烦　谓体多躁动而心烦不著。躁，体躁动。烦，心中烦。
〔5〕　"仲景所谓不更衣十日"句　《伤寒论・辨脉法》有"其脉沉而迟，不能食，身体重，大便反硬，名曰阴结也"语，可参阅。更衣，古时婉称大小便为"更衣"。在此处指大便。

肉桂、生姜汁、淡竹沥，再造丸一粒和服。

昨服阴阳相引之剂，夜来平善，今晨饮食加增，舌苔渐退，浊痰亦豁，都是佳征。但尺脉仍然不起，乃肾中水火久亏；言乃心声，语言不能流贯，间有辞不达意之处，心阳不能下交于肾，肾水无以上承于心；大便十二日不行，五液不足以润手足阳明之燥；小便时有不约之势，肺虚气化不及州都。诸症虽见于当前，而致病之由已萌于在昔，所从来远矣，岂能一旦霍然，仍以阴阳相引之剂，参入定志安神之品。

大熟地、人参、当归身、川黄连、油肉桂、珍珠粉、琥珀粉、酸枣仁、白茯神、柏子仁、姜汁、竹沥，再造丸一粒和服。

昨服阴阳相引、定志安神之剂，寸脉数象虽平，两尺仍然无力。扁鹊言人之有尺，犹树之有根，枝叶虽枯槁，根本将自生。尺脉不起，根蒂有亏，殊属可虑，仍以阴阳相引之剂，加以固肾填精之品。

大熟地、人参、制附子、川黄檗、鹿茸、当归身、枸杞子、厚杜仲、生姜汁、淡竹沥，再造丸一粒和服。

昨服阴阳相引、固肾填精之剂，脉神形色虽起，然大便十四日不解，其责在肾。肾主二阴，水虚必盗气于金，精损必移枯于肺。肺为相傅之官，治节出焉，肺与大肠相为表里，上之节制不行，下之传道失职，此大便不解之本原也，况命火不足，中阳不运，否而不泰？心下至少腹并无痞满燥实坚可据，非消黄[1]所宜。治此大法，必温通右命以煦和，静补左肾以濡润，肾中水火上蒸，则脾胃化机自转，肺金清肃令行，大肠传道守职，肾得开阖之权，何忧大便不解？仍以阴阳相引之剂，加以温润之品。

大熟地、人参、淡苁蓉、当归身、怀牛膝、枸杞子、怀山药、山萸肉、柏子仁、郁李仁、制附子、油肉桂、生姜汁、淡竹沥，再造丸一粒

---

〔1〕　消黄　芒消、大黄之类，如大承气汤等。

和服。

昨服阴阳相引之剂,加以温润之品,益右命之火以煦和,补左肾之水以濡润,清肃肺金以行治节,斡旋中气以化湿痰,大便仍然不解,饮食又复不思,神情似觉沉迷,尺脉如前不起,命火真阴中气久亏难复故也。仍以阴阳相引之剂,加以脾肾双培之品,冀其药力积渐,日久自能一旦豁然。

大熟地、怀山药、山萸肉、淡苁蓉、当归尾、怀牛膝、人参、冬白术、枸杞子、生姜汁、淡竹沥、川白蜜。

昨药后精神稍振,智慧稍开〔1〕,大便仍然未解,饮食仍然少进,尺脉仍然未起。盖肾气通于胃,肾中水火俱亏,胃气不能敷布药力,以故寒之不寒,热之不热,润之不润。仍以阴阳相引之剂,加以温通之品。

大熟地、人参、冬白术、当归身、淡苁蓉、枸杞子、柏子仁、松子仁、怀牛膝,局方半硫丸一钱和服。半硫丸即石硫黄、制半夏等分,蜜丸。

昨药后,大便仍然未解,总是命火中阳不振,转运机迟,清不能升,浊无由降。胃为仓廪,脾司谏议,容受水谷则有坤顺之德,化生气血则有乾健之功,升降失司,翻成天地不交之否。午刻腹中转矢气,隐隐作痛,脾转清〔2〕阳胃行浊气之象。仍以阴阳相引之剂,加以升清降浊之品,外用猪胆导法。

大熟地、人参、女贞子、旱莲草、当归身、陈橘皮、银柴胡、绿升麻、生姜汁、淡竹沥、半硫丸一钱,猪胆汁灌入肛门内。

昨药后及猪胆导法,大便仍然不解,总是肾中水火不能上蒸,兼素多肝郁。值春木司权,两重木克,胃气大伤,难于下降。仍以阴阳相引为主,参入斡运中枢兼益右命之品。

---

〔1〕 智慧稍开　谓神思稍稍清醒。智慧,指神思。
〔2〕 清　原作"青",据文义改。

大熟地、人参、当归身、陈橘皮、银州柴胡、绿升麻、广木香、佩兰叶、生姜、大枣，半硫丸一钱五分。

昨药后，今日春分大节，脉神形色如昨，便是佳兆，大便仍然未解，虽无所苦，然当升不升，当降不降，亦非所宜。六经为川，肠胃为海，宜通不宜塞，无痞满燥实坚可据，非消黄所能攻，总属肾中水火不能上蒸于胃，胃失下降之职。久则大便一解，恐肾中水火阴阳不相接续，翻有钳口[1]不语之虑。仍以阴阳相引为主，加以温通肾命、畅和中胃之品。

大熟地、人参、女贞子、旱莲草、法制半夏、陈橘皮、云茯苓、炙甘草、当归身、生姜、大枣，半硫丸一钱五分。

昨药后，尺脉竟起，诸症向安。惟大便兼旬[2]不解，虽云肺气不降，亦由肾气不升。肾兼水火之司，火不生土，水不涵木，木复克土，中土重伤，无以生金，相傅治节不行，传道之官失职，大便不解之由本此。仍以阴阳相引之剂，加以温通命火，引益肾水，斡旋中土，清肃肺金主治。

大熟地、人参、制首乌、冬白术、云茯苓、炙甘草、大麦冬、五味子、羚羊角、生姜、大枣，半硫丸二钱。

昨拟方中，半硫丸益右命之火，熟地、首乌壮左肾之水，四君子汤斡旋中气，生脉散加羚羊清肃肺金，服后便解神清，胃开食进脉起，危症获安，乃天授，非人力也。

大熟地、人参、鹿茸、制豨莶、当归身、枸杞子、冬白术、怀山药、山萸肉，水叠丸，早晚各服三钱，淡盐汤下。

　

肝气本郁，面赤如妆，肾虚火不归原，龙雷上扰，仲景所谓面戴

---

〔1〕　钳口　古时称设法使人不敢或不便讲话为"以钳其口"，此为"噤口"的意思。
〔2〕　兼旬　即两旬。兼，加倍。

阳色,下虚故也[1]。五十日来,默默不思饮食,显是命火虚衰,不能腐熟胃中水谷;卒然寒栗,大哭昏厥者,阳虚则寒,哭泣从阴,阴盛则厥也;口歪于左,小便时遗,类中已著;气痛腹膨,二气源流不畅;大便溏泄,火虚清气不升;胸喉噫气,阴盛上走阳明;从来不渴,火虚可据;脾闭,则舌苔非食滞可比;竟夜不寐,阴不敛阳;自觉神魂散越,虚阳欲脱。危如朝露,有气急痰涌大汗之变,勉拟回阳之剂挽之。

大熟地、怀山药、山萸肉、制附子、油肉桂、人参、鹿茸、云茯苓、当归身、枸杞子、生姜汁、淡竹沥。

连进回阳之剂,昏厥虽苏,小便虽固,口喎未正,语言大而有力,阳回阴未复;间有错语,神虚所致;阴不敛阳,则不寐,烦躁者,烦出于肺,躁出于肾,躁为阴盛格阳,烦为热蒸阴耗;口不作渴,非真热也。命火真阳借药力假回,而脏阴营液久亏,难于真复。无阳则阴无以生,无阴则阳无以化,补阴补阳,皆当以化源为主。肾为先天之化源,脾为后天之化源,再以脾肾双补之剂为主,加以阴阳相引之品。

大熟地、怀山药、山萸肉、人参、云茯苓、冬白术、元武版、鹿茸、女贞子、旱莲草、生姜汁、淡竹沥。

连进培补化原,辅以阴阳相引之剂,已获效机。症本真阴亏于前,命火衰于后,素多抑郁,情志乖违,二气不能两协其平,五内互相克制,岂旦夕之故?所从来远矣。然大病慎于小愈,一切更宜加意。

大熟地、怀山药、山萸肉、人参、冬白术、当归身、大麦冬、五味子、元武版、紫鹿茸、生姜汁、淡竹沥。

---

[1] "仲景所谓面戴阳色"句 《伤寒论·辨厥阴病脉证并治》有"下利,脉沉而迟,其人面少赤,身有微热、下利清谷者,必郁冒汗出而解。病人必微厥,所以然者,其面戴阳,下虚故也"语,可参阅。

口目常动,故风生焉。卒然口目歪斜,涎流不止,四逆右肢偏废,六脉弦细如丝,显系阳虚,本气自病。良由少壮真阴不固,真阳失守,所以致病于前,今病已及身,不知节涩,未有能善其后者[1]。拟医话第一类黄风汤加减主之。

防风水炒黄耆、大熟地、怀山药、山萸肉、当归身、枸杞子、制附子、油足肉桂、生姜汁、淡竹沥。

人身一小天地,天地一大人身。天之风由东方而生,人之风从肝木而起。故经言阳之气,以天地之疾风名之[2],又以大气入脏即败气[3],即人之风也。风入于脏,卒倒无知,形神颓败,口噤[4]不语,为类中危疴。脉来迟慢,尚属可治。

人参、云茯苓、冬白术、炙甘草、制半夏、陈橘皮、当归身、大白芍、防风水炒黄耆、淡竹沥、生姜汁。

经以三阴三阳发病为偏枯[5]。男子发左,女子发右,不瘖舌转,为可治。今坤道发左[6],风从肝起。肝乃阴中之阳,犯中扰胃。三阳属胃,三阴属脾,当从太阴阳明论治,不致阴阳异位、更虚

---

[1]　未有能善其后者　明代张景岳《景岳全书》卷三十有"此惟不慎其初,所以致病于前,倘病已及身而犹不知慎,则未有能善其终者"语,可参阅。

[2]　"阳之气"句　《素问·阴阳应象大论》有"以天地为之阴阳,阳之汗,以天地之雨名之,阳之气,以天地之疾风名之"语,可参阅。

[3]　大气入脏即败气　《灵枢·病传》有"大气入脏,腹痛下淫,可以致死,不可以致生"语,可参阅。

[4]　口噤　"噤"原作"禁",据文义改。

[5]　三阴三阳发病为偏枯　《素问·阴阳别论》有"三阳三阴发病,为偏枯痿易,四肢不举"语,可参阅。

[6]　坤道发左　谓患者为女子而病发于左。坤道,指女性。

更实、更逆更从为顺〔1〕。

大熟地、当归身、川芎藭、人参、冬白术、云茯苓、制半夏、陈橘皮、红花、桃仁、生姜汁、淡竹沥。

经以阳明血燥，则口喝，润血息风为主。

大熟地、当归身、大白芍、制豨莶、三七、防风水炒黄耆、红花、苏木、桃仁。

外用肉桂浸烧酒，加马脂涂颊，桑枝钩钩正〔2〕。

经以击仆偏枯，肥贵人则高粱之疾〔3〕也。宜乎淡薄食味，以养冲和，恬淡无为，以舒神志，自无不愈。

人参、云茯苓、冬白术、炙甘草、制半夏、陈橘皮、制豨莶、生姜、大枣。

经以忧愁不解则伤脾，脾主意，失意则悗乱，四肢不举〔4〕。宜归脾汤。

人参、云茯苓、防风水炒黄耆、冬白术、炙甘草、当归身、酸枣仁、远志肉、广木香、龙眼肉、生姜、大枣。

---

〔1〕 "不致阴阳异位"句　《素问·太阴阳明论》有"太阴阳明为表里，脾胃脉也，生病而异者何也……阴阳异位，更虚更实，更逆更从，或从内，或从外，所以不同，故病异名也"语，可参阅。

〔2〕 "肉桂浸烧酒"句　按《灵枢·经筋》有"颊筋有寒则急引颊移口，有热则筋弛纵缓不胜收，故僻。治之以马膏膏，其急者，白酒和桂以涂；其缓者，以桑钩钩之"语，则此方系将《灵枢》两方合为一方。

〔3〕 高粱之疾　过食肥腻精美而致的疾病。高粱，即膏粱。高，通"膏"，肥腻之品。粱，通"粱"，精米。

〔4〕 "忧愁不解则伤脾"句　《灵枢·本神》有"脾忧愁不解则伤意，意伤则悗乱，四支不举，毛悴色夭，死于春"语，可参阅。悗乱，谓心中烦乱。悗，音 mán，烦乱。

经以内夺而厥，则为瘖痱，此肾虚也[1]。宜金匮肾气汤加味。

大熟地、怀山药、山萸肉、云茯苓、牡丹皮、福泽泻、制附子、上肉桂、怀牛膝、车前子、人参、鹿茸。

经以少阳枢折则骨摇，行则振掉，乃类中之始。

大熟地、当归身、赤茯苓、炙甘草、制半夏、陈橘皮、制豨莶、宣木瓜，再造丸一粒和服。

类中脉多迟慢，与真中脉多浮数不同，本气自病故也。口㖞舌蹇言徐，左手难于举动，肝火素旺，情性多怒，便血有年，时发时止，显是血不养肝，风淫末疾。戒之在怒，静养为宜。

大生地、当归身、大白芍、川芎藭、红花、苏木、丹参、桃仁、乳香。

诸风掉眩，皆属于肝。战栗动摇，火之象也。阴亏火旺，风生巅眩，口㖞目渺，心震面热，筋惕肉𥆧，脉来迟慢少神。法当壮水济火，润血息风。

大生地、犀角尖、羚羊尖、川黄连、当归身、大白芍、童子小便、淡竹沥。

五志过极，皆从火化。阴阳相引为欠[2]，言迟者风也，因欠

---

〔1〕"内夺而厥"句　出《素问·脉解篇》。瘖，失音不语。痱，风痱，即中风偏枯。

〔2〕阴阳相引为欠　《灵枢·口问》有"人之欠者，何气使然……卫气昼日行于阳，夜半则行于阴。阴者主夜，夜者卧。阳者主上，阴者主下。故阴气积于下，阳气未尽，阳引而上，阴引而下，阴阳相引，故数欠"语，可参阅。欠，呵欠。

而眩晕，言迟乃风振痰升，阻碍阴阳相引之道，故引伸数欠。良由素昔思虑烦劳抑郁，土为木克，液化为痰所致。崇土安木主之。

人参、云茯苓、冬白术、炙甘草、制半夏、陈橘皮、当归身、酸枣仁、远志肉、制豨莶、青防风水炒黄耆。

阴虚有二：有阴中之水虚，有阴中之火虚。服壮水潜阳之剂，左肢偏废能起，眠食俱安，阴中之水方生。见在舌蹇言徐，阳道不振，乃阴中之火未复。宜间服益火之剂，然桂无佳品，附子非真，姑以杞、鹿代之。

大熟地、枸杞子、紫鹿茸、怀山药、山萸肉、淡苁蓉、巴戟肉、五味子、云茯苓。

二气贯于一身，不必拘左血右气。气主煦之，血主濡之，血蕴气以煦和，气含血以濡润。血由忧煎，气随悲减，不能灌溉一身，无以荣养四末。偏枯在左，亦当治右，经言以左治右，以右治左，上病下取，下病上取，一以贯之矣。

大熟地、人参、当归身、冬白术、大白芍、川芎藭、云茯苓、炙甘草、绵州黄耆、制豨莶、紫鹿茸。

阴亏火旺，痰生风动，头眩足软，口眼喎斜，消谷善饥，形盛脉软，外强中干。类风已著，爰以医话第一类黄风汤加减主之。

大熟地、人参、防风水炒黄耆、当归身、云茯苓、炙甘草、制半夏、陈橘皮、川黄连、制豨莶。

曾经肢尖麻木，头眩心栗[1]，为类中之兆。见在左肢痠软无

---

[1] 心栗　心中悸动。栗，战栗，在此处指心中悸动。

力,屈伸不便,乃偏枯之始,形肉日以益充[1],六脉迟慢无力。此惟不慎其初,所以致病于前,今病已及身,恐难善后。

大熟地、怀山药、山萸肉、当归身、大白芍、制豨莶、枸杞子、怀牛膝、嫩桑桂,再造丸一粒和服。

舌瘖不能言,足废不能行,乃少阴气厥不至,急当温之。昔魏其侯救灌夫[2],伤意病此[3],名曰风痱。宜刘河间地黄饮子。

大熟地、制附子、油足肉桂、云茯苓、巴戟肉、石菖蒲、远志肉、山萸肉、淡苁蓉、鲜石斛、五味子、大麦冬,再造丸一粒和服。

脉来迟慢,命火式微,风霾[4]上翳清空[5],以故巅疼寒栗,唇吻喎斜,斜乃风之象也。法当益火之本,以消阴霾,譬如赤日当空,群阴屏伏,又何霾翳风斜之有?爰以金匮肾气法,加以扁鹊玉壶丹。

大熟地、怀山药、山萸肉、云茯苓、牡丹皮、福泽泻、制附子、交趾肉桂、怀牛膝、车前子,玉壶丹一钱和服。玉壶丹,即硫黄一味丸。

气虚则麻,血虚则木,营气虚则不仁,卫气虚则不用,遍体麻痹

---

〔1〕　形肉日以益充　形体日渐肥胖。日,一天天地。充,肥胖。南朝范晔《后汉书·董卓传》有"卓素充肥,脂流于地"语,可参阅。

〔2〕　"魏其侯救灌夫"句　魏其侯,西汉大臣,名窦婴,汉文帝窦皇后堂兄之子与灌夫(曾任淮阳太守)友善。后因与汉景帝皇后同母弟武安侯田蚡不和,皆被杀。事见《史记·魏其武安侯列传》。

〔3〕　伤意病此　谓忧愤而患此病。《史记·魏其武安侯列传》载"魏其良久乃闻,闻即恚,病痱,不食欲死",唐代司马贞索引:"痱……风病也。"可参阅。

〔4〕　风霾　风吹尘飞、天色阴晦为"风霾",在此处指阳虚阴盛而致虚寒风动。

〔5〕　清空　指头窍。

不苏,《内经》所谓肉苛〔1〕是也。四肢尤甚者,风淫末疾也。脉来迟慢无神,症缘崩漏,血不荣肝,肝虚化风,兼多抑郁,土为木克,营卫乖分所致。胃者卫之源,脾乃营之本,欲调营卫,必治中枢,欲治中枢,宜兼补肾,水能生木,土能安木,水土调平,则木欣欣以向荣,又何克制化风之有?营卫畅和,肉苛自已。爰以医话第一类黄风汤加减为丸,缓缓图痊可也。

大熟地、怀山药、山萸肉、人参、云茯苓、当归身、枸杞子、冬白术、炙甘草、陈橘皮,水叠丸,早晚各服三钱。


肝为将军之官,谋虑出焉;肾为作强之官,伎巧出焉;脾为谏议之官,知周出焉。曾经身痛,寒热往来,二便不爽,延绵不已,已见木土违和、下关于肾之象。意〔2〕非雨湿所乘(病人云曾冒雨卧湿地),盖三气合而为痹,不应二便阻塞。脾虚土不安木,肾虚水不涵肝,肝主一身之筋,脾统诸经之血,中气不足,溲便为之变。肾开窍于二阴,中虚气馁,不能化血归经,筋失荣养则痛。脾与胃以膜相连,胃者卫之源,脾乃营之本,胃虚则卫气不能卫护于外,脾虚则营血不能营守于中,卫不外护则寒,营失中守则热,与六淫有间〔3〕。饮入于胃,游溢精气,上输于脾,脾气散精,上归于肺,通调水道,下输膀胱,水精四布,五经并行。下损中虚,则胃无游溢之能,脾失散精之道,肺失下输之令,膀胱无气化之权,故小便频数如癃淋之状。肾主二阴而司五液,五液不足,大便必难。六味、归脾王道,固难速效。更投攻剂,取一时之快,脾肾愈亏,驯致大便更难,兼旬不解,膀胱不约,涓滴常遗,而龙雷之火上腾,心震面热。补阴潜阳,是其

〔1〕 肉苛　《素问·逆调论》有"人之肉苛者,虽近衣絮,犹尚苛也……荣气虚,卫气实也。荣气虚则不仁,卫气虚则不用,荣卫俱虚,则不仁且不用,肉如故也"语,可参阅。
〔2〕 意　估测的意思。
〔3〕 有间　谓有差别。间,距离。

法程。病势良深,服之不应。内水不足,欲得外水相救,故渴,与上消有异。脾主肌肉,土贯四旁,龙雷扰乱诸经,外症更相叠起,非湿热可比。筋痛是血虚不能荣养,肢痹乃气虚不能流贯。血非气不行,气非血不附,气主煦之,血主濡之,气血俱虚,无以煦濡经络,以故气痛频仍,麻痹不已。两足忽热如焚,乃足三阴亏极,阳往乘之,未必尽由实火。大便愈解愈结,阴液枯涸可知。肾兼水火之司,火虚不能生土,水虚盗气于金,土不安木,肝病传脾,木反侮金,肺病及肾,五内互相克制,二气莫得其平,反复相因,病情转剧。近乃精神疲败,形志颓残[1],四肢不收,肉瞤筋惕,水泉不止,涎下不禁,大便更难,饮食不进,面戴阳色,足冷如冰,皆属命火虚衰。火不生土,四肢不用;土不载木,筋惕肉瞤;脾虚失摄,涎流不止;水不得火,有降无升;小便不禁,阴中无阳;寒凝气海,大便不行;化机不转,饮食不进。阳越于上则戴阳,火不归原则足冷,阴阳离决,水火乖分,危如朝露。勉拟景岳参附理阴煎,从阴引阳,从阳引阴,引其散越之火得返其原,或可挽回于万一。是方也,君以参、附,以迎阳气来复之机,臣以地黄固肾,使阳从阴化,佐以当归温润养营,干姜助附子之热,斡旋中气,使以甘草缓姜、附之性,协和群品,可谓有制之兵。然否,质诸明哲。

　　大熟地、制附子、当归身、人参、干姜、炙甘草。

# 风　　眩

　　头眩为小中风,中风即大头眩。外风之眩犹真中,内风之眩犹类中。然无虚不眩,风亦能眩,痰亦能眩,保元为主;眩晕欲倾,卧不能起,恶风不欲去衣,咳喘痰多食少,风乘虚入,扶正为先。

---

〔1〕　形志颓残　谓形体憔悴,精神衰败。

苏叶、人参、赤茯苓、炙甘草、制半夏、陈橘皮、甜杏仁泥、甜桔梗、桂枝、赤芍药、生姜、大枣。

高巅之上，惟风可到，风从虚受，头为之旋，目为之眩。汉光武感风吐眩[1]，可为风眩之据。桂枝汤加味主之。

桂枝、人参、炙甘草、赤芍药、制半夏、明天麻、冬白术、生姜、大枣。

经以春脉太过，令人眩冒。风邪入脑，引目系，脑转则头旋。

独活、荆芥、桂枝、白菊花、赤茯苓、炙甘草、制半夏、新会皮、生姜。

眩，悬也，目视动乱，如物悬摇无定。当从风治。

大生地、人参、老苏梗、川芎䓖、白菊花、制半夏、冬白术、明天麻、荆芥。

素称善饮，痰热素盛，醉卧当风，风眩，卧不能起。

制半夏、冬白术、明天麻、天花粉、黄芩、川黄连、白菊花、牛胆星、酒制大黄，无灰酒一杯和长流水煎，温服。

肝郁化火，脾湿生痰，火炎痰扰，热甚生风，风眩如载舟车，有类中风痱之虑。

川黄连、黄芩、川黄檗、黑山栀、制半夏、制南星、陈橘皮、甜桔梗、明天麻、淡竹沥、生姜汁。

---

〔1〕 汉光武感风吐眩　汉光武，即汉光武帝刘秀。宋代司马光《资治通鉴》卷四十三载："帝苦风眩，疾甚"。

经以诸风掉眩,皆属于肝,河间云风主动故也[1]。风气甚则头目旋转者,由风木旺,必是金衰,金不平木,木复生火,风火皆属阳,阳主乎动,两动相搏,则头为之旋,火本动也,焰得风,则自然旋转是矣。

明天麻、白菊花、大麦冬、羚羊角、大生地、当归身、川黄连、抱木茯神。

风眩屡发,阴亏为本,痰热为标。痰犹良民,化为盗贼,岂可尽攻?阴难骤补,治当以渐。呕吐时作,虚火间起,良由过用神思,心劳肾损,脏阴营液潜消,已非一日。逮夫[2]精力就衰,由微而著,势所必然。法当补阴制火,清气化痰,标本兼治,宜乎裁节嗜欲,恬淡自守,方克全济。

大生地、怀山药、山萸肉、云茯苓、羚羊角、建泽泻、天花粉、酒炒黄芩、制半夏、制南星、生姜汁、淡竹沥。

经以上虚则眩[3],汗为心液[4]。五志过极,皆从火化。心神过用,虑竭将来,追穷已往,驯致肝肾阴亏,龙雷火起,汗眩交并,如驾风云,高卧不能动摇,动则天旋地转,甚则心烦虑乱,不知所从,似类中而近煎厥。难期[5]速效,当以缓图,假以岁月,辅以药

[1]　河间云风主动故也　金代刘完素《素问玄机原病式·五运主病》"诸风掉眩,皆属肝木"有"掉,摇也。眩,昏乱旋运也,风主动也"语,可参阅。又,此下文字亦与《素问玄机原病式》略同。

[2]　逮夫　等到、至于。逮,到的意思。夫是语气词。

[3]　上虚则眩　《灵枢经·卫气》有"凡候此者,下虚则厥,下盛则热,上虚则眩,上盛则热痛"语,可参阅。

[4]　汗为心液　《素问·宣明五气篇》有"五藏化液:心为汗,肺为涕,肝为泪,脾为涎,肾为唾,是谓五液"语,可参阅。

[5]　期　要求。唐代柳宗元《游石角过小岭至长乌村》诗有"志适不期贵,道存岂偷生"句,可参阅。

饵,方克有济。

大生地、怀山药、山萸肉、赤茯苓、建泽泻、川黄连、羚羊角、淡竹沥、生姜汁。

服药四剂,汗眩虽减,心更烦乱,脉仍细软。经以上气不足,脑为之不满,耳为之苦鸣,头为之苦倾,目为之眩[1]。上不足者必由于下,心烦乱者必因肾虚。症本深思远虑,扰动五志之阳,化作龙雷之火,消烁脏阴营液,经旨有煎厥症名,近于此也。上病下取,滋苗灌根,实下为主。

大熟地、怀山药、山萸肉、云茯苓、人参、鹿茸、元武版、大麦冬、五味子、生牡蛎、淡竹沥。

实下之剂,又服四剂,汗眩渐平,心烦较定,然脏阴营液久亏难复。所谓阴者,即五脏六腑清淳之精,非独足少阴肾水之阴也。阴之受伤,由阳气先伤。所谓阳者,即五脏六腑五五二十五阳[2]太和之气[3],非独手少阴心火之阳也。阳邪之至,害必归阴,五脏之伤,穷必及肾[4]。火有君相,天一生水,坎离本不相离,水火同居一窟。心君百凡俱动,肾相翕然而起,煎熬阴液,昼夜不息,甚于欲火[5]。补阴必得五脏六腑之精充,潜阳必得二十五阳太和之气固,岂独心肾为然哉?无阳则阴无以生,无阴则阳无以化,阳生

---

〔1〕 "上气不足"句 出《灵枢·口问》。上气,脏腑上注于头窍的精气。

〔2〕 五五二十五阳 《素问·阴阳别论》有"凡阳有五,五五二十五阳"语,清代张璐《诊宗三昧·口问十二则》有"五五二十五阳,即仲景大浮数动滑为阳。以五脏之脉各有大浮数动滑,是为五五二十五阳也"语,可参阅。

〔3〕 太和之气 语本《周易·乾卦》,指阴阳和谐的冲和之元气。

〔4〕 "阳邪之至"句 明代张景岳《景岳全书》卷三十八有"故予曰:阳邪之至,害必归阴;五脏之伤,穷必及肾。此源流之必然,即治疗之要着"语,可参阅。穷,达到尽头的意思。

〔5〕 欲火 指男女情欲。按"心君百凡俱动"以致"昼夜不息",因此其伤阴更"甚于欲火"。

阴长，阴从阳化，又当以化原为主，然脏腑各有化原，又非独脾肾为然也。用〔1〕此观之，阴阳水火脏腑气血未易分途治也，爰以六味、三才、生脉、二仙、二至合为偶方主治。

　　大生地、牡丹皮、建泽泻、怀山药、山萸肉、云茯苓、天门冬、人参、五味子、麦门冬、元武版、紫鹿茸、女贞子、旱莲草，水叠丸，早晚各服三钱，淡盐汤下。

　　眩运欲倾〔2〕，心胆自怯。诸风掉眩，皆属于肝。上病下取，滋苗灌根，肝病治脾，心病治肾。

　　大熟地、怀山药、山萸肉、人参、云茯苓、冬白术、炙甘草、制半夏、陈橘皮、酸枣仁、远志肉。

　　素多郁怒肝伤，曾患肠风下血，血去阴亏火旺，木燥风生，风火盘旋，头眩眼花，不能起坐，虚里穴动，为怔忡。小便浑浊属于热，浊时形神舒展者，肝主小便，肝火下降也，清时反觉不安者，肝火上升也；得食诸症暂平者，显系内虚也；遍身疼痛，游走不定者，二气源头不足以流畅诸经也。所服诸方，都是法程，仍请一手调治，何必远涉就诊？

　　大熟地、粉丹皮、建泽泻、怀山药、山萸肉、云茯苓、人参、大麦冬、五味子。

　　诸风掉眩，皆属于肝。肝木犯中，脾湿生痰，风振痰升，眩晕屡发，面色黄如秋叶，为阴黄。厥阴肝脉与督脉会于巅顶，肝阳上扰，巅顶蝉鸣；胃脉在足，胃气不得下通，故足冷至膝。木击金鸣为咳，

---

〔1〕　用　相当于"以"，因、根据的意思。杨树达《词诠》卷九："以、用，一声之转，故义同。"
〔2〕　倾　倾覆，在此处是跌倒的意思。

虚里穴动为怔忡，阴不敛阳则不寐，内风鼓动则肉瞤，风淫末疾则肢颤，带脉不固则带下，阳虚汗自出，肝热溺自赤，脉来弦细少神，有类中偏枯之虑。切戒烦劳动怒，安心静养为宜。

　　大熟地、人参、白茯神、冬白术、炙甘草、当归身、柏子仁、酸枣仁、广木香、绵州黄耆、老生姜、大南枣。

　　非风不眩，无虚不晕，当脐气动，筋惕肉瞤。《内经》有虚里穴动之旨〔1〕，扁鹊、仲景有脐之上下左右动气，不可汗下等证〔2〕。总是阴亏气馁，法当脾肾双培。

　　大熟地、怀山药、山萸肉、云茯苓、人参、绵黄耆、冬白术、炙甘草、当归身、酸枣仁、远志肉、龙眼肉。

　　头眩如立舟车，心内空悬无倚。

　　大熟地、人参、当归身、白茯神、冬白术、炙甘草、酸枣仁、柏子仁、大麦冬、五味子、大白芍。

　　六淫头眩属表。伤风咳嗽，亦令头眩。治宜平散。

　　荆芥、青防风、川芎藭、赤茯苓、炙甘草、制半夏、陈橘皮、桔梗、生姜。

　　痰因火动，头眩莫能自主。屡发不已，防转五痫。

〔1〕《内经》有虚里穴动之旨　《素问·平人气象论》有"胃之大络，名曰虚里，贯膈络肺，出于左乳下，其动应衣，脉宗气也"语，可参阅。

〔2〕扁鹊、仲景有脐之上下左右动气不可汗下等症　《难经·六十六难》有"脐下肾间动气者，人之生命也，十二经之根本也，故名曰原"，《注解伤寒论·伤寒例》有"动气在右，不可发汗，发汗则衄而渴，心苦烦，饮水即吐；动气在左，不可发汗，发汗则头眩，汗不止，筋惕肉瞤"语，并可参阅。按《难经》原题秦越人撰，因以"扁鹊"称之。

川黄连、黄芩、制半夏、制南星、枳壳、化州橘红、天花粉、淡竹沥。

邑邑[1]不能久立,久坐起则头眩,目眽眽无所见,乃阴阳内夺之使然也。宜医话参茸六味汤。

人参、紫鹿茸、大熟地、牡丹皮、建泽泻、怀山药、山萸肉、云茯苓。

# 风　痹

经以风寒湿三气合而为痹。遍身痛处不移,乃湿胜之着痹也。胜湿汤加减主之。

羌活、独活、汉防己、青防风、制苍术、冬白术、川芎、藁本。

经以卧出而风吹之,血凝于肤者为痹[2]。遍身痛无定所,游走不一,乃风胜之行痹也。桂枝汤加味主之。

桂枝、炙甘草、赤芍药、麻黄、制附子、当归身、川芎、生姜、大枣。

经以厥阴有余为阴痹[3]。遍身痛如虎咬,关节尤甚,故又名

---

[1]　邑邑　同“悒悒”,愁闷不乐的样子。邑,通“悒”。《荀子·解蔽》有“不慕往,不闵来,无邑怜之心”语,可参阅。

[2]　“卧出而风吹之”句　语出《素问·五藏生成篇》。卧出,睡卧方起而外出。其肤腠不密,易伤于风。

[3]　厥阴有余为阴痹　《素问·四时刺逆从论》有“厥阴有余病阴痹,不足病生热痹,滑则病狐疝风,涩则病少腹积气”语,可参阅。厥阴,指风木之气。

白虎历节风〔1〕,乃寒胜之痛痹也。小青龙加减主之。

麻黄、桂枝、炙甘草、赤芍药、北细辛、制半夏、制附子、油松节、炮姜。

尊荣〔2〕体质,骨弱形丰,因劳汗泄,三气乘虚而入,合而为痹,痛无定止。

当归身、川芎、青防风、炙黄耆、冬白术、五加皮、晚蚕沙、油松节、生姜。

血热召风,遍体痠疼如掣。

大生地、当归身、川芎、白芍药、丹参、威灵仙、独活、秦艽、汉防己、片姜黄。

左臂隐痛,麻涩难伸,右腕不随人用。由于肝木化风,脾湿生痰,与外风寒湿相合,风淫末疾,痰阻气机,有转类中偏枯之虑。扶二气,却三邪为主。

绵黄耆、青防风、冬白术、当归身、川芎藭、秦艽、独活、威灵仙、嫩桑枝。

服药四剂,左臂之痛渐苏,右腕之弱如故。气机不利,太息不伸,肝木素失条舒,脾蕴湿痰,外与三邪相搏,六脉转觉沉潜。依方进步可也。

---

〔1〕 白虎历节风 《金匮要略·中风历节病脉证并治》有"盛人脉涩小,短气,自汗出,历节疼,不可屈伸,此皆饮酒汗出当风所致"及"病历节,不可屈伸,疼痛,乌头汤主之"语,《丹溪心法》卷四"痛风"有"四肢百节走痛是也,他方谓之白虎历节风证"语,并可参阅。白虎,形容疼痛之甚。唐代王焘《外台秘要》卷十三有"其疾昼静而夜发,发即彻髓酸疼不歇,其病如虎之啮,故名白虎之病也"语,可参阅。

〔2〕 尊荣 谓养尊处优。

绵黄耆、青防风、冬白术、人参、桂枝、当归身、川芎藭、制半夏、制南星、嫩桑枝、油松节。

病原已载前方，第痹聚在臂腕之间，乃太阴、阳明、厥阴连络交经之处，肝不条达，胃失冲和，脾失健运，风寒湿得以乘之。扶二气，却三邪，已获效机，更益以斡旋中气，以畅清阳之品为丸，缓缓图痊可也。

人参、绵黄耆、冬白术、青防风、当归身、川芎、桂枝、茜草根、陈橘皮、银州柴胡、绿升麻，水叠丸，早晚各服三钱。

阳虚则寒从中生，血燥则风从肝起，脾弱不能渗湿，本气自病为痹，筋骨痛无定止，犹类中之意。扶正为先。

大熟地、当归身、防风水炒黄耆、白芍药、川芎藭、怀牛膝、制附子、油足肉桂、炙甘草、油松节、宣木瓜。

中有病，旁取之[1]。中者脾胃也，旁者少阳甲胆[2]也。脾湿不运而成湿痹，宜助甲胆春升之气，用风药以胜之。

羌活、独活、汉防己、青防风、柴胡根、绿升麻、制苍术、威灵仙、川芎、白芷、藁本、生姜。

天之风属木，人之风属肝。内风引动外风，与寒湿合而为痹，四肢隐痛不舒，时觉肉瞤筋惕，有转偏枯之虑。

绵州黄耆、青防风、川芎藭、当归身、桂枝、威灵仙、赤茯苓、炙甘草、嫩桑枝。

---

〔1〕　"中有病"句　《素问·五常政大论》有"气反者，病在上取之下，病在下取之上，病在中旁取之"语，明代马莳注："盖病在于中而经脉行于左右，则或灸或刺，或熨或按，皆当取之于旁也。"可参阅。

〔2〕　甲胆　即胆。五行配属以甲乙及肝胆配木，并以胆为甲木，肝为乙木，因称胆为"甲胆"。

始因拇指强直麻痹不舒，蔓延肢体，彼此相牵，近乃痛如针刺，或筋脉动惕，延今半载。素本阴亏体质，风寒湿得以乘之，合而为痹。邪正不两立，气血如泉源，源流不畅则不通，寒湿稽留而不去。法当静补真阴为主，流气活血辅之。

大熟地、怀山药、山萸肉、当归身、宣木瓜、怀牛膝、红花、苏木、制香附、威灵仙。

病延三载之久，半体痿疼在右，逢阴雨烦劳益甚，居处过湿，湿合风寒凝滞营卫之间，肝脾肺三经受困，肝恶风，脾恶湿，肺恶寒故也。肝位于左，肺藏于右，脾用在右，木必克土，故痛偏在右，有偏枯之虑。

人参、冬白术、云茯苓、炙甘草、制半夏、陈橘皮、当归身、芎藭、桂枝、香白芷、生姜、大枣。

气主煦之，血主濡之。气血不足以煦和濡润，为风寒湿所乘，合而为痹，肩项痛无定止，肢臂难以屈伸，脉来细软如绵。素昔心境烦劳过当，二气潜消于畴昔〔1〕，诸症互见于当前，有类中偏枯之虑。难期速效，当以缓图。

大熟地、人参、绵州黄耆、青防风、冬白术、当归身、芎藭、制豨莶、桂枝、炙甘草、赤芍药。

二气素虚，三邪易袭，痛自缺盆斜连肩背，举发无时，逢阴雨风霾益甚。缘产育多胎，去血过当，不能荣养经络所致。扶二气、却三邪为主。

大熟地、人参、制苍术、川芎藭、当归身、制豨莶、桂枝、赤芍药、炙甘草、生姜、大枣。

---

〔1〕 畴昔　往日。畴，从前、过去的意思。

风袭风池,湿著风府,项背强痛,不能旁顾。

麻黄、桂枝、制苍术、青防风、香白芷、蔓荆子、川芎藭、藁本、炙甘草、赤芍药、生姜、大枣。

经以伤于湿者,下先受之[1]。足之三阴,从足走腹。肝为一阴主筋,肾为二阴主骨,脾为三阴主肌肉。邪之所凑,其气必虚,风寒湿乘虚合而为痹,水流湿就下,故痹自下而上,肌肉筋骨相引而痛。痛处不移为着痹,逢阴雨腹中䐜胀,湿甚可知。虽云治湿宜利小便,然新湿可利,久湿非其所宜,过利能无伤阴耗液之虑?宜乎崇土为先。

人参、云茯苓、冬白术、炙甘草、绵黄耆、青防风、制半夏、陈橘皮、晚蚕沙、油松节、薏仁米。

风湿相搏,骨节烦疼,有汗恶风,不欲去衣。温通卫阳主治。
制附子、桂枝、羌活、青防风、炙甘草、威灵仙、赤芍药、生姜、大枣。

# 风　痉

风痉与中风相近而筋独转,转于头则摇,转于项则强,转于眼则戴,转于口则噤,转于背则反张,转于四肢则瘛疭。总是阴亏血少,津枯液涸,无以荣筋,大虚之症。急宜峻补,医话木瓜煎主之。

宣木瓜、大熟地、人参、当归身、白茯神、紫河车、川芎藭、冬白术、枸杞子、何首乌、龙齿、琥珀、鸡子清、净黄土。

经以诸痉项强,皆属于湿,诸暴强直,皆属于风。仲景谓身热

---

[1]　"伤于湿者"句　《素问·太阴阳明论》有"阳受风气,阴受湿气……故伤于风者,上先受之,伤于湿者,下先受之"语,可参阅。

足寒,颈项强急,头摇口噤,背反张〔1〕,是皆风湿乘虚而入伤筋,筋转所致。无汗为刚,有汗为柔〔2〕,今有汗不透,介乎刚柔之间,从乎中治可也,医话荆芥饮主之。

荆芥、大生地、人参、独活、汉防己、宣木瓜、当归身、川芎。

无汗为刚痉,加麻黄,有汗为柔痉,加桂枝,不兼表症不加。经以风痉身反折取足太阳〔3〕,以足太阳之脉起于目内眦,上额交巅络脑,出项循肩,夹脊抵腰,故目反头摇,项强腰背反张,乃阴枯血涸,无以荣筋,为风所乘,筋伤纽转。亏极之症,谨防汗脱,医话息风煎主之。

大熟地、人参、防风水炒黄耆、宣木瓜、当归身、桂枝水炒白芍、云茯苓、炙甘草、荆芥炭、冬白术、生姜、大枣。

经以肺移热于肾,传为柔痉。肾虚肺热,木肆其强,风生筋转,犹类中之理。宜润血息风。

大熟地、当归身、大白芍、人参、牡丹皮、天门冬、羚羊角、灵犀角、陈阿胶。

口噤头摇,身卧如弓,背不着席。由发汗太过所致,显是血虚无以荣筋,在内为血,发外为汗故也。

大熟地、人参、宣木瓜、怀牛膝、当归身、龙骨、大白芍、柏子仁、

---

〔1〕 "仲景谓"句 《金匮要略·痉湿暍病脉证并治》有"病者身热足寒,颈项强急,恶寒,时头热,面赤目赤,独头动摇,卒口噤,背反张者,痉病也"语,可参阅。

〔2〕 "无汗为刚"句 《金匮要略·痉湿暍病脉证并治》有"太阳病,发热无汗,反恶寒者,名曰刚痉。太阳病,发热汗出,而不恶寒,名曰柔痉"语,可参阅。

〔3〕 风痉身反折取足太阳 《灵枢经·热病》有"风痉,身反折,先取足太阳及腘中及血络出血"语,可参阅。

酸枣仁、牡蛎、血余炭。

产后百脉空虚，肝风内起，筋伤自转，身形强直，口目牵引，神情恍惚。慎防汗脱，举卿古拜散[1]加味主之。

荆芥炭三钱为末，人参三钱，鸡子清三枚煎水，调服。

曾以关津不固，梦泄频仍，驯致肝风内起，筋燥则转，头摇目反，口噤背张，四肢瘛疭，乃风痉危疴。法当温补。

大熟地、紫河车、当归身、宣木瓜、桑寄生、冬白术、人参、绵州黄耆。

肝郁化火烁阴，又值纯阳之月[2]，阴液重伤，筋失荣养，致发风痉，一身筋转，多汗。慎防筋转入腹之变。

大熟地、怀山药、山萸肉、宣木瓜、人参、大麦冬、五味子、羚羊角、净黄土。

身重如山，气促似喘，肉瞤筋惕，多汗恶风。肺移热于肾，传为柔痉[3]，诚危候也。

大生地、白知母、川黄檗、怀山药、天门冬、黄芩、桑白皮、羚羊角、大麦冬、地骨皮、梨汁、川百合。

---

〔1〕　举卿古拜散　即荆芥散，由荆芥穗一味组成，主治产后风痉。古时取荆芥二字反切为名，荆为举卿切，芥为古拜切，因名"举卿古拜散"。

〔2〕　纯阳之月　古时称夏历四月为"纯阳之月"。《诗经·小雅·正月》有"正月繁霜，我心忧伤"句，汉代郑玄笺："夏之四月，建巳之月。"唐代孔颖达疏："谓之正月者，以乾用事，正纯阳之月。"可参阅。

〔3〕　"肺移热于肾"句　出《素问·气厥论》，惟原文"痉"作"痓"。痓，筋脉痉挛。

溃痛发痉,显系阴亏火旺;风生筋转,凡物遇火则纵。养阴涤热挽之。

大熟地、当归身、大白芍、人参、宣木瓜、白茯神、龙齿、元武版、灵犀角、石决明、羚羊角、生黄耆。

经行后卒然口噤,昏厥无知,涎沫上涌,脉虚弦无力。素本阴亏,兼多抑郁,血燥无以荣筋,遂成风痉危症,虑难奏效。

大熟地、当归身、绵州黄耆、冬白术、化州橘红、宣木瓜、人参、制豨莶。

风痉,即痫瘲、肝厥、痰厥、气厥之属。然痫瘲诸厥,间有实症,惟痉则全虚,以阴亏血少,枯削于筋[1]故也。急宜峻补。

大熟地、人参、当归身、冬白术、宣木瓜、鹿茸、龟版、紫河车、何首乌。

# 痫 瘲

《灵枢·经筋》篇以足少阴之筋转主痫瘲及痉,是痫与痉相近,总因转筋为患。然痫有实症,痉则全虚。张景岳以痫为癫疾[2],谓《内经》无痫症,误矣。痫症间断而发,发则眩仆,昏不知人,甚则抽搐,食顷方苏,由于足少阴肾水不足,无以涵肝,肝主一身之筋,筋燥则转,转极则返。或因惊痰,或因风火,治当求本。

大生地、牡丹皮、建泽泻、怀山药、赤茯苓、当归身、紫河车、牛胆星、制半夏、川黄连、灵犀角、宣木瓜。

---

〔1〕 枯削于筋　谓不能濡养而致筋脉干枯细涩,伸缩失常。
〔2〕 以痫为癫疾　明代张景岳《景岳全书》卷三十四有"癫即痫也……而诸家于癫证外又立痫证,诚属牵强,无足凭也"语,可参阅。

　　间断而发为痫,有牛马猪羊鸡之别,言其声音相似也[1]。卒然倾跌沉迷,痰涎上涌,四肢瘛疭,逾时而已,二十余日一发,已经二十余次,其声不一,五痫未著,脉来滑数兼弦。症缘丝竹乱耳[2],火动痰生所致。年未弱冠,戒之在色[3],否则终身之累矣。

　　大熟地、紫河车、白檀香、人参、宣木瓜、西牛黄、马齿、羚羊角、猪胆汁、鸡子清。

　　倾跌抽搐,或哭或笑,已而复作。阴亏脏燥,火旺痰生,气阻筋急。养阴清气化痰主治。

　　川黄连、瓜蒌仁、牛胆星、制半夏、龙齿末、琥珀屑、新会皮、炙甘草、宣木瓜、淮小麦、大南枣。

　　卒然倾倒,嗳噫上腾,胸喉气哽,悲不能自止,容貌变更,食顷方苏,间断而发。痫症已著,无性命之忧,有终身之累。

　　大熟地、紫河车、白檀香、宣木瓜、牛胆星、柏子仁、川黄连、羚羊角、炙甘草、淮小麦、大南枣。

　　《灵枢·寒热病》篇言暴挛痫眩,即卒然眩仆挛搐,乃转筋为

---

[1]　"有牛马猪羊鸡之别"句　宋代钱乙《小儿药证直诀》卷上有"犬痫,反折上窜,犬叫,肝也;羊痫,目瞪吐舌,羊叫,心也;牛痫,目直视,腹满,牛叫,脾也;鸡痫,惊跳反折手纵,鸡叫,肺也;猪痫,如尸,吐沫,猪叫,肾也"语,可参阅。

[2]　丝竹乱耳　暗指声色之事。丝竹,指音乐,丝为弦乐,竹为管乐。古时奏乐者多有女子,因以声色称之。唐代白居易《长恨歌》有"缓歌慢舞凝丝竹,尽日君王看不足"句,刘禹锡《陋室铭》有"无丝竹之乱耳,无案牍之劳形"语,并可参阅。

[3]　"年未弱冠"句　谓年少者血气未充,房事不可纵意。《论语·季氏》有"君子有三戒:少之时,血气未定,戒之在色;及其壮也,血气方刚,戒之在斗;及其老也,血气既衰,戒之在得"语,可参阅。

患，阴枯液涸之使然也。

大熟地、紫河车、当归身、羚羊角、白茯神、人参、大白芍、宣木瓜、桑寄生、怀山药、山萸肉。

痫瘛乃先天不足，生气之原不振，为痰蔽障所致。极难奏效。

大熟地、紫河车、人参、牛胆星、化州橘红、白檀香、紫鹿茸、宣木瓜、黑沉香。

痫瘛有五，其症不离先天不足，肾不涵肝，筋失荣养，痰阻气机，其治不越补肾柔肝，舒筋活血，清气化痰。爰以医话五痫煎加味主之。

大熟地、人参、紫鹿茸、牛胆星、马齿、羊头骨、宣木瓜、当归身、赤芍药、猪胆汁、鸡子清。

痫瘛因惊恐而得，间断而发。

大生地、人参、抱木茯神、龙齿、远志肉、石菖蒲、紫苑茸、青黛、灵犀角、紫葳花、雷震木。

《素问·大奇论》以心脉满大，肝脉小急，皆为痫瘛，又以二阴[1]急为痫厥，良由肾水不能承制心火，肝燥筋急为患。从手足少阴足厥阴论治。

大熟地、败龟版、川黄檗、白知母、灵犀角、羚羊角、柏子仁、黄郁金、宣木瓜、灵慈石、大块朱砂。

五志化火生痰，痰与肝风交并，致发痫瘛。

川黄连、制南星、制半夏、宣木瓜、白僵蚕、西牛黄、化州橘红、

---

[1]　二阴　指少阴。

青黛、明天麻。

昨药下咽，痫瘛旋平。盖不药亦尝自愈，已而[1]复发，于兹七载。夫痰变幻不一，如化州橘红、西牛黄等，皆难道地[2]，以故难尽根株。前方增减，为丸缓治。

川黄连、牛胆星、瓜蒌仁、陈半夏、宣木瓜、桃花蕊、白僵蚕、白苦参、化州橘红、西牛黄、黄郁金、白枯矾，竹沥姜汁叠丸。

病延十载之久，因惊而起，忽焉[3]昏厥，口目蠕瞤，四肢瘛疭，一身筋转，食顷方苏，不时举发，诸药不应。《灵枢》有转筋痫瘛之条，《素问》有痫瘛筋挛之旨。间断而发为痫，转筋即筋挛，筋脉相引而急为瘛，良由先天不足，生气之源不振，为惊痰败血互扰，痰随气以流行，无处不到，变幻不一，驯致阴阳揆度失常，营卫循行道阻，而络脉支流亦为之间断。盖奇异之疾，皆属于痰。痰为致病之标，治痰当求其本。痰即血液脂膏之所化，岂可尽攻？爰以剿抚互用之法主治。

大熟地、紫河车、宣木瓜、胡黄连、芦荟、牛胆星、桃花瓣、海石粉、雷震木、白僵蚕、陈半夏、桑寄生，白檀香煎水叠丸，服三钱。

# 七　　疝

经以任脉为病，内结七疝[4]，心、肺、冲、厥、狐、癀、㿉是也。

---

〔1〕已而　不久的意思。
〔2〕皆难道地　谓很难得到道地之品。
〔3〕忽焉　片刻之间，表示时间短暂。《论语·子罕》有"瞻之在前，忽焉在后"语，可参阅。
〔4〕"任脉为病"句　《素问·骨空论》有"男子内结七疝，女子带下瘕聚"语，可参阅。

巢元方有厥、癥、寒、气、盘、胕、狼七名,张子和立寒、水、筋、血、气、狐、癞七症,仓公又有涌疝、牡疝之说,总不离任脉不胜其任。或因六气,或因七情,或因饮食劳倦,随感而发,皆属于肝,无关于肾,故医话立七疝煎统治之。

赤茯苓、猪苓、泽泻、制苍术、川楝子、鸡心槟榔、小茴香、黑丑末、制附子、油足肉桂、细木通、黑山栀、福橘核。

经以七疝皆属任脉,水疝肾囊肿痛,阴汗常出,由于水湿生痰,水流湿[1],就下归肾,肾主湿故也。七疝煎加减主之。

赤茯苓、猪苓、冬白术、福泽泻、桂枝、川楝子、小茴香、黑丑末、藁本、赤小豆、荔枝核。

不知痛痒为癞疝,乃湿热蕴于中,寒气束于外。任与冲督一本而三株,任行身前,督行身后,冲脉从中直上。任督犹天之子午,子午不交,有妨子嗣。昔辛稼轩患疝疾重坠,服薏苡以收功[2],湿郁可据。

薏苡仁、制附子、黑山栀、赤茯苓、猪苓、建泽泻、制苍术、桂枝、柴胡根、龙胆草。

行则出坠于囊,卧则入于小腹,为狐疝,良由湿热伤于气分,气

---

〔1〕 水流湿 谓水所流经,皆为湿濡。《周易·乾卦·文言》有"同声相应,同气相求。水流湿,火就燥,云从龙,风从虎,圣人作而万物睹。本乎天者亲上,本乎地者亲下,则各从其类也"语,可参阅。

〔2〕 "昔辛稼轩患疝疾重坠"句 辛稼轩即辛弃疾,字幼安,号稼轩,宋代历城(今山东济南)人,别号稼轩居士。二十一岁参加抗金义军,后归南宋,曾任湖北等地安抚使,坚决主张抗金。词风豪放,其《永遇乐·京口北固亭怀古》《水龙吟·登建康赏心亭》等皆为名篇。有《稼轩长短句》。清代王士禛《香祖笔记》卷六有"《倦游录》载辛稼轩患疝疾,一道人教以薏苡米,用东壁黄土炒过,水煮为膏,服数服即消"语,可参阅。

为外寒之所束也。

制附子、黑山栀、藁本、白鲜皮、地肤子、独活、赤茯苓、冬白术、炙甘草、薏仁米。

七疝皆属于肝,肝郁化火,热甚则肿,木胜则痛,腰如束带,湿热相乘,目赤唇红,脉数。肝乃东方实脏,法当先泻后补。

龙胆草、黄芩、黑山栀、细木通、建泽泻、北柴胡、生大黄、枳实、车前子。

症延三载,起自腰疼,肾囊随肿,气从少腹攻冲作痛,由怒郁倦卧湿地所致。显系湿热生痰,挟瘀血盘踞厥阴之络,有上凌于心、下转囊痈之虑。

制苍术、制香附、制南星、制半夏、黑丑末、小茴香、京三棱、蓬莪炭、桃仁、红花、苏方木、五灵脂、延胡索、蒲黄。

任脉为病,内结七疝,经脉横解,肠澼为痔[1]。湿热相火,互扰为淋,由于肝木犯中,脾湿生痰,痰郁生热所致。脉来软数少神,症属虚中之实。法当剿抚互用,公议六味、禹功主治,冀其阴中湿化,任脉通调,非徒宿疾安痊,且有兰征之庆[2]。

大熟地、怀山药、山萸肉、赤茯苓、建泽泻、黑丑末、小茴香、牡丹皮,水叠丸,早晚各服三钱。

---

[1]　"经脉横解"句　《素问·生气通天论》有"因而饱食,筋脉横解,肠澼为痔"语,可参阅。筋脉横解,谓肠道过盈,筋脉松懈。横,充满,如"老气横秋"。解,通"懈",松懈。

[2]　兰征之庆　指怀孕。《左传·宣公三年》记载郑文公有妾名燕姞,梦见天使送给自己兰花,后来果然怀孕,并生下儿子子兰。子兰后来继承郑文公作了国君,即郑穆公。

# 诸　痛

头风痛,偏在右属肺,时痛时止为虚,延今半年之久,诸药无效。都梁丸加味为宜。

香白芷、当归身、大白芍、川芎藭、白菊花、蔓荆子、北沙参、羚羊角,流水叠丸,早晚各服三钱。

巅痛时作时止,东垣以为血虚;眩晕如载舟车,气虚有痰;往来寒热,营卫乖分;带下频仍,带脉不固;少腹左有血瘕,瘀停脉络;绕脐作痛,气机不利;舌有红巢,阴亏水不济火;饮食减少,脾虚健运失常;心嘈惶惕,悽怆恍惚,宗气憾于虚里;热自足胫而起,三阴俱伤。由产育多胎,志意多违所致,治当求本。

大生地、当归身、川芎藭、人参、制香附、大白芍、水红花子、牡丹皮、冬白术。

高巅之上,惟风可到。巅疼,下引颊车,痛处青筋暴露,如动脉之状,显是肝木化风,挟阳明胃火上扰。医话灵犀玉女煎加味主之。

灵犀角、大生地、生石膏、大麦冬、怀牛膝、白知母、白菊花、薄荷。

巅痛,脉来弦细,面色暗淡无光,阴霾上翳清空。温建中阳为主。

人参、冬白术、炙甘草、炮姜炭、制附子、川芎藭、香白芷。

头痛如破,呕吐频作,胸胁胀满,湿痰盘踞中州,清气无由上达,前哲所谓痰厥头痛是也。宜局方玉壶丸加减主之。

制半夏、制南星、天麻、香白芷、枳壳、化州橘红、牡蛎粉、白螺壳,等分,水叠丸,早服三钱。

肝郁不伸,土为木克,脾湿生痰,痰阻气机,胸腹胀痛。痛则不通,通则不痛,医话会通煎主之。

制香附、乌药、广木香、广藿香、枳壳、陈橘皮、川厚朴、制半夏、延胡索、五灵脂、蒲黄、没药。

怒动肝阳,食停中脘,痛如锥刺。

广木香、鸡心槟榔、川厚朴、延胡索、五灵脂、蒲黄、当归身、川芎、白芍。

积食停寒,胃脘当心而痛。

广藿香、广木香、枳实、川厚朴、制香附、乌药、炒山楂肉、炒麦芽、大砂仁、陈橘皮、炮姜炭、小青皮。

肝病善痛,脾病善胀。屡发不已,近乃干食难于下咽,三阳内结之始。良由土为木克,饮聚痰生为患,虑难收效。

云茯苓、炙甘草、制半夏、陈橘皮、当归身、延胡索、广木香、四制香附,煎送医话五行丹(五行丹见伏邪门)。

暴痛多实,久痛多虚;拒按为实,可按为虚。久痛可按,虚症奚疑? 宜归脾汤,略为增损。

人参、云茯苓、冬白术、炙甘草、当归身、酸枣仁、远志肉、广木香、陈橘皮、制香附、生姜、大枣。

血随气行,气赖血附。气血犹源流也,畅盛则宣通,通则不痛,壅滞则不通,故痛。调血中之气、和气中之血主之。

四制香附、广木香、当归身、川芎藭、大白芍、延胡索、黄郁金、五灵脂、蒲黄。

调血中之气，和气中之血，共服十有六剂，大获效机。第脘痛八年之久，痛时心下横亘有形乃气聚，胸腹汩汩有声为痰饮，痰阻气机，源流壅塞，故痛。见在气聚已散，脘痛已平，肌肉亦生，形神亦振，血色亦华，六脉皆起，都是佳征。然沉痼之疴，获效殊难，善后一切万万小心自重。

人参、云茯苓、冬白术、当归身、川芎藭、四制香附、广木香、延胡索、黄郁金、炙甘草、大生地、大白芍，水叠丸，早晚各服三钱。

肾主二阴，胃司九窍，肾水承制诸火，肺金运行诸气。气液不足濡润肝肠，木横中伤，转输失职，血燥肠干，大便不解，痛呕不舒，通夕不寐。生脉散上行肺金治节，下滋肾水之源，清肃令行，肝胃自治。病不拘方，因人而使，运用之妙，存乎一心[1]。公议如是，敬呈钧鉴[2]。

人参、大麦冬、北五味子。

昨进生脉散，夜得少寐，今仍痛呕。禀赋虽充，然病将三月之久，脾胃必受其困，肝木犹旺，必犯中土，胃气愈逆，饮食不进，转输愈钝，大便愈结。肝为将军之官，怒则克土，郁则化火，火旺痰生，痰凝气阻，幻生实象，非食积壅滞可下也。公议仍以生脉散，加以大半夏汤。

人参、大麦冬、北五味子、制半夏、白蜂蜜。

昨进生脉散合大半夏汤，痛呕仍未止，饮食仍不进，大便仍不解，总由水不涵木，火烁阴消[3]，两阳合明之气未能和洽，故上不

---

[1]　"运用之妙"句　谓临证变通之奥妙，还在于医家心中的体悟。《宋史·岳飞传》有"阵而后战，兵法之常，运用之妙，存乎一心"语，可参阅。

[2]　钧鉴　书信中敬请收信人阅知的敬辞，用于对尊者和长者。

[3]　火烁阴消　谓虚火灼伤阴液。烁，通"铄"，销铄。

入，下不出，中脘痛呕不舒也。此时惟宜壮水清金，两和肝胃。木欲实，金当平之；肝苦急，甘以缓之。水能生木，土能安木，肝和则痛定胃开，胃开则安寐便解，此不治痛而痛止，不通便而便通。仍以生脉散合大半夏法，加以三才汤。

人参、大麦冬、北五味子、制半夏、天门冬、大生地、川白蜜。

昨进生脉、三才，参蜜半夏，大便虽通未畅，痛尚未止，总因肝气横逆。夫肝木赖肾水以滋荣，究其原委，皆缘平昔肝阳内炽，耗损肾阴，驯致水亏于下，莫能制火，火性炎上，上与诸阳相率为患。王道之法，惟有壮水之主，以镇阳光，水能济火，又能涵木，木火平宁，则胃开食进，痛自止矣。再以六味、生脉主之。

大生地、粉丹皮、建泽泻、怀山药、云茯苓、山萸肉、人参、大麦冬、五味子。

昨进六味、生脉，大获效机。大便通，大肠之气已顺；痛呕止，阳明之气已和。中阳贵建明[1]，金令宜清肃。仍以六味、生脉专滋金水二脏之源，水能生木，金能平木，俾春生之气萃于一身，自能勿药有喜[2]。

大熟地、牡丹皮、建泽泻、怀山药、云茯苓、山萸肉、人参、大麦冬、五味子、当归身、怀牛膝、枸杞子，水叠丸，早晚各服三钱，淡盐汤下。

---

[1] 中阳贵建明　谓脾阳贵在健运。中阳，即脾阳。建明，刚健强盛。建，通"健"，刚健的意思。《老子·四十一章》有"建德若偷"语，清代俞樾注："建当读谓健……建德若偷，言刚健之德，反若偷惰也。"可参阅。明，强盛、健旺的意思。《左传·哀公十六年》有"与不仁人争，明无不胜"语，清代王引之注："明，犹强也。"可参阅。

[2] 勿药有喜　谓不必治疗而自愈。《周易·无妄》有"九五，无妄之疾，勿药有喜"语，唐代孔颖达疏："勿药有喜者，若疾自己招，或寒暑饮食所致，当须治疗。若其自然之疾，非己所致，疾当自损，勿须药疗而有喜也。"可参阅。

《内经·举痛论》二十余条多属于寒，惟大便秘结属热。见在大便八日不行，小溲浑赤，渴欲冷饮，心下至少腹胀痛拒按，脉来滑数。痰滞互结，热壅三焦，宜速下之。

生大黄、元明粉、延胡索、川厚朴、枳实、广木香、鸡心槟榔。

肝胆气郁不伸，胁肋痛如锥刺。

柴胡根、黄芩、制半夏、川黄连、淡吴萸、油足肉桂、枳壳、片姜黄、炙甘草、生姜、大枣。

胁痛，本属肝胆气滞，以二经脉络皆循胁肋故也。逍遥散加减主之。

银州柴胡、当归身、大白芍、赤茯苓、川芎藭、制香附、青橘皮、黑山栀。

胁痛有年，屡发不已。寒热攻补，调气养血，遍尝无效。

芦荟、龙胆草、猪胆汁炒黄连、青黛、牛胆星、牡蛎粉、白芥子、文蛤、小青皮、广木香、桂枝。

肝火内郁，胁痛，二便不爽。

川黄连、淡吴萸、白苦参、川楝子、黄芩、元明粉、生大黄、炙甘草、龙胆草、柴胡根。

腰为肾府，痛属肾虚，肾与膀胱相为表里，太阳之脉夹脊抵腰，督带冲任要会〔1〕于此。寒湿乘虚而入，损及奇经，极难调治。

厚杜仲、补骨脂、当归身、川芎、独活、藁本、制附子、胡桃肉。

---

〔1〕 要会　即交会。要，音 yāo，会合。

肾虚湿热不化,腰痛屡发不已。

大熟地、粉丹皮、福泽泻、怀山药、山萸肉、赤茯苓、制苍术、薏苡仁。

腰痛如折,屡发不瘥。久客鱼盐之地,海滨傍水,湿热乘虚而入。法当补泻兼施。

厚杜仲、破故纸、怀牛膝、川萆薢、五加皮、威灵仙、白菊花、青木香、胡桃肉。

# 卷第六　妇人杂病

## 肝　郁

女子肝无不郁，如男子肾无不虚，乙癸同源故也。肝郁善怒，犯中扰胃克脾，胸脘胀痛，呕吐食减，经来不一，血色不华，默默寡言，忽忽不乐[1]，是皆肝郁不伸之所致也。宜医话山鞠穷[2]煎。

雀脑芎藭、茅山苍术、云南茯苓、四制香附、六和神曲、沙糖炒山楂、炒麦芽、制南星、法制半夏，长流水煎。

抑郁伤肝，土为木克，脾湿生痰，气为痰阻，气痰壅塞于咽嗌之间，提之不升，咽之不下，甚至气闭肢冷，柔汗脉伏，如痉厥之状。岂尊年所宜？戒之在得[3]。

东洋参、云茯苓、紫苏叶、法制半夏、陈橘皮、川厚朴、苦桔梗、炙甘草、银柴胡、当归身、生姜、大枣。

扶疏[4]条达，木之性也。郁则伤肝，肝必传脾，脾湿蕴积，瘾疹屡发，肝病善痛，脾病善胀，此乃素来宿疾也。近复营卫乖分[5]，往来寒热，非疟可比。胸次不舒者，肝气之郁也；饮食少进

---

〔1〕　忽忽　失意的样子。
〔2〕　山鞠穷　芎藭的异名。
〔3〕　戒之在得　《论语·季氏》："及其老也，血气既衰，戒之在得。"
〔4〕　扶疏　枝叶茂盛的样子。
〔5〕　营卫乖分　谓营卫运行失于常道。乖，违背。分，本分。

者,土为木克也;经来不能应月盈亏〔1〕,其色或淡黄或灰黑者,脾不化血,肝火灼阴也;逐月渐少者,由少至闭也。舌苔淡黄,中有断纹,唇燥不渴,皆属阴亏。失红〔2〕一次,火载血上。由是言之,病起于肝,传之于脾,下关于肾,损及奇经八脉,已入虚劳之境,有经闭喉疼喘咳之虑。

川芎、当归身、人参、冬白术、大生地、银柴胡、云茯苓、酸枣仁、远志肉、怀山药。

乳头属肝,乳房属胃。乳房结核,数载方溃,为乳岩,以其形似岩穴故也,未有不因忧思气结,肝郁脾伤所致。夫坤道以肝为先天,故乳大于男子。肝郁不伸,脾土受克。肝主筋,筋挛为结核;脾主肉,肉溃为岩穴。水不济火,舌赤时或有苔;土为木克,大便非溏即泻。初溃间流鲜血,怒动肝火之征;近流污水清脓,气血双亏之象。火灼金伤,燥甚则痒,痒则咳,咳则振动乳中掣痛,喉中如烟焰上腾,总属阴亏所致。是证遍考前贤诸论,皆言不治,盖由情志乖离,人心不能如寒灰槁木〔3〕故也。若能心先身死〔4〕,则人活病除。虽有此说,未见其人也。勉拟香贝养荣汤加减,尽其心力。

制香附、川贝母、人参、云茯苓、冬白术、炙甘草、大熟地、当归身、川芎、大白芍。

乳岩本是危疴,前贤方论皆言不治,惟孙思邈《千金翼方》及《东医宝鉴》有不必治岩,补其阴阳气血,自可带病延年之说,此即

---

〔1〕　经来不能应月盈亏　月经不能按月而至。应,应合。
〔2〕　失红　吐血或衄血。
〔3〕　寒灰槁木　喻心无欲念。
〔4〕　心先身死　心死则身无妄为,表示心境淡泊无欲念。

昔人解结〔1〕解庄〔2〕，以不解解之〔3〕之意。夫治岩成法，非芳香开郁，即清凉泻火，二者能无耗气伤阴败胃之虑乎？故有以取乎不解解之之法也。素本阴亏火盛，木郁脾伤，土不生金，清肃不降，一水不胜二火，藏阴营液潜消，是以疾弥甚以留连，药多方而效寡，气血复伤于迟暮之年〔4〕，抑郁更继以沉疴之际，因循展转〔5〕，益觉多岐。用药大要，甘为迟钝，范我驰驱〔6〕，仍以养荣汤加减，尽其人力，以俟天命。

　　大熟地、人参、冬白术、云茯苓、当归身、大白芍、女贞子、旱莲草、肥玉竹、济水阿胶〔7〕，长流水、桑柴火熬膏，入胶熔化，早晚服三钱。

　　左乳之上，缺盆之下，赤肿高耸如岩，溃处血流甚涌，瘀条如箭。素昔忧思郁结，脏阴营液俱亏，水不济火，又不涵木，木复生火，二火迫血妄行，从阳明胃脉直贯乳房涌出。水之逆流从乎气，血之倒行由于火，治火又非苦寒所宜，盖苦寒无生气而败胃故也。脉来软数而空，证势危如朝露，必得血止，方能引延时日，否则汗喘神昏痉厥诸危证所由至也。爰以血肉有情静养真阴，引益肾水，以济二火，冀有转机。

--------

〔1〕　解结　佛教以尘世众生之烦恼为"结"，"解结"即解除烦恼，如同解开绳结一般。
〔2〕　解庄　《四库全书总目》著录有明代陶望龄撰，十二卷。
〔3〕　以不解解之　以不解之法解难解之事，即随其自然的意思，在此处表示不治之病，但补气血，以求带病延年。
〔4〕　迟暮之年　青春不再的年龄，指中年或老年。屈原《离骚》有"惟草木之零落兮，恐美人之迟暮"句，可参阅。
〔5〕　因循展转　谓反复治疗而未得其法，以致迁延不愈。
〔6〕　"甘为迟钝"句　谓甘味药能补益气血而性质粘滞，易留邪致病。
〔7〕　济水阿胶　阿胶以山东东阿阿井之水熬制而成，北魏郦道元《水经注》载阿井之水乃济水潜流，因称"济水阿胶"。

灵犀角、玄武版、生牡蛎、大生地、野三七、济水阿胶、当归身、大白芍、廉州珍珠粉[1]。

血肉有情,壮水养阴,共服一百余剂,岩势未见效机。考古证今,皆为不治,与其坐以待毙,何如一决以出再生之路?幻想乳中结核,犹男子之睾丸,溃流脓血,即囊痈之属。际此药力养精蓄锐日久,正可一战以奏奇功,死而后生,亡而后存,古法有诸。

龙胆草、黄芩、黑山栀、木通、建泽泻、车前子、当归身、柴胡根、炙甘草、大生地、川黄连、生大黄。

连进龙胆泻肝加味,大获效机,高耸之岩渐颓,深潜之穴渐满,眠食俱安,二便通调,六脉和缓,五善悉具,七恶全无[2]。安不忘危,凝神静养。

大熟地、人参、绵州黄耆、当归身、冬白术、川郁金、炙甘草、酸枣仁、广木香、生姜、大枣、龙眼肉。


木郁化风,土湿生痰,风振痰升,气机壅塞,卒然倾跌,非痫症也。经来色淡,乌能应月盈亏?脉象虚弦,证由情志中起。切戒烦劳动怒,最宜恬淡无为。王道功迟,徐徐调治。

东洋参、云茯苓、冬白术、炙甘草、当归身、大白芍、制陈半夏、陈橘皮、羚羊角,为末,生姜、大枣煎汤,和淡竹沥叠丸,早晚服三钱。


忧思郁结,肝木受戕,木乘土位,健运失常。津液凝结成痰,痰随气行,变幻不一,流注四肢及人迎之穴则瘰疬项胀,上扰巅顶及心胞则头摇瘛厥。经来色紫,眠不竟夕[3],木叩金鸣,带下如注,

---

〔1〕廉州珍珠粉　廉州珍珠制成的珍珠粉。廉州,今广西合浦,所产珍珠名“廉珠”。

〔2〕“五善悉具”句　宋代王怀隐《太平圣惠方》卷六十一有关于疮疡预后的“五善”和“七恶”之症。

〔3〕眠不竟夕　谓夜间时常醒来。竟,终、满的意思。夕,夜的意思。

脉来弦数无神。法当崇土安木。

人参、云茯苓、冬白术、炙甘草、制陈半夏、陈橘皮、当归身、大白芍、羚羊片、百部、姜汁、淡竹沥。

肝郁幻生乳岩,考之于古,验之于今,耳之所闻,目之所见,均皆不治。气血羸弱,不待决裂而终;气血充盈,相持日久,则有洞胸之惨。潜思〔1〕乳岩必因脏腑乖戾之气所生,譬如草木花实之异,亦由根干之气所化。人在气交〔2〕之中,何所不有?不幸而有斯疾,独恨经无明文,即万变总由一气所化,能化其气,异疾可消,正不胜邪,终期于尽。爰以异类有情之品,化其脏腑生岩异气,或可图功,然亦无中生有之法,所谓人力尽而归天命,拟医话异类有情丹主之。

大廉珠、西牛黄、大块丹砂、灵犀角、真狗宝、透明琥珀、真象牙、生玳瑁,等分,水飞至无声,每服一钱,用人参八分煎浓汁一茶杯,调下。

脉来弦数无力,症本脏阴营液有亏。素昔木失条舒,土为木克,化源不健,运纳失常,以故饮食迟于运化,经来不能应月盈亏。脾虚则四肢浮肿,肝郁则气机不利,有二阳之病发心脾〔3〕之虑。土能安木,肝病治脾,爰以归脾、六君加减,折其郁气,先取化源〔4〕。

---

〔1〕 潜思　即深思。潜,深、沉的意思。
〔2〕 气交　指天气和地气的交会。《素问·四气调神大论》有"天地气交,万物华实"语,唐代王冰注:"夏至四十五日,阴气微上,阳气微下,由是则天地气交也。"可参阅。
〔3〕 二阳之病发心脾　《素问·阴阳别论》有"二阳之病发心脾,有不得隐曲,女子不月,其传为风消,其传为息贲者,死不治"语,可参阅。
〔4〕 "折其郁气"句　《素问·六元正纪大论》有"凡此太阳司天之政……故岁宜苦以燥之温之,必折其郁气,以资其化源"语,明代张景岳注:"折其郁气,泻有余也;资其化源,补不足也。"可参阅。郁气,郁遏之气。

东洋参、云茯苓、冬白术、炙甘草、当归身、熟枣仁、远志肉、陈橘皮、制陈半夏、煨木香、四制香附。

服折其郁气、先取化源等剂数十日来，诸症小愈。值天令潦暑，炎蒸湿郁，伤气伤阴，加以辛苦忧劳，二气潜消，风暑乘虚而入，赖人功药力有以预防，幸未猖獗[1]。见在暑氛[2]虽解，阴液受戕未复，形神未振，夜寐不沉[3]，饮食少思，经来不一，经前作痛，乳房作胀，乃肝不条达，郁结不伸，损及奇经则不孕，宗气上撼为怔忡，中气不足，溲便为之变，至于或为之症，如浮云之过太虚耳[4]，治当求本。

大熟地、怀山药、东洋参、当归身、山萸肉、云茯苓、远志肉、於潜野白术、酸枣仁、绵州黄耆、炙甘草、济水阿胶。

木失条舒，必乘中土，脾胃受伤，营卫失度。胃者卫之原，脾乃营之本，胃虚则卫气不能卫护于外，脾虚则营血不能营守于中，卫失外护则寒，营不中守则热，非外感可比。清阳不升则头眩，浊阴不降则脘痛；更兼带下伤精，水不济火；手足掉摇，战栗动摇，火之象也；脉来细数无神，有损怯风痱之虑。宜先静补真阴为主。

大生地、怀山药、炙甘草、东洋参、当归身、福泽泻、女贞子、旱莲草，为末，水叠丸，早晚服三钱。

怒郁伤肝，木乘土位。肝为血海，脾为血源，血凝气滞，痛在经前。痛则不通，先与通剂。

---

〔1〕　幸未猖獗　谓邪气未致于亢逆无制。猖獗，凶恶而放肆。
〔2〕　暑氛　即暑邪。氛，古时以恶气、凶气为"氛"。
〔3〕　夜寐不沉　谓夜间不能熟睡。沉，深沉。
〔4〕　如浮云之过太虚耳　形容"或为之症"纷杂出现，就像天空的浮云一般，倏忽之间，变化莫测。太虚，天空。

　　当归身、大白芍、制香附、生木香、陈橘皮、台乌药〔1〕、蛀青皮〔2〕、云茯苓、五灵脂、没药、延胡索、草豆蔻、真蒲黄、荔枝核。

　　忧思怒郁，最损肝脾。木性条达，不扬则抑；土德敦厚，不运则壅。二气无能流贯诸经，营卫循还道阻。肝乃肾之子，子病则盗母气以自养，致令水亏于下，水不济火，灼阴耗血，筋失荣养。瘰疬结于项侧之右，脉来细数无神，溃久脓清不敛。法当壮水生木，益气养荣，仍须恬淡无为，以舒神志，方克有济。

　　大生地、东洋参、当归身、抚芎〔3〕、制香附、象贝母、冬白术、甜桔梗、嫩黄耆、玄参、海藻、海带，长流水叠丸，早晚各服三钱。

　　抑郁伤肝，土为木克，健运失常，升降道阻。呕吐食少，泄泻频频，中脘胀痛不舒，舌赤无苔近紫，胸喉气哽，面目浮虚，脉来弦数少神。不至三阳内结为顺，爰以归脾、六君加减，一助坤顺，一法乾健。

　　大生地、绵州黄耆、酸枣仁、东洋参、云茯苓、冬白术、炙甘草、当归身、陈橘皮、制陈半夏、煨木香、远志肉。

　　归脾、六君加减，共服二十四剂，饮食渐进，便泻较减，六脉亦缓，中枢颇有旋转之机。肝气仍然胀痛，舌色仍然紫赤，面目仍然浮肿。证本木郁脾伤，阴阳并损，驯致肾中水火俱亏，水不涵木，火不生土，又值春木司权〔4〕，中土益困，脾胃重伤，是以上为呕吐食少，下为便泻频仍，忽焉昏厥无知，肝风发痉之象。论其主治诸法：

──────────

〔1〕　台乌药　浙江天台山出产的乌药。
〔2〕　蛀青皮　虫蛀的青皮。《神农本草经》有橘皮，后世乃分别橘皮与青皮。南朝陶弘景《本草经集注》："橘皮，疗气大胜……须陈久者为良。"
〔3〕　抚芎　产于江西抚州的芎藭。
〔4〕　春木司权　谓时当春季。古时以五行配属五季，木主春季，因称"春木司权"。

益火生土，则桂无佳品，附子非真，乃乌喙，服之不应；补阴和肝，与脾胃饮食不利；香燥开胃，则伤气；通调水道，分利清浊，则伤阴。然则不从标本，从乎中治可也。至哉坤元，万物资生[1]，诸虚百损，皆赖脾胃为之斡旋，所谓有胃气则生，无胃气则败，但得饮食渐进，便泻渐止，方有生机。治脾胃诸方，惟归脾汤最得中正和平之气，脾土得健，则肝木自安，饮食自进，便泻自止，其余诸症，自可徐徐调治。若便泻不止，饮食不进，虽扁鹊、仓公复起，乌能措其手足[2]？

人参、云茯苓、冬白术、炙甘草、绵州黄耆、熟枣仁、远志肉、煨木香、龙眼肉、老生姜、大黑枣、净黄土。

病原已载前方，兹不复赘。第治肝大法有二，壮水以生木、崇土以安木是也。譬植林木，先培其土，后灌其水，则根干敷荣[3]，故前哲见肝之病，当先实脾，又宜补肾。盖土薄则木摇，水涸则木枯，木离土则不能独生，土无木则块然无用[4]，木土虽有相克之机，亦有相生之意，固在调剂之何如耳。服归脾五十日以来，便泻已止，浮肿已消，饮食较进，胀痛亦减，六脉亦起，都是崇土之功。宜间进壮水之剂，水能生木，土能安木，水土调平，云蒸雨化，则木欣欣以向荣，此不治肝而肝自治。再以六味、六君，令其水土平均，无令太过不及而已。

大熟地、怀山药、山萸肉、云茯苓、粉丹皮、福泽泻、人参、冬白

---

〔1〕 "至哉坤元"句　《周易》六十四卦有坤卦（坤上坤下），象征地之德。脾胃属土，化生精微以灌溉周身，因以"坤元"称之。《周易·坤卦·彖传》有"至哉坤元，万物资生，乃顺承天。坤厚载物，德合无疆。含弘光大，品物咸亨"语，可参阅。

〔2〕 措其手足　谓拿出治疗的办法。措，置放的意思。

〔3〕 敷荣　原指植物开花，在此处是枝叶繁茂的意思。三国魏嵇康《琴赋》有"迫而察之，若众葩敷荣曜春风，既丰赡以多姿，又善始而令终"句，可参阅。

〔4〕 块然无用　孤独无所用的意思。《史记·滑稽列传》有"今世之处士，时虽不用，崛然独立，块然独处"语，可参阅。

术、炙甘草、法制陈半夏、广橘皮,水叠丸,早晚各服三钱。

郁则伤肝,怒则气上,土为木克,饮聚痰生,痰阻气机,胸喉气
噎,状如梅核,饮食少思,脉来弦数。有三阳内结之虑,当以调畅气
机为主。

藿香梗、生木香、四制香附、麸炒枳实、云茯苓、於潜白术、法制
半夏、陈橘皮、川厚朴、老苏梗、生姜。

形盛脉细,肝郁脾伤,阴虚无以潜阳,土弱不能安木。肝气犯
中扰胃,呕吐不安;水弱不能济火,心烦内热。阴不敛阳则不寐,水
中伏火则耳鸣,带脉不固则带下,肾虚则腰痛,血不荣筋则身痛。
腹中汩汩有声者,痰也;神志有时不爽者,痰扰心胞也。治病必求
其本,滋苗必灌其根。肝犹干也,培土灌水,则根干敷荣;痰犹乱世
之盗贼,即治世之良民,无非精血津液脂膏之所化也,法当安抚。
爰以脾肾双培为主。

大熟地、粉丹皮、建泽泻、怀山药、云茯苓、东洋参、冬白术、炙
甘草、陈橘皮、熟枣仁、远志肉、当归身、四制香附、制陈半夏,为末,
水叠丸,早晚各服三钱。

经以肝为将军之官,怒则克土,郁则化火,火旺阴消,脾伤食
减,诸病由生。见在心下隐痛,腹中膜胀,经来不一,脉来弦数,显
是肝郁脾伤,土为木克。肝病善痛,脾病善胀,损及奇经八脉,有二
阳之病发心脾,传为风消、息贲之虑。暂与医话扶疏饮,观其进退。

当归身、大白芍、四制香附、川芎、银柴胡、天台乌药、陈橘皮、
黄郁金、佩兰叶。

肝病固宜治脾,脾之与胃以膜相连,亦当治胃,肾气通于胃,又
当治肾,水土平调,则木欣欣以向荣,又何肝郁之有?

大熟地、粉丹皮、建泽泻、怀山药、山萸肉、云茯苓、西洋参、冬白术、炙甘草、当归身、酸枣仁、远志肉、广木香、龙眼肉。

经言：木郁达之。诸病弥留则郁，木郁则蛊，善呕蛔虫，善吐善痛，善胀善噫，皆肝郁使然也。宜条达之剂，戒之在怒。

银胡柴、当归身、川芎、制苍术、制香附、黄郁金、佩兰叶、广木香、使君子、制半夏、陈橘皮、生姜。

# 经　不　调

天癸〔1〕二七而至，七七而止，此其常也。先期为热，后期为寒，或先或后，从乎中治。

大生地、当归身、大白芍、川芎䓖、人参、冬白术、云茯苓、炙甘草、蘆茹（茜草乃蘆茹，鸡血藤膏可代）、乌贼鱼骨、鲍鱼肉、麻雀卵。

经血乃至阴之精，上应于月。月以三十日而一盈，经血三旬而一至，应月满则亏，亏极则病。先期为热，治当补阴。

大熟地、当归身、女贞子、乌贼骨、玄武版、熟枣仁、白茯神、大丹参、旱莲草、济水阿胶。

诸血藏受于肝，肝脉络于少腹，木不条达，气滞血凝，经闭，少腹常疼。暂以调畅气机为主。

四制香附、生木香、蛀青皮、黄郁金、佩兰叶、当归身、大白芍、陈橘皮、抚糖炒山楂肉。

---

〔1〕　天癸　肾精中主司生殖之精，也指月经。《素问·上古天真论》有"女子……二七而天癸至，任脉通，太冲脉盛，月事以时下，故有子"语，可参阅。

经以女子二七而经通，七七而经断，此其常也，反此者病。年逾五十，经水犹行，一月双至，其来甚涌，鲜瘀不一，腹胀心嘈，巅痛时作时止，四肢或冷或热或痛，显系血不归经，无以敷荣四末，上潮巅顶。素昔思虑烦劳过度，常有手足麻痹，懊憹气胀气噎，气疼气厥，诸症互相隐见，于兹三十余载，脉来弦数无神。法当培补化源，引血归经为主。

大生地、醋炒黄芩、三七、海螵蛸、当归身、大白芍、绿升麻、川续断、云茯苓、东洋参、冬白术。

年当四九，经水犹来，肝不潜藏，脾失统摄。素昔经前作痛，肝木久失条舒，木必克土，健运失常，饮食减少，口中无味。脾为生痰之源，痰饮留于心下，心中懊憹；脾不化血，血不荣筋，遍身疼痛；便溏浮肿者，脾虚湿热不化也；夜间痰多者，水泛为痰也；酸水上泛，曲直作酸，非停寒可比；形丰脉软，外强中干。良由少壮抑郁忧思过当，所以致病于前。今精力始衰，病从虚见，非一朝一夕之故，其所由来者渐矣，有类中风痱[1]之虑。

大熟地、当归身、川黄连、柏子仁、海螵蛸、抱木茯神、熟枣仁、人参、於潜野白术、远志肉、炙甘草、制陈半夏。

左脉弦出寸口，志意隐曲不伸[2]，郁损心脾。脾伤，不能为胃行其津液而化精微，精血日以益衰，脉络为之枯涩。经闭半载有余，腹中虚胀作痛，容色憔悴，饮食减少。经言二阳之病发心脾，有不得隐曲，女子不月，其传为风消、息贲者危。

东洋参、白茯神、当归身、大远志、酸枣仁、冬白术、煨木香、炙

---

〔1〕　风痱　病名，即中风偏枯。隋代巢元方《诸病源候论》卷一有"风痱之状，身体无痛，四肢不收，神志不乱，一臂不遂者，风痱也。时能言者可治，不能言者不可治"语，可参阅。

〔2〕　志意隐曲不伸　谓情志抑郁，不能舒心。隐曲，谓隐匿而曲折。

甘草、陈阿胶、佩兰叶、柏子仁。

　　经候愆期，胸腹相引而痛，痛时手足逆冷，食生冷寒凉即发，腹中雷鸣，脉来沉细，显是命火中阳不足以煦和五内，敷荣四末。由产后气血双亏，虚寒为祟，治宜益火之原，以消阴翳。

　　大熟地、粉丹皮、福泽泻、怀山药、山萸肉、云茯苓、制附子、油肉桂、当归身、人参、川芎、炮姜。

　　经秘五载有余，饮食起居如故，无骨蒸痰嗽等证，非血枯可比；十指肿胀色紫，不时鼻衄，经血倒行可知；营气不从，逆于肉理，遍体疮疡，脉来滑数而长，有痈疽肿满之虑。拟子和玉烛散行之，冀其经通为吉。病势深远，药性慓悍，多酌高明，再服可也。

　　大生地、当归身、赤芍药、川芎、生大黄、玄明粉、炙甘草。

　　经以女子七七则天癸竭，地道不通，盖人年至半百而衰，则生发之气少，而和平之血当蕴于五内，荣养百骸，所以奉生而周于性命[1]。年甫四九，经水犹来，一月数次，真阴不固，冲任受亏，血为热迫，失其宁谧；目得血而能视，血少，故目视不明；血不华色，形容憔悴；水不济火，潮热往来；脉为血府，血实脉实，血虚脉虚，脉来虚数而空。法当静补真阴为主，加以介属潜阳之意，冀其气血各守其乡，诸恙自然平复。

　　大生地、大熟地、人参、大麦冬、大沙参、天门冬、生甘草、酸枣仁、玄武版、鳖甲、当归身、大白芍、左牡蛎、女贞子、旱莲草。

　　奇经下损，冲任无权，经水非时而下。

────────

〔1〕　奉生而周于性命　谓奉养机体而使生命活动周全无缺。《灵枢经·本藏》有"人之血气精神者，所以奉生而周于性命者也"语，可参阅。

大生地、东洋参、云茯苓、冬白术、嫩黄耆、当归身、酸枣仁、炙甘草、五倍子、绿升麻、龙眼肉。

曾经疟后,失于调摄,驯致经水不以时下,色黑,腰背相引胀痛,偏于左侧,每交秋令,舌苔中黑而润,舌尖赤而疼,痰嗽不舒,晡热作渴,胸胁且胀且疼,脉象且弦且数,逢阴雨较爽,显系阴亏,水不济火,木失敷荣,木乘土位,土不生金,木击金鸣为咳,肾水上泛为痰。肝病善痛,脾病善胀,暑氛不靖,则经秋舌苔鬖黑。治当求本。

大生地、粉丹皮、福泽泻、当归身、川芎、杜仲、西洋参、大麦冬、五味子、云茯苓、白芍药。

经水先期,经前胀痛,食少作呕,夜热心烦,巅眩带下,便泻脉软。阴亏水不涵木,土为木克,损及奇经。心为生血之原,脾为统血之藏,胃为水谷之海,大肠为传道之官。心火暴甚则烦,脾失健运则胀,胃虚则呕,肠虚则泻,上虚则眩,气血源流不畅则痛,带脉失其约束则带下,冲任无权则经来不能应月盈亏。经所谓二阳之病发心脾是矣,有风消、息贲之虑。

大熟地、白茯神、当归身、人参、冬白术、云茯苓、绵州黄耆、炙甘草、广木香、酸枣仁、四制香附、龙眼肉。

年甫十五,经尚未通,曾患伤食恶食之病。去秋落发重生,饮食素少,性情多怒,脉来弦细。脾虚延伤八脉,有二阳之病发心脾之虑。

大生地、柏子仁、当归身、人参、佩兰叶、大丹参、雀脑芎[1]、大白芍、女贞子、冬白术、济水阿胶。

――――――――――

[1] 雀脑芎　产于关中而外观厚实,形如雀脑的芎䓖为"雀脑芎"。

　　年逾五十，经行不断，奇经八脉本亏，素有巅疼腰痛身热宿疾。自前次经来涌后，其热益甚，今乃更剧，竟夜不退，显系阴亏，水不制火；饮食减少，虚火不能消谷可知；脾闭，则舌苔非积食可比。至于耳啸〔1〕心烦，唇燥颧赤，虚里穴动，寤寐不安，梦境迷离，头目眩晕，无非阴不敛阳，水不济火所致。六脉软数兼弦。静补三阴为主。

　　大生地、玄武版、大丹参、五味子、炙鳖甲、大麦冬、地骨皮、酸枣仁、青蒿梗、济水阿胶、龙眼肉。


　　月以三十日而一圆，经血三旬而一至，象月满则亏，此其常也，反此者病。经不及期，十余日一至，经前作痛，内热食减，形神不振，脉细如丝，按之无力，气血双亏，冲任并损，由郁怒烦劳所致，有虚劳之虑。拟八珍加减主之。

　　大生地、人参、冬白术、炙甘草、川芎、当归身、大白芍、佩兰叶、煨木香、熟枣仁、远志肉、济水阿胶。


　　年甫念六〔2〕，经尚未通，饮食不甘，形神不振，二天不足，脾肾双亏，肾不藏精，脾不化血，驯致奇经下损，冲任无权。冲为血海，任主胞胎，源头不畅，生气不来，以故不孕，非暗经可比。脉来弦数无神。不可忧劳动怒，治此大法，脾肾双培，二天兼补。

　　大生地、人参、冬白术、炙甘草、当归身、大白芍、川芎、怀牛膝、柏子仁、怀山药、山萸肉、云茯苓。


　　经以二阳之病发心脾，有不得隐曲，女子不月。经秘年余，饮

---

〔1〕　耳啸　即耳鸣。宋代陈师文《太平惠民和剂局方》卷一有八风丹，主治有"耳啸蝉鸣"，可参阅。
〔2〕　念六　即廿六，二十六岁。念，同"廿"，二十的意思。

食日减,化原不足以荣养心脾,驯致形容枯槁如风干之物,喘鸣肩息似奔走之人。犯经旨风消、息贲之忌,虽扁仓复起,难以挽回。姑拟一方,以慰远涉就医之望。

何首乌、陈阿胶、紫河车、大熟地、人参、冬白术、当归身、艾叶、鸡血藤膏。

经不及期,一月双至,阴亏血热可知。壮水潜阳为主。

大生地、牡丹皮、大白芍、犀角尖、海螵蛸、元武版、九肋鳖甲、左顾牡蛎。

经过期色淡,血虚可据。宜归脾合四物汤。

东洋参、云茯苓、冬白术、炙甘草、绵黄耆、当归身、酸枣仁、远志肉、广木香、大熟地、川芎藭、大白芍。

经血乃水谷之精气,和调五脏,洒陈六腑,生于心,藏于肝,统于脾,布于肺,泄于肾,灌溉一身,荣养八脉,上为乳汁,下为月水。上应于月,月以三十日而一盈,经水三旬而一至,应月满则亏,亏极则病。症本阴亏血少,无以荣胎,三经半产[1];血少不能应月盈亏,经来不一,经前作痛。血不养心则怔忡,血不化赤则白带,血不濡润阳明则乳房隐痛,大便燥结,血热则盗汗,总是阴亏血少,损及奇经。任行一身之阴,督行一身之阳,任督犹天之子午[2],子午不交,以故不孕。脉来细弱无神。治病必求其本,无阳则阴无以生,无阴则阳无以化,法当从阴引阳,从阳引阴,阴平阳秘,精神乃治。

大熟地、人参、玄武胶、鹿角胶、女贞子、旱莲草、当归身、白芍

---

[1] 三经半产 谓曾经三次流产。半产,即小产、流产。

[2] 天之子午 指子午圈,为天球上经过北天极、天顶、南点、南天极、天底和北点的大圆。

药、冬白术、云茯苓、海螵蛸、鸡血藤膏。

　　经前作痛为气滞,经后作痛乃血虚。带脉不固,带下或少或多,肝不条达,胸腹时宽时胀,食少运迟,脉来弦数,由抑郁伤肝,烦劳伤心,思虑伤脾所致。调畅心脾为主。

　　东洋参、云茯苓、冬白术、炙甘草、陈橘皮、当归身、熟枣仁、远志肉、煨木香、大白芍、益母花、四制香附。

　　经闭五十日而行,甚涌,少腹右角反疼,上攻于乳,舌苔中黄,六脉弦数,显系肝气郁结不伸,奇经八脉源头不畅。经以任脉为病,男子内结七疝,女子带下瘕聚[1]。盖血瘕气聚,乃妇人女子之疝,疝亦肝经所主。治宜调血中之气,和气中之血。

　　全当归、川芎、四制香附、生木香、延胡索、川楝子、大白芍、小青皮、抚糖炒山楂。

　　经闭三月,血结成癥,下离天枢寸许,正当冲脉上冲之道,是以跳跃如梭,攻痛如咬,自按有头足,疑生血鳖。肝乘脾位食减,木击金鸣为咳,中虚营卫不和,寒热往来如疟,从日晡至寅初,汗出而退,脾伤血不化赤,白带淋漓,脉象空弦。虚劳渐著,第情志郁结之病,必得心境开舒,方能有效。

　　大生地、当归身、小川芎、大白芍、五灵脂、生蒲黄、怀牛膝、茜草根。

　　昨暮进药,三更腹痛,四更经行,淡红而少,五更紫色而多,小腹胀坠而痛,停瘀未尽。依方进步。

　　大生地、当归身、小川芎、大白芍、五灵脂、生蒲黄、怀牛膝、茜草根、蛀青皮、延胡索。

---

〔1〕　"任脉为病"句　语出《素问·骨空论》。

经通，瘀紫之血迤逦而行[1]，诸症俱解。小腹犹疼，瘀尚未尽，瘕势稍减，跳动如初，盖所下之血乃子宫停瘀，瘕结盘踞肠胃之外，膜原之间，无能骤下，瘕本不动，跳动者正当冲脉上冲之道故也。幸借冲脉上升之气，可以逐渐消磨，若瘕踞脉络幽潜[2]之处，则终身之累矣。交加散主之。

大生地、老生姜等分，捣汁，互炒为末，茶调服三钱。

素本经前作痛，今次经来甚涌，痛乃不休，延经二十余日。痛在经前为实，痛在经后为虚。始焉气郁不宣，近乃血虚失养，右肋左腿俱疼，肺降肝升失度，脉来软数而空。益气养荣为主。

东洋参、云茯苓、冬白术、炙甘草、当归身、酸枣仁、大熟地、煨木香、小川芎、大远志、四制香附。

年甫念三，病延九载，经候不调，尚未妊子，喉干不渴，腹中沉坠，脉来软数。肝脾肾气血交伤，气郁无以煦和，血燥不能濡润。沉痼之痾，殊难奏效，益母八珍合胶艾徐徐培养。

益母花、大熟地、当归身、川芎、大白芍、东洋参、云茯苓、冬白术、炙甘草、陈阿胶、真艾叶，为末，水叠丸，早晚各服三钱。

经以齿乃骨之所终，手足阳明之脉上循于齿，地癸[3]主于冲脉，冲为血海，并足阳明经而行。阴虚无以配阳，水弱不能济火，经事先期，不时齿痛。当从阳明有余、少阳不足论治。

大生地、粉丹皮、福泽泻、白知母、当归身、鲜石斛、大麦冬、黑山栀。

---

[1]　迤逦而行　谓渐次排出。迤逦，音 yǐlǐ，渐渐缓行的意思。
[2]　幽潜　即幽深。
[3]　地癸　道家以人之阳精为天壬，阴精为地癸。

气不外卫则寒，血失中营则热，经无约束则愆期。二气素虚，奇经亦损。督行一身之阳，任行一身之阴，冲脉从中直上，任督犹天之子午，子午不交，乌能受孕？

大熟地、人参、黄鱼鳔、山萸肉、五味子、怀山药、大麦冬、当归身、左牡蛎。

经来作痛，名痛经，乃任脉之病，即妇女之疝。不能受孕。

川楝子、小茴香、制香附、当归身、川芎藭、上肉桂、延胡索、乳香、乌药、广木香。

居经〔1〕行四季，可服八珍汤。

大熟地、当归身、川芎藭、东洋参、云茯苓、大白芍、冬白术、炙甘草。

经前作痛为气滞，经后作痛为血虚，经来前后俱痛，乃血中之气滞，气中之血虚。宜调血中之气，和气中之血。

制香附、当归身、川芎藭、延胡索、丹参、佩兰叶、海螵蛸、鲍鱼汁。

年逾五十，经行甚涌，眠不竟夕，食不甘味，自汗头眩，脉来濡弱。七情不适，肝郁脾伤，慎防汗脱。拟进医话五参汤。

人参、丹参、元参、南北沙参、东西洋参。

素昔经前作痛，肝木久失条舒，木必克土，健运失常，饮食减少。脾为生痰之原，痰饮留中，心下懊憹；脾不化血，血不荣筋则

---

〔1〕 居经 女子月经三月一来为"居经"，属生理范畴。晋代王叔和《脉经》卷九有"月禀一经，三月一来，阴盛则泻，名曰居经"语，可参阅。

痛;便溏浮肿,湿甚脾虚;酸水上泛,曲直作酸,非停寒可比。年过五十,经来不断,奇经八脉亦损。良由少壮抑郁忧劳过当,所以致病于前。精力就衰[1],病从虚见,岂旦夕之故?所从来远矣。有类中风痱之虑,宜乎恬淡无为,返观内守。

大熟地、人参、云茯苓、冬白术、炙甘草、当归身、海螵蛸、鲍鱼汁。

经水愆期,胸腹相引而痛,痛时手足逆冷,食生冷寒凉即发,显是命火中阳不足。治宜益火之原。

大熟地、怀山药、山萸肉、当归身、制附子、油肉桂、炮姜炭、炙甘草。

# 崩　漏

经以阴虚阳搏谓之崩[2]。血热则横流,气火不两立[3],壮火食气[4],气虚不能帅血归经,致有妄行之患。

大熟地、人参、乌贼骨、当归身、元武版、左牡蛎、冬白术、陈阿胶、灵犀角、大白芍。

---

〔1〕　精力就衰　谓精气将衰。就,将要的意思。
〔2〕　阴虚阳搏谓之崩　《素问·阴阳别论》有"阳加于阴谓之汗,阴虚阳搏谓之崩"语,可参阅。阳搏,谓虚火亢盛。
〔3〕　气火不两立　谓元气与火邪不能并存,必相斗胜。金代李东垣《脾胃论·饮食劳倦所伤始为热中论》有"既脾胃气衰,元气不足而心火独盛。心火者,阴火也,起于下焦,其系系于心。心不主令,相火代之。相火,下焦胞络之火,元气之贼也。火与元气不两立,一胜则一负"语,可参阅。
〔4〕　壮火食气　谓亢盛之邪火会耗散元气。食,消耗、消减的意思。《素问·阴阳应象大论》有"壮火食气……壮火散气"语,明代吴昆注:"以壮火食气,故气得壮火则耗散。"可参阅。

崩证有五：有心肝脾肺肾之分，青黄赤白黑之异，金木水火土之属，阴阳寒热虚实之别，外因内因不内外之因。宿患带下如涌泉，色白，属金主肺，乃白崩，非带下也。脉来迟缓，寒也阴也；腰痛可按，虚也；五志不洽，内因也。肺司百脉之气，气不帅血，血不化赤，白崩甚于赤崩，乃大虚之证。有汗喘之虑，当以固气摄血为主，崇土生金辅之，更益以升清之品，《内经》所谓陷者举之[1]是矣，医话宝元煎加减主之。

人参、冬白术、绵州黄耆、乌贼骨、芦茹[2]、椿根白皮、炙甘草、绿升麻、当归身。

脾为统血之经，肝为藏血之脏，血随气行，气赖血辅。肝虚不能藏血，脾虚不能统血，以故崩淋屡发，脉来软数无神。治宜崇土培木，冀其中州气健，方能嘘血归经[3]。

人参、云茯苓、冬白术、炙甘草、当归身、煨木香、嫩黄耆、酸枣仁、大远志、绿升麻、五倍子。

妇人崩症，与男子溲血一体。经以悲衰动中，发为心崩，数溲血[4]，当先治心。

犀角片、大生地、粉丹皮、大白芍、乌贼骨、蕳茹、藕汁、童便。

昨进犀角地黄汤合乌贼骨鱼丸，崩势减半，依方进步可也。

犀角片、大生地、大白芍、乌贼骨、蕳茹、大丹参、熟枣仁、当归身、五倍子、藕汁、童便。

---

〔1〕　陷者举之　《素问·至真要大论》有"高者抑之，下者举之，有余折之，不足补之"语，可参阅。

〔2〕　芦茹　即茜草。《素问·腹中论》治疗血枯有四乌贼骨一芦茹丸，可参阅。

〔3〕　嘘血归经　谓统摄血液归于经络之中。古时称"气主嘘之"，嘘，吹气，形容气对血的推动与固摄作用。

〔4〕　"悲衰动中"句　《素问·痿论》有"悲哀太甚则胞络绝，胞络绝则阳气内动，发则心下崩，数溲血也"语，可参阅。动中，谓动其心精。中，指心脏。

经行不止，阴血常亏，阴亏阳搏成崩，崩久成漏。然诸血皆统于脾，当以治脾为主，拟归脾加减主之，冀其新生之血统属于脾，方无妄行之患，否则有停瘀变成中满之虑。

大熟地、人参、冬白术、炙甘草、当归身、酸枣仁、远志肉、煨木香、大白芍、大丹参、海螵蛸、五倍子。

经以阴虚阳搏谓之崩，阴络伤则血内溢[1]。经血乃水谷之精气，和调于五脏，洒陈于六腑，源源而来，生化于心，统摄于脾，藏受于肝，宣布[2]于肺，施泄于肾，灌溉一身，所在皆是，上为乳汁，下为月水。上以应月，月以三旬而一盈，经以三旬而一至，应月满则亏，亏极则病。阴亏无以配阳，阳盛则搏阴络，络伤则血妄行，血去则气随以散，气散则不能摄血，必至气血散亡而后已。见在年逾四十，素患崩淋，数载以来，屡发不已，至今益甚。其色或紫或鲜，腹无胀满，非停瘀可比；血去后必继之呕吐，中虚可知。甚至心烦虑乱，不知所从，动作云为，异乎平昔。人年四十，阴气自半矣。当阴气减半之年，值屡崩亡血之后，阴液愈亏，木失滋荣，必乘土位，胃虚不能容受水谷，脾虚不能运化精微，故呕。肾阴虚无以配阳，胞络之火入心为笑[3]，脉来软数而空，有喘汗痉厥之虑。

大熟地、怀山药、山萸肉、人参、野三七、五倍子、北五味、大麦

[1]　阴络伤则血内溢　《灵枢经·百病始生》有"阴络伤则血内溢，血内溢则后血"语，可参阅。
[2]　宣布　宣发布散的意思。
[3]　胞络之火入心为笑　谓包络火邪入心扰动心神而喜笑不休。胞络，即心包络。《素问》以呼、笑、歌、哭、呻五声配属五行五脏，其中心脏所配谓笑，因称"入心为笑"。《素问·阴阳应象大论》有"南方生热，热生火，火生苦，苦生心，心生血，血生脾，心主舌。其在天为热，在地为火，在体为脉，在藏为心，在色为赤，在音为徵，在声为笑，在变动为忧，在窍为舌，在味为苦，在志为喜。喜伤心，恐胜喜；热伤气，寒股热；苦伤气，咸胜苦"语，可参阅。

冬、嫩黄耆、煅牡蛎、桑螵蛸、冬白术、五色龙骨。

# 赤 白 带

带下赤白,气血俱伤。肥人多痰,瘦人多火,昔肥今瘦,痰火互扰,由带脉出于精道。极难奏效。

赤石脂、禹余粮、海石粉、制半夏、制南星、炒黄檗、制苍术、椿根皮、赤白葵花、川黄连、赤芍药。

河间、丹溪谓带下犹诸痢也,以赤白脓血相同,亦内痈之属,解作交肠之理凿[1]矣。新病宜攻,久则宜补宜固。带下腥臭,少腹痛,经迟食少,形盛脉细,延今三载之久,托补何疑?

大熟地、人参、冬白术、怀山药、山萸肉、云茯苓、当归身、海螵蛸、鸡血藤膏、凌霄花。

经闭血瘀,化为带下。

赤芍药、当归身、茜草根、红花、大生地、川芎藭、五灵脂、生黄耆、桃仁、炮姜炭。

《金匮要略》谓妇人经断下痢,晡热腹满,少腹里急,掌心烦热,唇口干燥,属带下[2],故河间[3]、丹溪俱以痢带同法。今诸恙相

---

[1] 凿　确实。

[2] "妇人经断下痢"句　《金匮要略·妇人杂病脉证并治》有"妇人年五十所,病下利数十日不止,暮即发热,少腹里急,腹满,手掌烦热,唇口干燥……此病属带下"语,可参阅。

[3] 河间　即刘完素。刘完素,字守真,别号守真子,自号通玄处士,金代河间(今河北河间)人。为医嗜读《素问》,倡伤寒火热病机,主寒凉攻邪,名盛当时,师从者有荆山浮屠、葛雍等,私淑者有张从正等。有《黄帝素问宣明论方》、《素问玄机原病式》、《伤寒直格》等。

符，当以《金匮》法，参入河间意。

当归身、大白芍、人参、陈阿胶、炙甘草、油肉桂、制半夏、广木香、制大黄、鸡心槟榔、川黄连、艾叶。

经以脾传之肾[1]，少腹冤热[2]而痛，出白，其带下之理犹诸痢也。

赤芍药、制苍术、白扁豆、赤茯苓、冬瓜子、猪苓、夏枯草、椿根白皮。

经以任脉为病，女子带下瘕聚。客秋溲血，后带见五色，溲痛如淋，夜寐不安，饮食少进，往来寒热。心移热于小肠，损及奇经八脉，湿热肝火内扰所致也。

大生地、赤茯苓、白通草、粉丹皮、当归身、生甘草梢、福泽泻、萹蓄、瞿麦、龙胆草、川黄檗。

服煎四剂，带下白减赤多，寒热已轻，溲痛已缓，夜卧渐安，饮食亦进。原方去黄檗，加银柴胡。

原方加减，又服四剂，寒热已解，溲痛亦除，饮食畅进。赤带仍多。原方加椿根白皮。

原方加椿根白皮，又服四剂，赤带亦除，诸症悉退。但二气久伤未复，当以阴阳两补，脾肾双培，以善其后。

大熟地、怀山药、山萸肉、粉丹皮、福泽泻、赤茯苓、人参、冬白术、炙甘草、绵黄耆、当归身、酸枣仁、远志肉、广木香，生姜、大枣、龙眼肉煎水叠丸，早晚各服三钱。

带兼赤白，下如漏卮[3]，舌有红槽，大便结燥，少腹左角作

---

〔1〕　脾传之肾　《素问·玉机真藏论》此下有"病名曰疝瘕"五字。
〔2〕　冤热　热而烦闷。冤，郁闷不舒。
〔3〕　漏卮　有漏洞的酒壶，形容带下量多如水漏。卮，音 zhī，古时一种盛酒器。

痛,遍体关节亦疼,咳嗽振动,呼吸往来,俱觉牵引痛处。此皆血液脂膏耗损,不能荣养一身,隧道滞涩,脉络乖分,二气不足以流贯连络交经之处。宜于温补法中寓以收涩之意。

大熟地、人参、陈阿胶、赤石脂、禹余粮、厚杜仲、海螵蛸、鲍鱼肉、金樱子、芡实、艾叶。

温补法中寓收涩之意,取通以济塞,服后带下竟减,痛楚渐舒,舌上红槽未退,乃真阴亏损之据。药获效机,依方进步可也。

大熟地、人参、赤石脂、禹余粮、海螵蛸、鲍鱼肉、三七、白敛、蒲黄、陈阿胶、艾叶、赤白鸡冠花。

连进温补收涩之方,带下十减八九,少腹关节痠疼俱缓。症本血液脂膏耗损,奇经八脉俱伤,岂铢两之丸散所能窥其繁赜?再以一通一塞大封大固之品,共煎浓汁,如膏如饴,下咽之后,入胃舒脾,上归于肺,下注州都,若雨露之溉,濡枯泽槁,则晬然之气[1]充满一身,自能勿药有喜。

大熟地、人参、陈阿胶、何首乌、当归身、川芎藭、黄鱼鳔、绵黄耆、椿根白皮、石菖蒲、牡蛎粉、龙眼肉、桑柴火熬膏。


带下即崩漏之类,固属带脉失其约束,然任脉为病,带下瘕聚,则任脉不胜其任,亦能带下,总是阴亏肝郁脾伤,损及奇经八脉。《内经》有八脉之论,无治八脉之方。前贤未有成法,本草又无专入奇经之品,此奇经八脉中病所以调治不易也。然湿热盘踞,亦能下带,故河间、丹溪言痢带同法,从湿热论治,亦不入奇经。思入八脉之方,惟《内经》乌贼骨鱼丸可入冲脉。丸中有藘茹,今人不识,谬言即茜草根。然茜草根名藘茹,或以鸡血藤膏代之,近是。

乌贼鱼骨、鸡血藤膏、大生地、元武版、九肋鳖甲、灵犀角、川黄檗、制苍术、川黄连、广木香、雀卵、鲍鱼肉。

---

〔1〕 晬然之气　精纯之气。晬,音 suì,润泽。

　　五进《内经》七法加味，病势退而复进，药浅病深。经以冲脉起于肾下，出于气街，并足阳之经夹脐上行，至胸中而散，为十二经脉之海。自觉胸中一嘈，带即下溜，显是冲脉之血散而为带，且带下瘕聚淋漏赤白互见，任脉亦损，非调八脉，乌能奏效？仍以《内经》七法加味主之。

　　乌贼鱼骨、鸡血藤膏、灵犀角、大生地、大白芍、粉丹皮、五色龙骨、元武版、生牡蛎、当归身、线鱼鳔、麻雀卵、鲍鱼肉。

　　《内经》七法加味，又服五剂，带下未见退机，良由八脉满溢。八脉者，冲脉从中直上，任脉行于身前，督脉行于身后，带脉环周一身如束带然，阴跷阳跷，阴阳相交，阴维阳维，阴阳相维，有病则见，无病则隐。故自《内经》以下至于今，皆无一定成法，惟在见病详情，察其所以，可入奇经，且有意会于心口不能言之处，神明变化，则又存乎其人〔1〕，此所以调治不易也。

　　乌贼鱼骨、鸡血藤膏、紫河车、灵犀角、大生地、五倍子、玄武版、九肋鳖甲、桑螵蛸、鹿角霜、线鱼鳔、鲍鱼肉、制陈半夏、雀卵、黄小米。

　　前方加减，又服五剂，带下稍退。带出经道，即天癸之变，属于奇经，有病则见，无病则隐，如天雨下降，沟渠满溢，雨后则平，又似济水伏行地下〔2〕，时或上泛，或见或隐，或上或下，故难以专方主治。惟乌贼骨鱼丸能入冲脉血分，半夏秫米汤能入跷脉气分，思河间、丹溪有痫带同法之语，仍以《内经》七法为主，参入治痫之品，观其进退。

　　乌贼鱼骨、鸡血藤膏、灵犀角、紫河车、线鱼鳔、五倍子、桑螵蛸、赤芍药、当归身、川黄连、鸦胆子、赤石脂、人参、椿根白皮、麻雀

---

〔1〕　"神明变化"句　谓审知病情的隐微变化，在于个人的体悟与理解。《周易·系辞上》有"神而明之，存乎其人"语，可参阅。
〔2〕　济水伏行地下　济水为为古时"四渎"之一，后堙塞。古时有济水"三伏三见"之说，因称"济水伏行地下"。

卵、鲍鱼肉。

深思治痢之品，以副〔1〕《内经》七法，又服五剂，未见退机，总是药力难入奇经故也。经以任脉为病，内结七疝，女子带下瘕聚，然则七疝瘕聚诸方亦可通用。任脉不胜其任，延伤带脉而下，犹男子败精为浊之理。赤带甚于白带，化不及白也。诊脉日见其起，论症由于肝郁在数十年前，其势已深，故难速效。仍以《内经》七法为主，参入七疝瘕聚诸方之意。

乌贼鱼骨、鸡血藤膏、桑螵蛸、五倍子、线鱼鳔、赤石脂、川楝子、小茴香、当归身、白芍药、云茯苓、福泽泻、冬白术、麻雀卵、鲍鱼肉。

《内经》七法为主，参入疝瘕诸方，又服五剂，未见进退，乃因巳月乾卦纯阳，又值明日立夏，带浊又是阴亏，八脉中病自古又无专主之方。然八脉在中，亦赖先后二天脾肾之气以荣养，能使脾肾气充，水土调平，亦可潜入奇经八脉，仍以《内经》七法为主，加以脾肾双培之品。

乌贼鱼骨、鸡血藤、大生地、怀山药、山萸肉、人参、云茯苓、冬白术、炙甘草、当归身、酸枣仁、麻雀卵、线鱼鳔、鲍鱼肉。

双补脾肾，以副《内经》七法，共服十剂，赤带暂止，冲脉扃固有机〔2〕，白带犹存，任脉湿热，化之不尽，腹中雷鸣，龙雷之火与肝木化风，风雷搏击有声，幻作阴吹之症。按脉六部浮中沉三取虽和，时有弦数之象，风雷鼓动可知。见值纯阳之月，天地之阴亏极，况于人乎？阴亏无以潜阳，水弱何能济火？火烁金伤，不能平木，木复生火，阴分重亏。再以大补真阴，以副七法。

乌贼鱼骨、鸡血藤膏、大生地、玄武版、川黄檗、白知母、九肋鳖

---

〔1〕　副　符合。

〔2〕　冲脉扃固有机　谓冲脉有固摄敛藏之机。扃，音 jiōng，本义为从外面关门的门闩，引申为关、合的意思。扃固，即内守、敛藏。

甲、石决明、雀卵、线鱼鳔、鲍鱼肉。

大补真阴，以副七法，今晨诊脉如昨，夜来赤带未下，白带中有黄色。白属肺金，黄属脾土，二经不固之使然也。仍以《内经》七法，佐以培土生金。

乌贼鱼骨、鸡血藤膏、人参、冬白术、云茯苓、炙甘草、当归身、酸枣仁、远志肉、麻雀卵、线鱼鳔、鲍鱼肉。

昨进《内经》七法，佐以培土生金，今晨诊脉，六部三取均皆和缓，两尺尤觉调平。人之有尺，犹树之有根，枝叶虽枯槁，根本将自生，根本坚固，最是佳征。然白带之中又见粉红之色，总是血不归经，肝少潜藏，脾失统摄，而八脉支流不固。仍以七法为主，辅以肝脾两和之品，令其气血各守其乡，又何赤白带下之有？

乌贼鱼骨、鸡血藤膏、大生地、当归身、白芍药、人参、冬白术、炙甘草、云茯苓、酸枣仁、雀卵、鲍鱼肉、线鱼鳔。

肝脾两和，以佐《内经》七法，颇合机宜，五日以来，六脉更觉和平，尺部尤好，根本坚固佳征。赤带鲜红虽止，白带中有粉红，此乃五脏六腑、奇经八脉相通，流脉损伤，如痈疡陷脉为漏之理。仍以七法为主，辅以固涩之品。

乌贼鱼骨、鸡血藤膏、人参、冬白术、赤石脂、禹余粮、五倍子、绵州黄耆、血余炭、田三七、雀卵、乌梅肉、鲍鱼肉。

昨进《内经》七法，加以固涩之品，反见鲜红数点，陷脉为漏无疑。盖暴崩久漏一体，崩如山崩为重，漏如卮漏为轻，赤属冲脉，白属任脉，皆假道〔1〕于带脉而下，故名带下。自觉心下懊憹，即见赤漏，亦心下崩之类。见在脉神形色俱起，眠食俱安，舌光如镜生苔，面色戴阳亦退，崩患殊属多虞，漏下频仍难断，前贤未立专主之方，缓缓设法图痊可也。

乌贼鱼骨、鸡血藤膏、大生地、人参、赤石脂、五倍子、象牙末、

---

〔1〕假道　即借道。假，借的意思。

思州田三七、血余灰、丹参、乌梅肉、雀卵、鲍鱼肉、线鱼鳔。

　　设法缓图之方,已服十剂,望色温润,闻声清爽,问食畅进,诊脉和平,惟赤带侵漏不止,总是血不归冲,冲脉支流脉络损伤成漏。引血归于脏府,皆有成法;引血归于冲脉,竟少专方。惟《内经》乌贼骨鱼丸能入冲脉,方中所用藘茹,谬为茜草,非是。雀卵非时难得,半夏秫米汤能入阳蹻,不能治带,以故侵漏不止。然血统于脾,藏于肝,布于肺,生于心,施于肾,能使五脏气血充盈,自可潜通八脉。仍以《内经》七法为主,益以五福、十灰等品为丸,缓图痊济可也。

　　乌贼鱼骨、鸡血藤膏、大熟地、人参、当归身、冬白术、绵州黄耆、炙甘草、血余灰、陈阿胶、线鱼鳔、麻雀卵、陈棕灰、莲房灰、故锦灰、乌梅灰、地榆灰、石榴皮灰、槐蕊灰、百草霜、败蒲灰,为末,鲍鱼煎水叠丸,早晚各服三钱,温水下。

# 胎　　前

　　经水过期,尺脉搏手,乃胎候,非经秘也。宜常服医话芎归芩术丸。

　　医话芎归芩术丸:川芎藭、当归身、黄芩、冬白术,水叠丸,早晚各服三钱,滚水下。腹痛,艾叶煎汤下;恶阻,呕吐不食,独参汤下;子淋,小便难,车前子煎汤下;胎水浮肿,小便不利,茯苓、泽泻、车前子煎汤下;束胎,枳壳煎汤下;胎漏下血,童便下;吐血、藕汁、童便下;子烦,黄连、知母煎汤下;胎啼,黄连煎汤下;子痫,木瓜煎汤下;过年不产,为赢胎,阿胶、艾叶煎汤下;临月,麻油、白蜜和滚水下;难产,血余、龟版煎汤下。

　　经秘半载,尺脉并不搏手,亦无紧数之象,非虚劳可比,乃肝郁脾伤,土为木克,化原不振,无以荣胎。爰以一味丹参散安生胎,化败胎。

大丹参,井泉水煎,温服。

妊娠泄泻不止,脾虚清浊浑淆,气馁中伤,临产可虑。《诗》不云乎采采芣苢[1]?言芣苢能治胎前诸病,通调水道,清浊自分,便泻自已。医话芣苢散主之。

车前子、福建泽泻、云茯苓,右三味等分,为末,每服三钱,滚水调下。

素有阴亏火盛,肝风内扰之症,近值有妊三月,离火司胎[2],阴液愈亏,不能承制,五火煎熬津液成痰,呕吐烦作,浊痰上溢,此为恶阻。饮食迟于运化,肝木久失条舒,脉来弦数无神,虑有子痫之患。当以壮水济火、补阴潜阳为主,辅以养血荣胎之意。

大生地、当归身、大丹参、黄芩、冬白术、白知母、天门冬、大麦冬、大白芍、玄武胶。

服壮水潜阳之剂,胎元竟过离宫[3],半载以来,阴平阳秘,脉亦和平。曾经受孕,即觉体倦神疲,由渐而甚,至产后方平。见在形神拘倦,甚于畴昔,皆缘火盛阴亏所致,仍以壮水潜阳为主。

大生地、当归身、冬白术、黄芩、酸枣仁、玄武胶、肥杜仲、益母花、川黄檗、大白芍。

胎元本于气血,盛则胎壮,虚则胎怯。气主生胎,血主成胎,气血调平则胎固,气血偏胜则胎堕。曾经五次半产,俱在三月之间。三月,手心主厥阴胞络司胎,心主一名膻中,为阳气之海。阳气者,

---

[1] 采采芣苢　芣苢,音 fú yǐ,车前草。《诗经·周南·芣苢》有"采采芣苢,薄言采之。采采芣苢,薄言有之"句,可参阅。薄言,发语词。

[2] 离火司胎　谓心脉主司对胚胎的充养。

[3] 胎元竟过离宫　谓平安度过妊娠的第三个月。

若天与日，离照当空，化生万物，生化著于神明，长养由于阳土，君火以明，相火以位，天非此火不能生长万物，人非此火不能生长胎元，人与天地相参，与日月相应，天人一理也。但此火平则为恩，亢则为害，胎至三月则堕，正属离光暴甚，阴液虚衰，胎失滋荣，势必憔悴，譬如久旱，赤日当空，泉源干涸，草木焦枯，瓜果自落。脉来滑数无神，证见咽干舌赤，法宜壮水之主，以镇阳光。

大生地、冬白术、黄芩、玄武版、炙甘草、当归身、大白芍、川续断、肥杜仲、玄参、白知母、川黄檗。

素本阴虚火盛，近值有妊三月。三月，手厥阴胞络离火司胎。经以阳气者，若天与日，离光暴甚，阴液潜消，无以灌溉胎元，深为可虑，非徒子在胎中受制，即异日[1]之强弱未必不由乎此。血为热迫，吐红一次，胎欠荣养可知。伐下者必枯其上，滋苗者必灌其根，法当峻补真阴，以培其本。

大熟地、大生地、玄武版、怀山药、云茯苓、当归身、冬白术、黄芩、大白芍、肥杜仲、牡蛎、真白薇。

妊娠九月，小便秘癃，涓滴血下如珠，乃胎压膀胱，兼有蓄血所致。《诗》不云乎采采芣苢，薄言采之。爰以医话芣苢散加味主之。

车前子、云茯苓、建泽泻、当归身、川芎、黄芩、冬白术。

前胎产后惊风，近值有妊足月，又复呕吐吞酸，浊痰上溢，良由肝木克制脾土，津液凝结为痰，肝气郁结化火，火炎痰扰，曲直作酸。脉来弦数无神，法当养阴济火，清气化痰，杜其产后惊风之患。

犀角片、当归身、黄芩、大生地、陈橘皮、连翘、大白芍、车前子、薄荷、白知母、益母草。

---

[1] 异日　他日，也指日后。异，别的、另外的。

　　服膏已来,受孕三月,奇经脾肾复振有机。第潮热犹存,脏阴营液久亏未复,恐至三月离火司胎,阴不潜阳,则有半产之虑。脉来软数少神,法当静补真阴为主,然无阳则阴无以生,无阴则阳无以化,阳生阴长,又当益气为先,爰以八珍加减主治。

　　大生地、当归身、大白芍、东洋参、冬白术、炙甘草、益母草、大麦冬、黄芩、厚杜仲、川续断、肥玉竹,长流水、桑柴火熬膏。


　　妊娠临月,血下不止,非佳兆也。

　　当归身、川芎、紫丹参、肥杜仲、大生地、东洋参、藕汁、童便。


# 产　　后

　　产后阴亏,水不济火,又不涵木,木击金鸣,火载血上,痰嗽带血,营卫不和,往来寒热,清气在下则泻,湿热不化则肿。脉细无神,虚劳已著,虑难奏效。

　　大熟地、人参、冬白术、云茯苓、法制半夏、炙甘草、陈橘皮、肥桔梗、甜杏仁。


　　产后痢下无度,服药幸获效机,痢虽止,神情恍惚,语言谬误,腹中仍痛,面赤如妆,饮食少思,痰嗽频作。显系二气交伤,土为木克,津液凝结为痰,扰乱厥阴阳明之络。见交春令,木横土虚[1],中枢益困,有痉厥之虑。崇土为先。

　　东洋参、冬白术、云茯苓、当归身、炙甘草、制陈半夏、陈橘皮、益母花、抚糖炒山楂、生姜、大枣。


　　产后百脉空虚,阴虚则不寐,阳虚汗自出。眩运,肝木化风;食

　　———————————

　　〔1〕　木横土虚　谓肝气亢逆而脾土亏弱。横,音 hèng,横暴、放纵的意思。

少作呕,木乘土位;怔忡,血色不华。脉象虚弦无力,已入虚劳之境,宜先荣养心脾。

东洋参、云茯苓、冬白术、炙甘草、远志肉、煨木香、熟枣仁、陈橘皮、陈半夏、当归身、龙眼肉、生姜、大枣。

麻疹渐退,阴液大亏,潮热往来,舌糜唇燥。肺阴伤则皮肤皱揭[1],脾阴伤则目眶赤肿,心阴伤则舌为之糜,肝阴伤则内风欲动,胃阴伤则不思饮食,大小肠阴伤则热泻而溲黄。又值产后阴伤,际此纯阳之月,当真阴亏极之时,能无液涸阴枯之虑?法当急救真阴为主,至于儿枕作痛,可从缓治。

大生地、南沙参、大麦冬、鲜石斛、云茯苓、生甘草、牡丹皮、福泽泻、白知母、玄武版、玄参、川黄檗、秋梨汁。

大产后阴伤未复,内热,目涩羞明,形神慵倦[2],脉象虚弦,水不涵木,火灼金伤,清肃不降,咳唾痰腥,有肺痿之虑。清上实下主之。

大生地、当归身、云茯苓、孩儿参、粉丹皮、福泽泻、大麦冬、陈阿胶、五味子、淡天冬、石决明。

产后营卫不和,往来寒热,非疟可比。

东洋参、云茯苓、冬白术、炙甘草、当归身、陈皮、银柴胡、绿升麻、生姜、黑枣。

产后阴亏,又值惊恐,惊则伤胆,恐则伤肾,驯致肝风内动,口

---

[1] 皱揭　皮肤燥涩多屑。《素问·六元正纪大论》有"阳明所至为皲揭,太阳所至为寝汗痉"语,可参阅。
[2] 慵倦　懒散困倦。唐代白居易《九日寄微之》诗有"闲游日久心慵倦,痛饮年深肺损伤"句,可参阅。

噤背张，瘛疭摇头，神虚妄语，入心为笑，入肺为悲，入脾为歌，入肝为怒，入肾为恐，俗名产后惊风。乃全亏危症，急宜峻补。

大熟地、人参、何首乌、当归身、枸杞子、元武版、黄精、五味子、陈阿胶、紫河车。


产后惊风，甚于风痉，皆缘血不养筋，筋转所致。法当峻补。

大熟地、人参、宣木瓜、当归身、冬白术、防风水炒黄耆、陈阿胶、荆芥灰、鸡子清。


# 半　产

胎气系于脾，脾虚则蒂无所附，故易落。


连胎半产，八脉皆空，内热燔蒸，阴亏可据。由郁怒伤肝，火灼金伤所致，极难奏效。

大生地、当归身、大白芍、抚川芎、潞党参、冬白术、炙甘草、川续断、黄芩、大砂仁、益母花、粳米。


半产后恶露未尽，瘀停络脉之间，腹痛且胀。宜生化汤加味主之。

大熟地、当归身、抚芎、炮姜炭、桃仁泥、生木香、藿香梗、制香附。


连胎半产，去血过多，无以荣肝，虚里穴动，六脉弦数少神。爰以医统养心汤，观其进退。

大生地、白茯神、当归身、柏子仁、酸枣仁、炙甘草、人参、大麦冬、五味子。

三经半产，阴伤未复，经来色淡，血虚可知。阴亏水不济火，血少木失敷荣，肝病传脾，脾伤，不能为胃行其津液，荣养诸经，以故形神不振。脉来软数无神，有血枯经闭之虑，法当静补真阴为主。

大熟地、当归身、左牡蛎、大麦冬、怀山药、山萸肉、粉丹皮、福泽泻、女贞子、旱莲草、玄武胶。

有妊，至七月则堕。七月手太阴肺脉司胎，肺司百脉之气，气火不两立，壮火蚀气，肺脏乃伤，无以奉秋收之令。金水同源，肺与大肠相为表里，肾开窍于二阴，大便坚结难解，阴亏火盛可知。治宜壮水潜阳为主，加以清肃上焦之意。

大生地、玄武版、大麦冬、大白芍、西洋参、云茯苓、冬白术、炙甘草、川续断、黄芩。

曾经半产，去血过多，无以滋荣五内，流贯诸经，舌有红巢，时觉头眩心悸，饮食减少，经来不能应月盈亏，清气不升，肛痔下坠。久延有二阳之病发心脾，传为风消、息贲之虑。

大熟地、东洋参、云茯苓、冬白术、炙甘草、当归身、大白芍、五味子、龙眼肉、流水、武火熬膏，早晚各服四钱。

半产后，停瘀虽化，胀痛虽痊，往来寒热犹存，饮食迟于运化，血色不华，形神不振，六脉弦数，按之无力。良由肝郁不伸，土为木克，化机不健，营卫乖分。有虚劳之虑，宜补阴益气为主。

大熟地、东洋参、当归身、抚芎、陈橘皮、柴胡根、绿升麻、怀山药。

半产后百脉空虚，阴阳并损，气不生血，血不华色，阴亏舌有红巢，脾虚大便不实。良由怒郁伤肝，土为木克，值辛苦悲劳之际，静不胜动，脏阴营液愈亏，以故精气形神不振。不可烦劳动怒，当思静则生阴之理〔1〕,拟益母八珍加减主之。

东洋参、云茯苓、冬白术、炙甘草、当归身、抚芎、大熟地、益母花、佩兰叶。


经淋二十余日不断,败胎可知;腰不痛者,胎本不固也;脉来滑数而空,阴亏水不制火,血热无以荣胎。有覆辙相寻〔2〕之虑,宜静养真阴,以清营热为主。

大生地、当归身、大丹参、冬白术、生甘草、陈阿胶、东洋参、奎白芍、川续断、枯黄芩、肥玉竹。


三经半产,八脉俱伤。任主胞胎,冲为血海,任行身前,督行身后,冲脉从中直上。冲虚血不荣胎,任弱不胜其任,督脉不能总督诸阳,以故胎孕不育,有终身之累。拟盘石散〔3〕加减主之。

大熟地、当归身、抚芎、炙甘草、云茯苓、冬白术、人参、肥玉竹、煅牡蛎、川续断、酒炒黄芩、蛤粉炒阿胶。


连胎半产,八脉俱亏,食少运迟,血不华色。冲为血海,任主胞胎。至哉坤元,万物资生,当以治脾为主,每早晚服十九味资生丸。


半产后血去阴亏,水不济火,木失敷荣,脾失健运,饮食少思,

〔1〕 静则生阴之理　阴主静,故静能生阴。宋代周敦颐《太极图说》有"无极而太极。太极动而生阳,动极而静,静而生阴,静极复动。一动一静,互为其根。分阴分阳,两仪立焉"语,可参阅。
〔2〕 覆辙相寻　重蹈前车之覆,在此处表示旧病复萌。宋代邵雍《名利吟》诗有"美誉既多须有患,清欢虽剩且无忧。滔滔天下曾知否,覆辙相寻卒未休"句,可参阅。
〔3〕 盘石散　即磐石散。盘,通"磐"。

怔忡眩晕。见在春木司权，中州益困。脉来弦数而空，拟六味、六君加减，从水能生木、土能安木论治。

大生地、粉丹皮、建泽泻、怀山药、云茯苓、东洋参、冬白术、炙甘草、远志肉、福橘皮、酸枣仁、法制陈半夏。

有妊，至三月则堕。三月手厥阴胞络离火司胎，素本阴亏，水不济火，离光暴甚，阴液潜消，无以溉灌胎元，譬如草木萌芽，无雨露滋荣，被阳光消烁，安能不萎？已经二次，冲任失其局固，恐胎至离宫，永为滑例[1]。拟局方盘石散主之。

大熟地、全当归、川芎、大白芍、人参、云茯苓、冬白术、炙甘草、川续断、黄芩、缩砂仁，为末，粳米四两煎水叠丸，早服三钱，晚服三钱。

半产甚于大产，为其非出自然，多在三月、七月之间，以三月离火司胎，二火相济，七月肺金司胎，金为火烁。至哉坤元，万物资生，物生于土，胎亦宜然。欲杜半产之患，法当崇土为先，每食后服十九味资生丸三钱。

## 子　　嗣

天地氤氲，万物化醇，男女媾精，万物化生[2]，得胎必得醇正之气。经水先期而至，胀痛相仍，木失条舒，土不健运，驯致奇经下

---

〔1〕“恐胎至离宫”句　谓恐怕会出现每当妊娠至第三个月便滑胎流产的情况。

〔2〕“天地氤氲”句　语出《周易·系辞下》。谓天地交合而生万物，男女媾精而有子嗣。氤氲，原指烟云弥漫或水光动荡，在此处表示天气下降，地气上升，天地之气相为交合的状态。化醇，变化而精醇。媾精，男女交合。

损,任督无权,任行一身之阴,督行一身之阳,任督犹天之子午,子午不交,以故不孕。经旨有八脉之论,无治八脉之方,所以调治不易。爰以医话征兰散主之。

大熟地、东洋参、冬白术、当归身、鲤鱼子、紫河车、真血余、生木香、川芎藭、佩兰叶、四制香附、济水阿胶,为末,水叠丸,早晚各服三钱,开水下。

服药种子,不如种德[1]。天地氤氲,万物化醇,男女搆精,万物化生,得胎必得醇正之气,心之所至,气必至焉[2],正心诚意,自然孕育。用药不过偏以救偏,并无一定成法,阴偏不足,补阴可也。

大生地、怀山药、云茯苓、玄武版、真锁阳、玄参、远志肉、女贞子、旱莲草,为末,水叠丸,早晚各服三钱。

肝木乃东方生发之本,宜条达,不宜抑郁。郁则生发之气不振,脏腑皆失冲和,况坤道偏阴,阴性偏执,每不可解,皆缘肝木不能条达。素来沉默寡言,脉象虚弦无力,肝木郁结可知。拟逍遥、归脾、八珍加减主治。

大生地、东洋参、白茯苓、冬白术、炙甘草、银柴胡、川芎藭、大远志、紫河车、酸枣仁、当归身、乌贼骨、杭白芍、煨木香、鲤鱼子,为末,水叠丸,早晚各服三钱。

阴不维阳,阳不维阴,卫失外护,营失中守,寒热往来,七载经候不能应月盈亏,是以未能孕育。肝木乃东方生发之本,郁怒则失其化育之机。法当条畅肝脾,以充营卫,补阴益气,以护两维,冀其

---

[1] 种德　谓积阴德。
[2] “心之所至”句　谓仁心所至,醇正之气必定因之而生。

二气两协其平，方有兰征之庆。

大生地、当归身、抚芎、东洋参、怀山药、炙甘草、银柴胡、绿升麻、青蒿梗、乌贼骨、大丹参、肥玉竹、佩兰叶、厚杜仲，为末，水叠丸，早晚服三钱，开水下。

常有吐血之患，阴亏血热可知，血热无以荣胎，以故未能孕育。天地无逆流之水，从乎气；人身无倒行之血，由于火。气之不顺，火之上炎，皆肝郁之所致也。六脉弦数少神。治肝大法有二，肝者干[1]也，壮水以生木，培土以安木，譬植林木，培土灌水，则根干敷荣。戒之在怒，静养为妙。

大生地、人参、当归身、紫河车、抱木茯神、大白芍、冬白术、炙甘草、熟枣仁、远志肉、柏子仁、益母花、佩兰叶、川芎，为末，水叠丸，早晚服三钱，开水下。

如思种玉生辉，须待蓝田日暖[2]。爰以医话玉辉丸主之。

玉茗花、大熟地、当归身、东洋参、冬白术、熟枣仁、怀山药、山萸肉、石首鱼鳔、柏子仁、五味子、女贞子、旱莲草、玄武胶、鹿角胶，为末，水叠丸，早晚服三钱。

乏嗣未尝不由男子，未可尽归妇人。医话阴阳相引丸可通用也，从阴引阳，从阳引阴，男女互服为妙。从阴引阳，女服：大熟地、玄武版、女贞子、当归身、大白芍、制香附、丹参、柏子仁、佩兰叶、益母花、台乌药、熟枣仁，为末，水叠丸，早晚服三钱，开水下；从阳引阴，男服：人参、旱莲草、连脑骨活鹿角、枸杞子、菟丝子、五味

---

〔1〕　干　树木之干。
〔2〕　"如思种玉生辉"句　晋代干宝《搜神记》卷十一载杨伯雍笃行孝道，父母死，葬蓝田无终山，遂居其地，助人行善，后有神仙帮助他种玉，并得到美满婚姻。

子、厚杜仲、破故纸、紫衣胡桃肉、远志肉、抱木茯神、於潜野白术，为末，水叠丸，早晚服三钱，开水下。

水为物源，土为物母，水土平调，自能孕育。

大熟地、怀山药、云茯苓、当归身、孩儿参、大白芍、冬白术、炙甘草、黄郁金、佩兰叶、熟枣仁、远志肉，为末，水叠丸，早晚服三钱。

# 校 释 后 记

## 一、蒋宝素其人

关于蒋宝素的生平,没有太多的资料,只能通过他人为其所著《医略十三篇》和《问斋医案》所作的序文等做大致的推述。蒋宝素家境清贫。卓秉恬《医略十三篇》序说:"丹徒蒋君宝素,幼极贫,年十四,始识字。"周之琦《医略十三篇》序说:"幼以贫而失学,比长,乃究心经籍,锐志学医。"在封建时代,"究心经籍"是读书人必做的功课,而"锐志学医",除了家学与师授之外,也多少与生活境遇有关。当时,蒋椿田、王九峰名噪医林,蒋宝素为蒋椿田之子,又从学于王九峰。蒋椿田有《椿田医话》,蒋宝素在《医略十三篇》和《问斋医案》中大量引用了《椿田医话》的内容。王九峰,名之政,字献廷,号九峰,与蒋氏同为丹徒人,以医术为世人所知,从学者甚众。今传有《王九峰医案》,撰于清嘉庆年间,分阴亏、血证等 16 门,现存有清代抄本多种。在这些抄本中,题为"王九峰医案"者两种,一种为赵筑农编,一种为蒋宝素编,可知蒋宝素曾编辑过乃师医案。蒋宝素在《问斋医案》中虽未提及乃师王九峰,但在《医略十三篇》中却多次以"九峰医案"为题引用了王九峰的医案内容。所以,蒋宝素的学术是直接宗承于乃父蒋椿田和其师王九峰的。

今传有蒋宝素《医略十三篇》,据其书殷寿彭序,蒋宝素原计划的《医略》为八十一篇,由于卷帙繁多,所以先刻其中关于外感病的部分,共有真中风、类中风、伤寒、暑证、湿证、燥证、火证、伏邪、疟疾、痢疾、霍乱、沙蜮、瘴气等十三篇,每篇首列各家论述,次述证治方药,并有蒋宝素的按语。另有关格考、人迎辨两篇附刻。

除《医略十三篇》和《问斋医案》外,蒋宝素尚有《诗略》《文略》

《史略》和《游略》等。

## 二、《问斋医案》其书

　　蒋宝素撰著《问斋医案》,是因为"仲景没后,《内经》大义日湮。汉魏以降,唐宋以来,名家竞起,方书充栋,求其与经旨全符者鲜矣。如真风类风之错乱,阴暑阳暑之不经,湿热湿温之疏略,金燥火燥之混同,君火相火之无凭,六淫且昧其五,安问其余?"对书中各案,他"先正其名而后论治,类聚诸家之说,参以经史子集之言,别是非,定从违,必符经旨而后已",目的在于"去前贤白璧之瑕,为明圣经垂训之旨耳"(《问斋医案》自序)。《问斋医案》成书年代不详,大约在清道光二十年(1840)至道光三十年(1850)间。

　　《问斋医案》有李承霖、韩弼元的他序和蒋宝素的自序。李承霖,字雨人,丹徒人,道光二十年(1840)恩科状元,授翰林院修撰,官至侍讲学士。李承霖与蒋宝素交谊甚笃,蒋宝素刊行《医略十三篇》,李承霖不仅亲自作序,而且为广流传,还向曾任体仁阁大学士的潘世恩、曾任广西巡抚的周之琦和曾任武英殿大学士的卓秉恬为蒋求序。蒋宝素素体瘦弱,李承霖也表示深切关心。韩弼元亦为丹徒人,字叔起,号艮叟,室名翠岩室,清咸丰间进士,善诗文,有《翠岩室文稿》《翠岩室诗钞》等。韩弼元当是蒋宝素的同乡晚辈,蒋宝素曾为其父亲治病得愈。《问斋医案》书成,韩弼元为之作序。

　　《问斋医案》刊行前经过蒋宝素长子蒋小素"校正"和李永福"参订",自序后尚有一篇蒋宝素长孙蒋安吉的序。

　　《问斋医案》现存六种版本,大致可分为五卷本和六卷本两种。五卷本系五脏各为一卷,其最早者即是清道光三十年(1850)镇江快志堂刻本,此后尚有两种清代刻本和一种抄本。到了民国时期,上海石竹山房和上海铸记书局分别于1916年和1923年出版石印本,皆为六卷。所谓六卷本与五卷本内容并无不同,六卷本系将五卷本卷五"妇人杂病"题下内容另辟一卷,作为第六卷而成的。

《问斋医案》系蒋宝素医案专辑,全书六卷。卷一为心部,载暑症(20案)、火症(7案)、痎疟(22案)、痢疾(12案)、狂颠(13案)、不寐(9案)、怔忡惊悸(13案)、三消(12案)、诸汗(9案)、呃逆(8案)十门医案;卷二为脾部,载湿症(29案)、霍乱(18案)、沙蜮(10案)、呕吐反胃噎膈(14案)、泄泻(20案)、痰饮(30案)、肿胀(30案)、黄疸(14案)、积聚(18案)、痞满(12案)十门医案;卷二为肺部,载喘促(19案)、哮喘(12案)、咳嗽(22案)、肺痈肺痿(12案)、痿躄(9案)、诸血(60案)、诸窍(21案)七门医案;卷四为肾部,载伤寒(9案)、伏邪(43案)、痨瘵(11案)、便结(8案)、癃秘(10案)、遗精(17案)、淋浊(9案)七门医案;卷五为肝部,载真中风(10案)、类中风(21案)、风眩(17案)、风痹(16案)、风痉(12案)、痫痓(11案)、七疝(7案)、诸痛(20案);卷六为妇人杂病,载肝郁(19案)、经不调(33案)、崩漏(6案)、赤白带(8案)、胎前(10案)、产后(8案)、半产(14案)、子嗣(8案)九门医案。

《问斋医案》个别医案后附有当用方药,有的还有医论,如卷二·呕吐反胃噎膈第13案后附有椿田医话交泰丸,卷二·痰饮第2案后附有椿田医话桃花丸,卷三·哮喘第12案后附有朱丹溪倒仓法,卷四·伏邪第13案后附有医话五行丹,卷四·淋浊第9案后附有《椿田医话·淋浊论》、竭淋煎、原浊散,卷五·真中风第1案后附有再造丸等。

在编辑体例方面,蒋宝素以五脏为纲,每脏各为一部,将各种病证分别归属于相应的部中。这种分类方法突出了五脏在疾病证治中的主体地位。唐代孙思邈在《备急千金要方》中,将卷十一至卷二十设为脏腑脉论,每卷先述脉论,次叙病证治法方药。《问斋医案》似乎受到了这种方法的影响。

《问斋医案》全书载案802首,各案篇幅不一,诊次不同,多数医案仅有初诊及方药,如卷一·暑证第4案;有些医案则篇幅较长,记载了多次诊治的情况,如卷三·喘促第8案。

蒋宝素宗承乃父蒋椿田和其师王九峰学术,且精于临证,其医案亦极有特点。综合而言,《问斋医案》的学术特色大致有如下几点:

1. 尊崇经典,论多引经

蒋宝素尊崇经典,《问斋医案》言辞简明,但所载802案鲜有不引用《素问》《灵枢经》等经典著作原文的。如:"经以诸躁狂越,皆属于火。火体外清内浊,动乱参差,故为病乖越礼法,失其常度,脉流薄疾。定志安神为主。"(卷一心部·狂颠)其中"诸躁狂越,皆属于火"出《素问·至真要大论》。蒋宝素还善于将经典原文化裁于医案中,如:"阴亏,有火有痰,怔忡惊悸,如丧神守。"(卷一心脏部·怔忡惊悸)其中"如丧神守"出《素问·至真要大论》。

2. 尊崇师父,学出授受

蒋宝素在学业上受到乃父蒋椿田和其师王九峰的深刻影响。蒋椿田有《椿田医话》。蒋宝素著《医略》,"乃因家君医话,业师医案,著《医略》八十一卷,先刻六淫门十三卷以问世"(《医略十三篇》蒋宝素自序),所谓"家君医话"即是《椿田医话》。《问斋医案》中应用《椿田医话》方剂有医话白虎生脉饮、医话樾荫汤、医话灵犀解毒汤、医话介潜汤等将近百首。《椿田医话》不传,但蒋椿田的学术赖其子之书而传世,亦是幸事。

蒋宝素推崇其师王九峰。《医略十三篇》中引用王九峰医案凡10首。若将王、蒋医案加以比较,非但临床思路大致类同,行文风格也很接近。如《医略十三篇·类中风》引《九峰医案》曰:"舌强语言謇涩,右臂麻木不舒。言乃心之声,赖肺金以宣扬;脾主四肢,其用在右。心火盛,肾水虚,将息失宜,五志过极,湿土生痰,机窍不利,脉来三五不调,类中复萌已著。理阳明,和太阴,佐化湿痰,不致阴阳离决,方克有济。"《问斋医案》卷五·风眩有案称:"风眩屡发,阴亏为本,痰热为标。痰犹良民,化为盗贼,岂可尽攻? 阴难骤补,治当以渐。呕吐时作,虚火间起,良由过用神思,心劳肾损,脏阴营液潜消,已非一日。逮夫精力就衰,由微而著,势所必然。法当补阴制火,清气化痰,标本兼治,宜乎裁节嗜欲,恬愉自守,方克全济。"两案辨证思路和行文风格的接近是显而易见的。

蒋宝素师从王九峰,其临证当有与乃师同行者,所以《问斋医案》中有个别医案与王九峰医案似为一案,不过详略有差而已。张枢明曾撰"《问斋医案》与《王九峰医案》中同似案例的比较分析"(《北京中医药大学学报》2004年第5期),予以考证。

3. **深察病机,因证变通**

蒋宝素临床辨证,能紧扣病机,因病机而变法。如卷五·类中风第1案,前后凡16诊,每诊皆详审病机,因证立法,以指导遣方用药。初诊时患者"良由心境劳烦太过,心为君主之官,心君百凡俱动,肾相翕然而起,烁阴蚀气,气虚挟痰,此类中偏枯在右之所由生也",于是"公订医话第一类黄风汤加减主之";二诊时由于"肾虚不能灌溉一身,脾虚无以荣养四末,治病必求其本,滋苗必灌其根",所以"仍以类黄风加减主治";三诊时因患者"大便八日不解,脏阴营液本亏……清肃之令不行,肾虚膀胱有热",所以便"仍以类黄风为主,加以清上实下之意";四诊时患者"未申时神志微觉模糊,膀胱复有不约之意",蒋宝素认为"宜间服泻南补北之剂,从心火暴甚,肾水虚衰论治";五诊时因为"心火稍杀,阴液未升,命门真火颇有上越之势",于是"拟河间地黄饮子略为增减,从阴引阳,从阳引阴,冀其阴阳相引,水火既济";六诊时患者"尺脉渐起,饮食较进,神识亦清",蒋宝素认为"安危之机,总在阴阳来复",于是"仍以阴阳相引之剂为主";七诊时患者"饮食加增,舌苔渐退,浊痰亦豁",但"语言不能流贯,间有辞不达意之处",于是"仍以阴阳相引之剂,参入定志安神之品";八诊时患者"寸脉数象虽平,两尺仍然无力",蒋宝素认为"尺脉不起,根蒂有亏,殊属可虑",所以"仍以阴阳相引之剂,加以固肾填精之品";九诊时患者"脉神形色虽起,然大便十四日不解"，蒋宝素认为"其责在肾……肾得开阖之权，何忧大便不解"，于是便"仍以阴阳相引之剂，加以温润之品"；十诊时患者"大便仍然不解，饮食又复不思，神情似觉沉迷，尺脉如前不起"，蒋宝素认为是"命火真阴中气久亏难复故也"，所以便"仍以阴阳相引之剂，加以脾肾双培之品，冀其药力积渐，日久自能一旦豁然"；十一诊时患者"大便仍然未解，饮食仍然少进，尺脉仍然未起"，蒋宝素又"以阴阳相引之剂，加以温通之品"；十二诊时患者"午刻腹中转矢气，隐隐作痛"，蒋宝素认为是"脾转清阳胃行浊气之象"，于是又"以阴阳相引之剂，加以升清降浊之品，外用猪胆导法"；十三诊时患者"大便仍然不解"，又"以阴阳相引为主，参入斡运中枢兼益右命之品"；十四诊时蒋宝素认为患者"总属肾中水火不能上蒸于胃，胃失下降之职。久则大便一解，恐肾中水火阴阳不相接续，翻有钳口不语之虑"，于是便"以阴阳相引为主，加以温通肾命、畅和中胃之品"；十五诊时患者"尺脉竟起，诸症向安"，但"大便兼旬不解"，蒋宝素认为"虽云肺气不降，亦由肾气不升"，于是又"以阴阳相引之剂，加以温通命火，引益肾水，斡旋中土，清肃肺金主治"；最末一诊时，患者已"便解神清，胃开食进脉起"，蒋宝素谦虚地说"危症获安，乃天授，非人力也"，以大熟地、人参等组方条例，终获痊愈。

由此案可以看出，蒋宝素临证始终以病机的把握为治疗的前提，病机变则治法更，方药易，所以取得了较好疗效。

以上是蒋宝素和《问斋医案》的大致情况。

本书是《医案名著校释丛书》中的一种，此套丛书的编撰，是由陕西省中医药研究院医史文献学科完成的，希望能为我省有关学科的建设增添一点色彩，贡献一点力量。编撰过程中，陕西省卫生厅刘少明厅长、范冰副厅长，陕西省中医管理局苏荣彪副局长、袁瑞华处长，陕西省中医药研究院呼燕书记、乔宝璋副院长、魏少阳副院

长、辛智科处长、苏礼老师,文献信息研究所米烈汉所长、徐清河副
所长等给予了极大的关心和支持,赵坚、袁若华、赵琳、孙力、武文筠、
郭卫红等同志给予了很大的帮助,谨此致以衷心的感谢,也向所有
参加或支持、关心这项工作的同志们表示诚挚的感激。

　　　　　　　　　　　　　　　　　　　焦振廉
　　　　　　　　　　　　　　　二〇一一年九月于西安